Psychocardiology
A Practical Guide for Doctors and Psychologists

心理心脏病学：实用指导

（第 3 版）

原　著　Christoph Herrmann-Lingen
Christian Albus
Georg Titscher

主　审　宁玉萍　袁勇贵

主　译　张睿智　汪友平　梁　燕

北京大学医学出版社

XINLI XINZANGBINGXUE：SHIYONG ZHIDAO（DI 3 BAN）

图书在版编目（CIP）数据

心理心脏病学 ：实用指导 ：第 3 版 /（德）克里斯托夫·赫尔曼-林根（Christoph Herrmann-Lingen），（德）克里斯蒂安·阿尔布斯（Christian Albus），（奥）格奥尔格·蒂舍尔（Georg Titscher）原著 ；张睿智，汪友平，梁燕主译 . -- 北京 ：北京大学医学出版社，2025. 4. -- ISBN 978-7-5659-3372-1

Ⅰ. R541

中国国家版本馆 CIP 数据核字第 2025S6B954 号

北京市版权局著作权合同登记号：图字：01-2024-6224

心理心脏病学：实用指导（第 3 版）

主　　译： 张睿智　汪友平　梁　燕
出版发行： 北京大学医学出版社
地　　址：（100191）北京市海淀区学院路 38 号　北京大学医学部院内
电　　话： 发行部 010-82802230；图书邮购 010-82802495
网　　址： http://www.pumpress.com.cn
E-mail： booksale@bjmu.edu.cn
印　　刷： 北京信彩瑞禾印刷厂
经　　销： 新华书店
责任编辑： 梁　洁　**责任校对：** 靳新强　**责任印制：** 李　啸
开　　本： 710 mm×1000 mm　1/16　**印张：** 19.75　**字数：** 380 千字
版　　次： 2025 年 4 月第 1 版　2025 年 4 月第 1 次印刷
书　　号： ISBN 978-7-5659-3372-1
定　　价： 118.00 元

译者名单

主　审　宁玉萍　袁勇贵

主　译　张睿智　汪友平　梁　燕

副主译　李则挚　李淑云　黄炫武

译　者（按姓名汉语拼音排序）

黄炫武　广州医科大学附属脑科医院
李名知　广州医科大学附属脑科医院
李淑云　广州医科大学附属脑科医院
李则挚　广州医科大学附属脑科医院
梁　燕　广州医科大学附属脑科医院
刘华彤　广州中医药大学第二临床医学院
宁玉萍　广州医科大学附属脑科医院
汪友平　广州医科大学附属脑科医院
袁勇贵　东南大学附属中大医院
张睿智　广州医科大学附属脑科医院

原著主编及原著者名单

原著主编简介

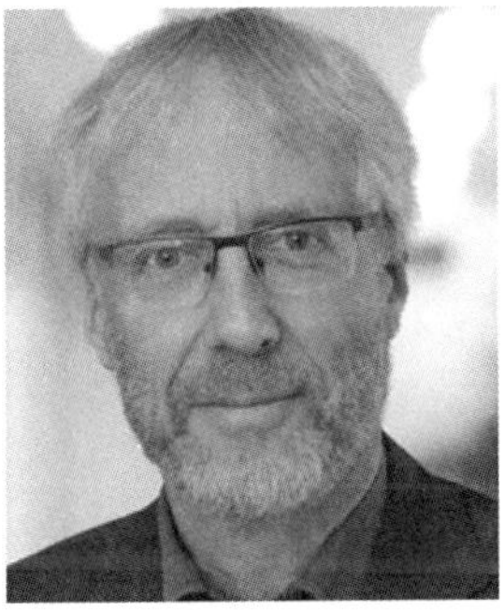

Christoph Herrmann-Lingen，医学博士，内科学、心身医学和心理治疗专家。哥廷根大学医学中心心身医学和心理治疗系主任。

主要研究方向为心理心脏病学和躯体疾病患者的心理诊断。曾任德国心身医学学院（DKPM）和美国心身学会会长、德国科学医学协会（AWMF）执行委员会成员，并参与编写德国国家和国际指南及立场文件。2017年获得 DKPM 颁发的 Hans Roemer 心身医学研究奖。

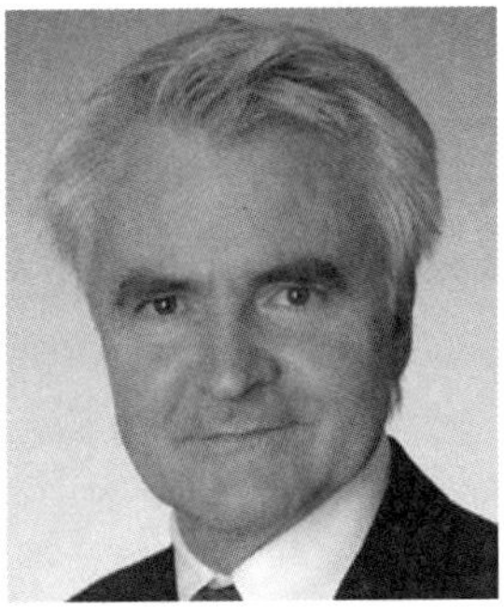

Christian Albus，医学博士，内科学、心身医学和心理治疗专家。科隆大学心身医学和心理治疗系主任。

主要研究方向为躯体疾病（特别是冠心病和糖尿病）的心理社会因素及心理共病。担任许多科学协会及德国国家和国际指南委员会成员。2005 年和 2017 年获得 DKPM 颁发的 Hans Roemer 心身医学研究奖，2016 年获得国际行为医学学会颁发的国际合作奖。2011 年至今担任欧洲心脏病学会专家组成员（FESC）。

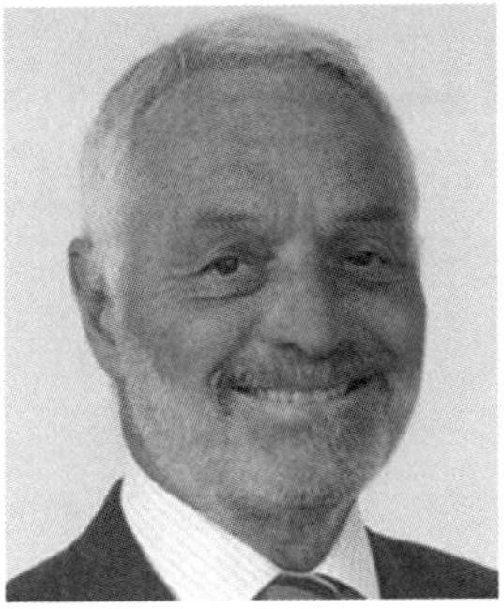

Georg Titscher，医学博士，内科-心脏病学专家，执业心理治疗师（个体心理学）。维也纳西格蒙德·弗洛伊德大学心理心脏病学助理教授，奥地利医学协会教学治疗师，维也纳 Hanusch 医院心理心脏病学部门前负责人，奥地利心脏病学会"心脏病学-心身医学"工作组创始人。主要工作领域和著作涉及心理心脏病学及其整合、冠心病患者的伴侣问题、歌剧的精神分析解读等方面。

原著者名单

Christian Albus　德国科隆大学医学院及附属医院心身医学和心理治疗系

Annegret Boll-Klatt　德国汉堡大学埃彭多夫医学中心心理治疗研究所

Markus Haass　德国特蕾莎医院（Theresienkrankenhaus）心脏科

Christoph Herrmann-Lingen　德国哥廷根大学医学中心−乔治·奥古斯特大学心身医学和心理治疗系

Peter Kampits　奥地利维也纳大学

Volker Köllner　德国 Seehof 康复中心

Mary Princip　瑞士苏黎世大学医院会诊−联络精神病学和心身医学系

Georg Titscher　奥地利西格蒙德·弗洛伊德大学

Roland von Känel　瑞士苏黎世大学医院会诊−联络精神病学和心身医学系

译者前言

心理心脏病学这一新兴跨学科领域逐渐受到全球医学工作者的关注。我长期从事心血管内科工作，在传统心血管疾病诊疗领域积累了一定经验。随着医学认知的深入，我发现精神心理因素与心血管疾病之间存在着复杂的联系，这一发现引领我走进了心理心脏病学这一充满奥秘的领域。

近年来，全球经济快速发展，生活节奏加快，焦虑、抑郁等心理健康问题愈发普遍，成为影响人类健康的重大隐患。世界卫生组织的数据显示，心血管疾病患者中心理障碍患者的数量逐年上升。我国国家卫生健康委员会也强调要加强精神卫生服务，完善心理健康与精神卫生服务体系。这也凸显了心理心脏病学的重要性。

国际上，心理心脏病学研究成果丰硕。研究表明，焦虑和抑郁是心脏病的重要危险因素，不良情绪会影响神经内分泌系统，增加心血管事件的发生风险。双心医学模式关注心脏病和精神心理问题，结合心理行为治疗和药物干预，已在全球多地应用并取得显著成效。

出于对未知知识的渴望和学术责任感，我们期望将国际前沿的研究成果和先进治疗理念传递给国内医学同道，推动我国心理心脏病学的发展。基于广州医科大学附属脑科医院所提供的研究平台，我们致力于探索心血管疾病在精神疾病患者中的发病机制，推进心理心脏病学的学科建设，而本书的翻译工作是这一努力的重要组成部分。

本书的翻译凝聚了众多领导和同仁的心血。感谢宁玉萍教授的指导与支持，她的建议让我们更好地把握了书中精髓；感谢袁勇贵教授的肯定和专业建议，他的鼓励坚定了我们完成翻译工作的信心。

翻译团队秉持严谨态度，对书中各章节进行了深入研读和反复审校。从基础理论到专业剖析，从案例研究到新成果，每一部分都力求精准呈现。这些内容对提升我国心理心脏病学临床诊疗水平具有重要意义。我们深知自身与深耕心理心脏病学领域的前辈存在差距，尽管全力投入，多次研讨，逐句校对，但仍可能存在瑕疵，敬请同仁指正。衷心希望本书能助力我国心理心脏病学学科发展及全球学术交流，诚挚感谢给予帮助的领导和同仁，期待未来继续携手探索，为人类健康而共同努力。

张睿智

2025 年 2 月 12 日

原著序

心理心脏病学：心脏疾病中的心身医学

心血管疾病是全球最常见的死亡原因，同时也是导致全球疾病相关残疾的首要原因。在工业化国家中，抑郁症和焦虑症的发病率位列第二。在德国和奥地利，精神疾病在导致丧失工作能力（排名第二）、接受康复治疗（排名第二）和获得残疾抚恤金（排名第一）方面，甚至明显超过了心血管疾病。因此，心血管疾病和精神疾病的共病对医学构成了巨大的挑战，仅就发病人数而言也是如此。目前，心脏疾病、心理和社会环境之间的相互关系已经得到了广泛的研究。这对患者的日常护理以及一级和二级预防方法具有重要意义。这种更深入的理解有助于对患者采取差异化的整体治疗方法。除了疾病的生物医学方面，疾病的心理和社会层面及其对康复或带病生活的重要性，以及健康行为、治疗依从性和生活质量等重要领域也越来越受到关注。

早在公元1世纪前，人们就开始关注心脏和心理之间的联系。这对大多数人来说是显而易见的。即使是古埃及人，也没有明确区分心脏与心灵，如在《埃伯斯纸莎草书》（*Ebers Papyrus*）（公元前16世纪）中。古巴比伦《吉尔伽美什史诗》（*The Epic of Gilgamesh*）中描述了一位男性在邂逅爱情后心生喜悦。自此之后，无数形象都将心脏作为心灵的镜子，经过千年的时空和文化变迁，使其成为“德国诗歌中的百搭牌”（Reich-Ranicki 1988）。除其他原因外，心脏病的发展和病程也常归因于心理社会因素。在公元前3世纪，叙利亚王储安提约古（Antiochus）因与未来的继母斯特拉托尼克（Stratonike）的不伦之恋而患上心脏病。“但通常情况下，心脏病专家并不能拯救文学作品中的英雄”（Reich-Ranicki 1988）。当王储的父亲许配给他一位年轻的新娘时，王储康复了。然而，《圣经》中亚拿尼亚（Ananias）和撒非喇（Sapphira）的故事则不同。这对夫妇是早期基督教团体（被描述为“一心一灵”）的成员，却因贪污而注定遭受厄运。当彼得（Peter）质问亚拿尼亚并发现撒旦（Satan）已占据了亚拿尼亚的心灵时，撒旦停止了活动，亚拿尼亚突然死亡。几个小时后，他的妻子撒非喇在得知丈夫的死讯时也突然死去。

在一篇关于心脏性猝死的综述中，乔治·恩格尔（George Engel）（1971）提出了一个问题，即这种“民俗化”的描述在多大程度上基于民间智慧。但在当时，关于心脏–心理相互作用的可靠科学证据还相当匮乏。直到近 30 ～ 40 年的研究才从根本上改变了这一局面。特别是在过去的 20 年中，心身医学在心脏病学中的边缘地位已发生了显著变化。1998 年，在德国心脏病学会春季会议的 1000 场报告中，只有 3 场涉及广义的心身医学主题，而现在，心理社会问题已成为心脏病学出版物、会议和培训活动中公认的一部分。自 20 世纪 90 年代末以来，心理心脏病学在德语国家经历了显著的发展。1997 年，德国心身医学学院和奥地利心脏病学会分别成立心身医学工作组和心脏病学–心身医学工作组，1998—2002 年召开心理心脏病学进度讨论会，以及 2002 年德国心脏病学会成立心理社会心脏病学工作组，这些标志着心理心脏病学在认知和组织上成为研究和护理相关跨学科专业的里程碑。

自此以后，心身医学问题越来越多地被心脏病学会和研究协会视为补充内容；在医疗保健领域，至少不乏对心理社会因素重要性的口头认可。现在，在许多心脏病学指南和立场文件中都可以找到心身医学的内容，德国心脏病学会关于心脏病学中心理社会因素的独立立场文件也已于 2018 年发布了第 3 版（Albus et al. 2019）。尽管这些承诺并没有带来全面的心身医学护理，但心身医学早已成为心脏病学的一个基本公认的合作伙伴。

这种伙伴关系的进一步发展也是本书的主题，经过精心的更新和扩展，目前已再版至第 3 版。本书的 3 位主编均为内科医生或心脏科医生，同时也是心身医学 / 心理治疗方面的专家，他们既了解躯体心脏病学的日常工作，也了解在心脏病患者中进行心理治疗工作的特殊性。我们诚挚地邀请心脏科和内科同行更深入地参与到与患者的互动中，并体验整体视角和医患关系在专业和个人层面上所带来的丰富作用。为此，我们以尽可能实用的方式提供心理心脏病学研究的重要发现，以及我们多年来在心身医学和心脏病学交叉领域的工作经验。其他杰出编者所撰写的内容扩充了本书的主题范围。

本书旨在帮助内科医生、心脏科医生和家庭医生获取处理患者心理和社会方面问题的方法，并熟悉关键的心理疾病模式及其治疗选择。同时，我们也希望让心理治疗领域的同行熟悉心血管疾病的躯体基础、心脏–心理相互作用，以及心脏病学和心脏外科的治疗可能性。除了特定的治疗学派，我们还希望让大家了解针对心脏病患者的咨询和心理治疗工作的特殊之处。这项工作通常需要在对心脏病及其治疗有基本了解的同时调整心理治疗技术，因为这些技术通常是在躯体健康的人群中开发和评估的。

过去，心脏病学界认为心身医学治疗方法不过是一种多余的奢侈，如今，这种想法显然已经过时了。但是，心理治疗师在过去常持保留意见，他们认为心脏病患者通常年龄较大、社会阶层较低、倾向于否认病情且“心理意识”较低，因此不可能对其成功地进行心身医学治疗。然而，到目前为止，除了少数例外，面向心脏科医生和内科医生的教育课程中几乎没有讲授如何对心脏病患者采取心身医学治疗，心理治疗培训或继续教育中也没有全面介绍这些方法。当然，仅从教科书上无法学到这些内容。因此，本书不能代替心理心脏病学培训；本书旨在提供一个参考框架，以便主要从事躯体治疗和主要从事心理治疗的医生都能在深入培训和继续教育活动、督导或巴林特小组（Balint group）中积累、分类和反思自己的经验。第9章中介绍的心理心脏病学课程可以让感兴趣者在跨专业团队中深化他们所学的知识，并在实践中进行尝试。这些课程还特别有助于促进各专业之间的讨论和相互学习。跨学科和跨专业交流以及将心身医学医生/心理治疗师纳入心脏病治疗团队，不应仅局限于康复机构（这些机构也没有配备足够的心理治疗师）。在许多情况下，无论是在急救中心还是在长期门诊护理中，躯体治疗医生与心理治疗师之间的合作都是有益的，甚至是必要的。全科医生并非在所有情况下都能独立实现疾病的社会心理和躯体方面的整合；在许多情况下，这需要不同专家之间的团队合作。在过去的10年中，许多心脏科医生已经掌握了更多心理心脏病学方面的诊治能力，并且越来越多的心脏中心建立了心理心脏病学或心理心脏外科的咨询和联络服务。理想情况下，这种合作应建立在相互尊重、相互学习的意愿，以及将从不同结构的部分关系中获得的知识整合到对患者（包括躯体和心理因素及社会生活环境）更深入的整体理解的兴趣之上。作为治疗联盟中的第三方，患者能够感受到自己得到了专业的躯体治疗，同时也得到了理解和重视，从而使必要的合作变得更加容易。这不仅有助于克服急性疾病，还有助于恢复健康和提高生活质量。作为一个决定性的先决条件，它还能确保躯体治疗和（二级）预防的有效性。在跨学科方法中，精神合并症能被更好地识别出来，并在整体治疗计划中进行专业治疗。

本书初版于2007年出版，旨在试验性地展示是否可能以教科书的形式将通过人际关系和交叉学科工作所取得的成果付诸实践。本书主张跨学科性和实用性，目标并不是取代心脏病学或心身医学教科书。本书内容保持中间立场，并有意让读者就一些具体问题查阅更多文献。同时，也试图弥补既往存在于各专业之间的知识空白。本书前两版获得的巨大反响，以及心脏科医生和心理治疗师在超过15门心理心脏病学课程中相互学习过程中获得的积极经验，激励我们整理收到的反馈和该领域的进一步发展，以推出第3版。与前两版相比，我们更多地参考了当前的重要研究发现和指南，同时注重实用性。感谢 Springer-Verlag 出版社为我们提供了成功完成这一出版项目的机会，并祝愿所有读者在阅读过程中都能有所启发，最重要的是，在心理心脏病学工作中获得更多宝贵的经验。

Christoph Herrmann-Lingen 于德国哥廷根市
Christian Albus 于德国科隆市
Georg Titscher 于奥地利维也纳市

参考文献

Reich-Ranicki M (1988). Das Herz – der Joker der deutschen Dichtung. In: R. Selbmann (ed) Das Insel-Buch vom Herzen. Insel-Verlag, Frankfurt/M., pp 283-297.

Engel GL (1971) Sudden and rapid death during psychological stress. Folklore or folk wisdom? Ann Intern Med 74:771–782

Albus C, Waller C, Fritzsche K, Gunold H, Haass M, Hamann B, Kindermann I, Köllner V, Leithäuser B, Marx N, Meesmann M, Michal M, Ronel J, Scherer M, Schrader V, Schwaab B, Weber CS, Herrmann-Lingen C (2019) Significance of psychosocial factors in cardiology: update 2018: Position paper of the German Cardiac Society. Clin Res Cardiol 108:1175–1196.

目 录

心脏病的主要特点 1

Christian Albus，Markus Haass
黄炫武　汪友平　译　宁玉萍　审校

目　录

完整的心血管系统对个体的日常生活能力至关重要。例如，急性血液循环中断（如心脏停搏）可能在数秒内导致患者失去意识，若持续 3 ～ 8 min，则可能对中枢神经系统造成不可逆损伤，甚至导致死亡。此外，亚急性或慢性心血管疾病［如冠心病（coronary heart disease，CHD）、心力衰竭、心律失常或心脏缺陷］也可导致血液循环障碍，造成严重的主观疼痛和实质脏器损害。

为了更好地理解心理学与心脏病学的关系，介绍常见心脏病的主要特征和治疗方法至关重要。掌握心血管系统正常解剖和生理学的基础知识，有助于理解心血管疾病的发生和发展过程。

1.1　心血管系统正常解剖和生理学概述

心血管系统负责全身血液的流动。如果没有持续的血液供应，机体的重要供应［即氧气，代谢底物（如糖、脂肪、蛋白质），电解质和激素］及凝血功能和免疫功能会处于停滞状态。心血管系统是一个封闭的系统，由两个相互循环的子系统组成：体循环和肺循环。肺循环负责肺部的供血（血液氧合），而体循环负责其他内脏器官（如大脑、肝、胃肠道），以及皮肤和肌肉骨骼系统的供血。从心脏发出的血管被称为动脉，通向心脏的血管被称为静脉。通过动脉到达相应器官或组织的血液流经微小的毛细血管，随后在静脉中被收集，流回心脏。心血管系统与神经系统和内分泌系统有多种连接，这使得其对外部和内部刺激具有很高的适应性（如在体力活动和精神兴奋时心率加快、血压升高）。图1.1 显示了体循环中动脉的示意图。

心血管系统的核心是心脏，简言之，它就像一个分成两半的泵。每一半都包含 1 个心房和 1 个心室，因此共有 4 个心脏腔室（图 1.2）。解剖上，左半部

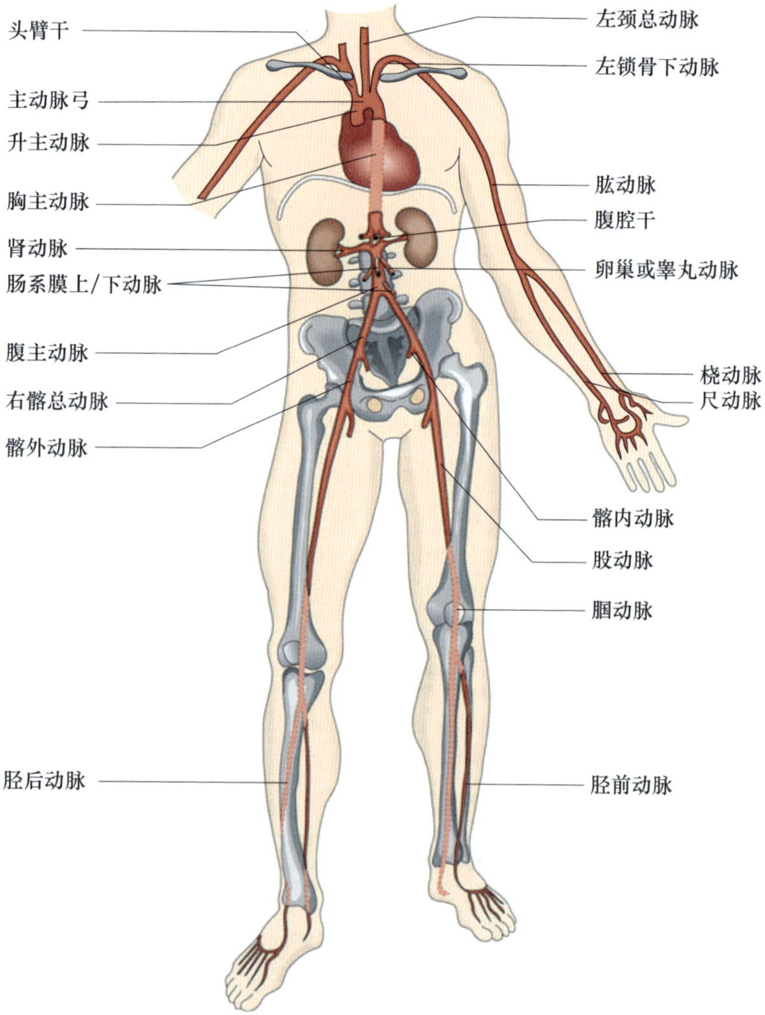

图 1.1 体循环动脉（引自 Spornitz 2010）

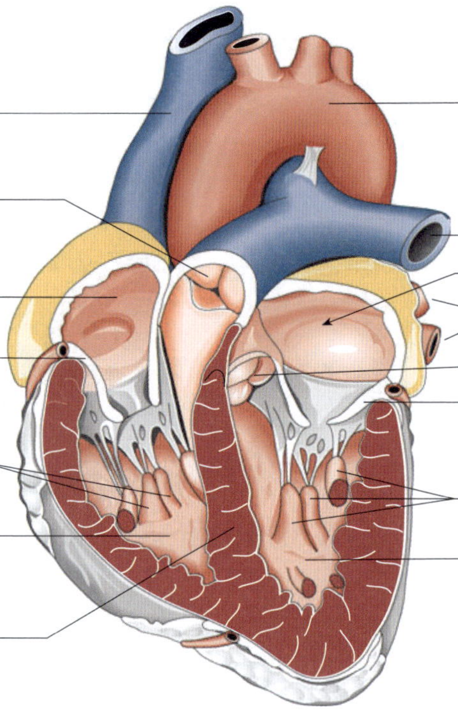

图 1.2　心脏纵切面（引自 Spornitz 2010）

分负责体循环，右半部分负责肺循环。右心室通过肺动脉将脱氧血液泵入肺部，血液氧化，之后通过肺静脉到达左心房。血液从左心房流入左心室后，通过主动脉和其他动脉到达其他内脏器官、皮肤和肌肉骨骼系统。脱氧血液经静脉返回右心房，然后进入右心室。

心脏自身的血液由冠状动脉（图 1.3）供应。冠状动脉（通常直径为 2 ～ 4 mm）起自心脏上方的主动脉，由两条大血管［左主干和右冠状动脉（RCA）］组成。左主干在走行一小段距离后分成两个分支［左前降支（LAD）和左回旋支（LCX）］。这 3 条大的冠状动脉（RCA、LAD 和 LCX）随后分成许多小血管。

冠状动脉对于心脏的正常功能至关重要。钙化导致内腔狭窄（见于冠状动脉疾病）或急性闭塞（见于心肌梗死）均可能引起心肌发生严重的循环障碍，导致泵血功能急剧下降（心力衰竭）和（或）心律失常。

心脏的泵血功能来源于其解剖结构；心房和心室是空腔脏器，心肌收缩会导致部分血液通过心脏瓣膜排出。4 个心脏瓣膜（心房和心室之间各 1 个，左、右心室流出道各 1 个）起到单向阀的作用，只允许血液朝一个方向流动（从心房流入心室，然后流入相应的动脉）。如果血流路径变窄或出现反流（如心脏瓣膜缺损），可能导致严重血液循环障碍。

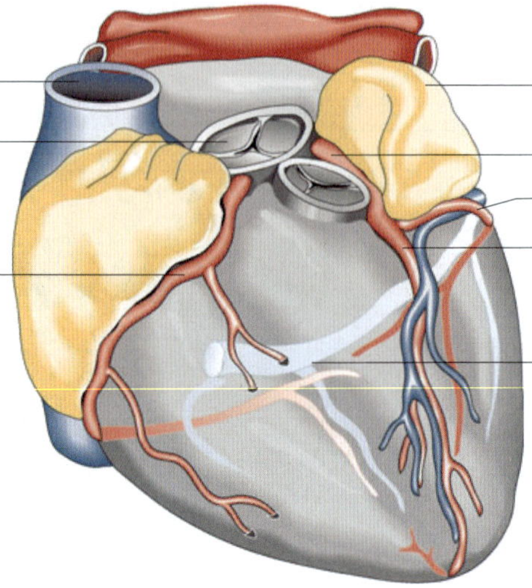

图 1.3　心脏及其冠状动脉（引自 Spornitz 2010）

心肌收缩由复杂的传导系统触发。该系统由位于右心房水平的中心结构（即窦房结）产生节律性电冲动，电冲动通过呈分支状的传导纤维首先传递到心房，然后通过房室结传递到心室。因此，心房首先收缩，使心室充盈更多的血液。较大的心室充盈比例（健康个体的比例约为 70∶30）是在心房收缩前通过心室肌放松而被动发生的。约 150 ms 后，心室收缩，血液被射入体循环或肺循环。心脏传导系统的电活动可以通过心电图（electrocardiogram，ECG）在体表检测到，从而对心脏功能的基本参数（包括心率和心律）做出判断。

心率决定了心房和心室的收缩，健康个体静息状态下的心率通常为 60 ～ 80 次 / 分。心率受到复杂调节系统的控制，简言之，交感神经系统和肾上腺素对窦房结的激活增强，可导致心率显著加快（健康年轻人可达 200 次 / 分）。肾上腺素减少或副交感神经系统 / 迷走神经（交感神经系统的"拮抗剂"）激活可导致心率减慢。此外，心率变异性（即逐次心搏之间的差异程度）增加是预防心律失常的强保护性因素。

血压（在体循环中）由左心室收缩产生，体循环的动脉或其终末分支——微动脉，会对流出的血液产生一定的阻力，从而产生一个具有最高血压（收缩压）和最低血压（舒张压）的连续压力曲线。因此，血压水平既取决于心脏收缩的强度（收缩强则血压高），也取决于血管宽度的调节（血管细则血压高）。静息状态下，健康个体的血压约为 120/80 mmHg。这两个控制变量均受自主神经系统、肾上腺素及去甲肾上腺素的影响，强烈的交感神经作用或肾上腺素 / 去甲肾上腺素水平过高都可能导致血压升高。持续的血压升高（≥ 140/90 mmHg）可能导致严重的后遗症，如卒中或全身动脉粥样硬化。血压急剧下降合并重要器官（尤其是肾、大脑、肠道）严重灌注不足可见于严重急性心力衰竭，其病因是心脏泵衰竭（心源性休克）。

对心脏功能的感知可通过两种生理现象：脉搏和心脏杂音。脉搏由左心室收缩期血液的压力或波动产生，在胸部和喉部较易被感知到，尤其是当血压升高和心率加快时，或当心律失常（“心脏乱跳”）导致脉搏不规则时。健康个体的心音（第一心音和第二心音）只能借助听诊器或通过直接将耳贴在胸部闻及。第一心音对应于心室收缩，第二心音主要由主动脉瓣（位于左心室和主动脉之间）关闭形成。在植入人工瓣膜后，心音可能变得非常响亮，使得患者甚至周围的人都能听到。心脏瓣膜缺损时可出现心脏杂音，其可与心音区分开来，心脏杂音由血流的湍流引起，如因心脏瓣膜狭窄或关闭不全。

1.2　高血压

流行病学和临床意义

高血压（简单定义为血压值＞140/90 mmHg）是西方工业国家最常见的慢性疾病之一，患病率约为 25%。随着年龄的增长，高血压的发病率显著升高。20 岁以下人群的发病率不足 10%，但 65 岁以上人群的发病率超过 50%，75 岁以上人群的发病率为 75%。这种年龄相关性促使人们认为，老年人血压较高在临床上是无害的；“正常”收缩压是“100＋年龄”。然而，大量流行病学研究表明，任何年龄人群发生高血压都是卒中、CHD、心力衰竭和肾功能不全的重要危险因素。此外，高血压还与痴呆的发生有关。

因此，由于其高发病率，高血压具有突出的临床和社会经济意义。从流行病学的角度看，高比例的未诊断患者（即“未报告病例”，约 30%）和未治疗或未充分治疗的患者（在已诊断高血压的患者中约占 60%）都值得关注。

临床特点

高血压患病率中未报告病例的占比较高，其主要原因是持续的轻中度血压升高通常不会被患者主观感知到。因此，病理性血压升高可能多年未被察觉。在最坏的情况下，只有在出现继发性疾病（如卒中或心脏病）时，才发现先前存在的危险因素。因此，尽早筛查非常重要，如每次就诊均应测量血压。

然而，血压波动较大且血压值升高时（如 160/90 mmHg）更易被察觉，尤其是与心率加快同时出现时。此时，多数患者会出现颈部区域和头部的“跳动”或“重击”感，这与颈动脉或脑基底血管扩张加剧有关。首次出现这种症状时，患者通常会去就诊，这些患者可能会被诊断为高血压（诊断流程见下文）。

此外，高血压患者的血压反应性通常会增加，因此在血压基线值升高的基础上，血压进一步升高可能导致高血压危象（血压值＞230/130 mmHg）。高血压危象是一种急性、严重的临床表现，伴有重度头痛、眩晕和视觉异常。在某些情况下，患者还可能出现昏迷或危及生命的器官损伤，如脑出血。高血压危象是需要立即就医的紧急情况。

病因和发病机制

超过 90% 的高血压患者无法确定发病原因，即原发性高血压。原发性高血压是一种多因素疾病，其中约 60% 的患者由遗传因素导致，极少数情况下存在单基因遗传。然而，目前推测绝大多数患者存在多个风险基因，其通常仅在合并其他生活方式相关因素时才会导致临床表现或严重高血压。

代谢综合征包括肥胖、血糖调节障碍和脂代谢异常，通常与高血压有关。代谢综合征是一种复杂的代谢性疾病，其核心是自身胰岛素的有效性降低（胰岛素抵抗）。代谢综合征的发生与内脏型肥胖（即腹型肥胖）的程度密切相关，内脏型肥胖通常由两个“典型”行为危险因素所致：营养不良或暴食和缺乏运动（参见“冠心病”）。

促发原发性高血压的其他行为因素包括吸烟，以及过量摄入盐、咖啡和酒精。然而，这些行为本身就是整体心理社会环境的一部分，其中除社会阶层和教育方面外，个体因素（如抑郁症、焦虑症、成瘾、其他经验和行为模式）也发挥作用（参见第 5.1 和 5.2 部分）。

从心身医学的角度看，同样需要注意的是，血压本身是一个高度依赖于主观和环境因素的变量（反应性血压）。例如，仅仅是面对医生测量血压就可能导致血压值短暂升高（“白大衣高血压”）。某些情境（如压力、噪声暴露）和人格相关特征（如敌对）越明显，血压反应性越强。更多有关高血压心身医学方面的内容请参见第 6.2 部分。

其余不足 10% 的有明确病因的高血压被称为继发性高血压。继发性高血压由器质性疾病和药物副作用引起，主要包括以下类型。

- 肾性高血压（占 3% ～ 5%）：见于肾功能不全（如肾小球肾炎、囊性肾病等）或肾灌注不足（如肾动脉狭窄）
- 药物性高血压（约占 2%）：主要由排卵抑制剂、皮质类固醇、精神类药物等引起
- 内分泌功能障碍引起的高血压（约占 1%）：见于原发性醛固酮增多症（又称分泌醛固酮的肿瘤或 Conn 综合征）、甲状腺功能亢进症、嗜铬细胞瘤（分泌肾上腺素 / 去甲肾上腺素的肿瘤）等
- 睡眠呼吸暂停综合征引起的高血压（占 3% ～ 5%）：由呼吸暂停引起的

觉醒反应和交感神经激活，导致夜间血压无下降（“非杓型”）；临床上常表现为日间嗜睡

- 其他原因引起的高血压（＜ 1%）：见于主动脉瓣关闭不全和主动脉狭窄（参见第 1.6 部分）、妊娠中毒症（妊娠高血压）、神经系统病因等

关于高血压的病理生理学，血压升高是心输出量增加和（或）血管阻力增大的结果。在原发性高血压的早期阶段，由于交感神经系统的活性增加，仅出现心输出量稍增加。在疾病后期，肾素-血管紧张素系统活性增加，导致血容量和阻力血管张力增加。

早期终末器官损害的特点是广泛的动脉结构重塑，这会进一步加重临床表现。这一过程可以被观察到，如眼底的细小动脉在高血压的发展过程中可呈典型的硬化外观（“眼底高血压”）。这一机制——与其他发病机制共同作用——也是导致许多并发症和继发性疾病的原因，包括 CHD、卒中、心功能不全、肾功能不全和腹主动脉瘤（腹主动脉的瘤样扩张）。血管硬度增加对于收缩期高血压非常重要，其在老年人中尤为常见，由于大动脉缺乏弹性，因此仅有收缩压升高，而舒张压不升高。

诊断

高血压的诊断必须在多次测量后才能确定，第一次应测量双臂血压。根据目前的定义，当收缩压和（或）舒张压在多次测量中≥ 139/89 mmHg 时，即可诊断高血压。根据不同测量方法，所使用的诊断阈值也有所不同。

- 在医院由医生测量的血压：139/89 mmHg
- 患者自测血压：135/85 mmHg
- 24 h 血压监测：日间平均值 135/85 mmHg；夜间平均值 120/75 mmHg；24 h 平均值 125/80 mmHg

在医院测量血压的诊断阈值较高是由于白大衣高血压（有关高血压中医患关系的更多内容参见第 6.2 部分）。原则上，应在安静舒适的环境中采取坐姿测量血压，且必须与最后一次体力活动间隔至少 5 min。

临床测量或患者自测血压使用带有上臂袖带的简易血压计即可，24 h 血压监测则需要使用便携式设备（大小与移动音频设备相当），该设备可通过上臂袖带每 15 ～ 30 min 自动测量 1 次血压。24 h 血压测量还能评估夜间血压下降（睡眠期间血压值生理性下降 10% ～ 15%，即“杓型”）的情况，继发性高血压患者通常无夜间血压下降（即“非杓型”）。

在病历中，应常规收集患者所有提及的生活方式、可能的心理社会影响因素及继发性高血压的症状体征。如果疑诊继发性高血压，则需要进一步的临床评估以排除或确认。同时，应检查是否存在终末器官损害（如心肌肥厚、血管

壁增厚、肾蛋白质丢失）或心血管后遗症或并发症。根据病史或体格检查结果，可能做出进一步的器质性诊断。

治疗

高血压患者治疗的主要目标是降低总体心血管风险，包括识别和治疗其他危险因素。根据针对高血压的国际治疗指南，具体治疗方法如下。

治疗目标是将血压降至＜140/90 mmHg：对于65岁以下的患者，收缩压应控制在120～129 mmHg；对于65岁以上的患者，收缩压应控制在130～139 mmHg。对于罹患继发性疾病风险较高的患者（如糖尿病或肾功能不全患者），应将血压降至＜130/80 mmHg（若蛋白尿≥1 g/d，目标血压应＜125/75 mmHg）。根据新版指南，通常不将目标血压值设为＜120/70 mmHg，尤其是未接受血运重建治疗的冠状动脉疾病患者。

治疗方案取决于总体心血管风险的等级：对于中低风险人群，应先全面改变生活方式，并在3个月内观察其对血压的影响。如果通过这些措施血压降至＜140/90 mmHg，则进行随访。如果血压仍然高于该水平，则开始药物治疗。对于高风险和极高风险［如血压＞180/110 mmHg和（或）糖尿病和（或）终末器官损害］人群，应立即开始药物治疗，并结合非药物治疗措施。

非药物治疗包括以下几个部分：

- 增加体力活动，尤其是耐力训练
- 减轻体重/恢复正常体重（体重减轻7 kg与收缩压下降约10 mmHg有关）
- 减少盐摄入量（＜5 g/d），增加鱼类和蔬菜的摄入量
- 限制酒精摄入量，男性＜30 g/d，女性＜20 g/d
- 减轻压力，减少噪声刺激

非药物治疗可以达到单药治疗的效果，也就是说，已启动的治疗可能会再次变得多余。然而，前提是患者必须有效且持续地实施这些非药物治疗措施（“健康行为”）。在“常规护理”中，必须假定最多只有50%的患者会长期改变他们的饮食和运动习惯。因此，重要的是，在基础心身护理的背景下为患者提供充分的护理，以及进一步可能的多模式治疗方案（参见第8.8部分）。

对于药物治疗，目前已有多种可选择的制剂，部分药物已经过数十年的验证，其有效性已被大量大型研究证明，包括在硬性终点（如卒中、心肌梗死、心血管疾病导致的死亡）方面。原则上，治疗可从单药开始，或根据当前指南直接以低剂量的双药组合开始。根据疗效，可增加剂量或加用第3种药物。只要患者按时服药，即使是严重高血压，也可通过仔细调整药物/剂量来有效降

低血压。目前认为，血管紧张素转化酶抑制剂（angiotensin converting enzyme inhibitor，ACEI）或血管紧张素受体拮抗剂（angiotensin receptor blocker，ARB）与钙通道阻滞剂或低剂量利尿剂联用是首选的降压药物。

以下药物已被证实可有效治疗高血压：

- ACEI（如赖诺普利、雷米普利）：降低血管阻力并具有肾保护作用。不耐受 ACEI 时，使用 ARB
- ARB（如坎地沙坦、缬沙坦）：降低血管阻力并具有肾保护作用。不可与 ACEI 同时使用
- 钙通道阻滞剂（如氨氯地平、乐卡地平）：降低血管阻力，尤其适用于合并糖尿病和卒中后的患者，但不适用于急性冠脉综合征患者
- 噻嗪类利尿剂（如氢氯噻嗪）：降低心脏前负荷并增强 ACEI 和 ARB 的降压效果。注意：噻嗪类利尿剂会增加非黑色素瘤皮肤癌的发病率，用药时需要加强防晒措施
- β 受体阻滞剂（如美托洛尔、比索洛尔）：降低交感神经张力，尤其适用于冠状动脉疾病和（或）心力衰竭的患者
- α_1 受体阻滞剂（如多沙唑嗪）和中枢抗交感神经药物（如可乐定、莫索尼定）：备用药物，仅用于联合治疗，且不适用于心力衰竭患者
- 盐皮质激素受体拮抗剂（如螺内酯、依普利酮）：对治疗原发性醛固酮增多症（又称 Conn 综合征，是一种经常被漏诊的继发性高血压，通常与血清钾水平相对较低有关）特别有效

对于治疗无效的高血压患者，以及无法降低夜间血压的患者，必须考虑继发性高血压（包括睡眠呼吸暂停综合征、原发性醛固酮增多症）。此外，与改变生活行为一样，部分患者无法保证定期服用药物。研究结果显示，约 50% 的患者未能定期服用降压药物，或未足剂量服用或根本没有服用。这种行为被称为“未遵医嘱”或“依从性差”，这对于治疗效果的影响很大。有关依从性差的原因及如何管理医患关系的建议参见第 8.1 部分。

若联用多种药物、改变生活方式和遵医嘱用药后，血压仍无法恢复正常，部分患者可采用肾动脉交感神经消融术。在该手术中，通过经股动脉导管系统使双侧肾动脉的交感神经传入纤维失活（消融），从而使收缩压平均降低 20 mmHg 或更多。然而，目前相关的随机试验结果并不一致。近期，通过植入类似起搏器的装置进行电压力感受器刺激被作为一种新治疗方法。压力感受器反射可用于降低血压，目前这种治疗仍处于试验阶段，还需要有关其长期效果的数据。

1.3 冠心病

流行病学和临床意义

CHD 是造成全球疾病负担的主要原因之一。仅在德国，每年就有约 6 万人死于急性心肌梗死，约 10 万人死于慢性 CHD 及其并发症（如心力衰竭）。尽管自 20 世纪 70 年代初以来，由于急性期治疗和二级预防的改善，西方工业国家的心脏病死亡率有所下降，但慢性 CHD 患者的数量却有所增加，部分原因就在于此。因此，CHD 的社会经济重要性有所提高。由于 CHD 多见于老年人，在社会人口学发展的背景下，其发病率进一步升高是必然的，因此其临床意义将进一步增大。

临床特点

临床上，在发病最初的数年或数十年中，CHD 通常无症状。只有当冠状动脉出现严重狭窄（即冠状动脉狭窄≥ 70%）或无先兆症状直接发生急性冠脉综合征（acute coronary syndrome，ACS）时，才会出现症状。CHD 的主要症状是心绞痛（胸部紧缩感）。心绞痛常发生于胸骨后方或左侧胸部，疼痛可放射至背部、右侧胸部、单侧或双侧肩部、手臂、上腹部或下颌。症状严重程度从急性剧烈疼痛到无疼痛而有严重循环障碍，中间可能包括压迫感、沉重感或紧缩感，常伴有气短，或刺痛、灼热、绞痛、牵拉感等类似症状。在极少数情况下，CHD 仅表现为心律失常或心力衰竭症状。

心绞痛通常由躯体或精神压力诱发。在这些情况下，血压升高，心率加快，导致心肌（主要是左心室）需氧量增加，但因冠状动脉狭窄［或更少见的冠状动脉痉挛（又称变异型心绞痛）］而无法被满足。缺氧数秒后即可诱发典型疼痛，除非疼痛感知受到某些原因（如严重糖尿病）的干扰。此外，心绞痛也可能在餐后、高血压危象期间及暴露于寒冷时出现。症状通常与应激强度成正比，持续数分钟，然后通常在诱因消失后缓解（即稳定型心绞痛）。

ACS 的临床表现多样，严重程度也不尽相同，其共同的病理生理学机制是不稳定斑块破裂，随后出现局部冠状动脉血栓形成和（或）血栓远端栓塞至较小的冠状动脉分支。临床上，可表现为既往存在的稳定型心绞痛明显恶化，或静息状态下出现心绞痛（即不稳定型心绞痛），或直接酶法检测阳性（即外周血肌钙蛋白水平升高）的心肌梗死（通常既往无心绞痛）。非 ST 段抬高型心肌梗死［non-ST segment elevation myocardial infarction，NSTEMI；既往又称非透壁性心肌梗死（仅累及心肌内层）］与 ST 段抬高型心肌梗死［ST segment elevation myocardial infarction，STEMI；既往又称典型或透壁性心肌梗死（累及所有壁层）］之间存在差别。极少数情况下，STEMI 由可逆性冠状动脉痉挛（即变异型心绞痛）引起。STEMI 需要立即再通闭塞的冠状动脉，目前多采用经皮冠状动脉介入治疗（percutaneous coronary intervention，PCI），既往常通过全身溶栓治疗实现。相比之下，NSTEMI 在 PCI 待用情况下进行心导管检查的指征取决于个体因素（包括心脏肌钙蛋白、心电图改变和症状）。如果没有完备的急性医疗管理，高达 50% 的 STEMI 患者会在发病后数小时内死于心律失常或急性心力衰竭。NSTEMI 的住院死亡率低于 STEMI（3% ～ 5% *vs.* 5% ～ 10%），但 NSTEMI 患者的长期预后（＞ 1 年）通常比 STEMI 差（参考德国心脏病学会指南：http://leitlinien.dgk.org）（图 1.4）。

为改善 ACS 患者的管理和预后，自 2008 年以来，德国已建立了 250 多个经德国心脏病学会认证的胸痛中心（chest pain units，CPU）。这些中心专门负责急性胸痛患者的鉴别诊断和治疗，其中也可能包括肺栓塞、主动脉夹层、胸椎疾病或心因性胸痛患者。所有 CPU 必须具备 24 h 心导管检查待用的能力，以便能够及时治疗 STEMI 或 NSTEMI 患者。

心肌梗死后存活患者的临床病程差异很大，取决于许多躯体和心理社会因素。例如，心绞痛的类型和强度既受现有冠状动脉狭窄程度的影响，也受抑郁和（或）焦虑症状程度的影响（参见第 5.7 和 5.8 部分）。躯体表现也是如此，会或多或少会受心脏泵血功能明显受限的影响。

病因和发病机制

CHD 通常不是单独发病，而是伴随全身血管疾病（动脉硬化）发生。从发病机制看，动脉硬化（或动脉粥样硬化）是一种血管损伤后的炎症过程。血管

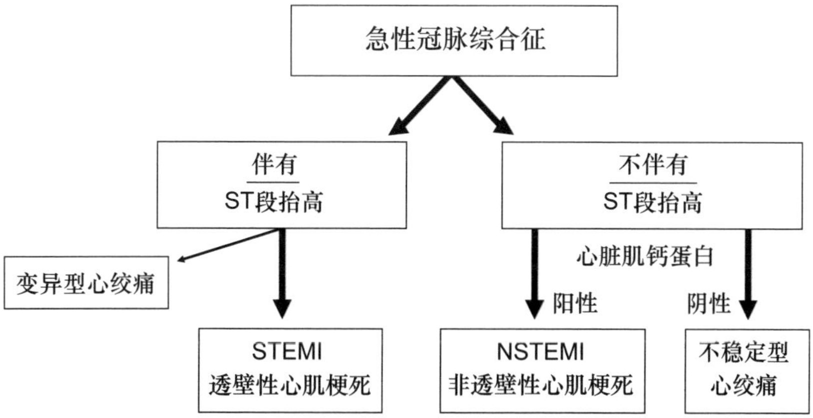

图 1.4　急性冠脉综合征的分型

损伤的主要原因包括低密度脂蛋白（low-density lipoprotein，LDL）侵入血管壁、血压和心率波动引起的剪切应力，以及烟草影响。慢性感染（如由衣原体引起）也可能是部分患者发病的重要辅助因素。这种损伤会导致血管壁炎症，并激活巨噬细胞（免疫细胞的一个亚群）。通过生成生长因子和多种细胞因子［如白介素 -1（interleukin-1，IL-1）、IL-6 和肿瘤坏死因子 - α（tumor necrosis factor- α，TNF- α）］，巨噬细胞在生物愈合过程中发挥核心作用。除其他作用外，细胞因子还可诱导冠状动脉中的平滑肌细胞增殖，破坏对血管宽度的调节。其结果是，心率和血压升高时，血管无法反应性扩张。此外，细胞因子可促进“不稳定斑块”（血管内壁高度炎症性的胆固醇积聚）的发展，这些斑块被认为是心肌梗死的前兆和触发因素，以及数年后导致血管狭窄的典型钙化（“硬化”）。

ACS 主要由心率和（或）血压急性升高等因素导致的不稳定斑块破裂所诱发。该事件会导致血栓形成，使受累的冠状动脉高度阻塞或完全闭塞，导致向相应心肌区域供血的血流严重受损或完全停止，从而引发严重的、危及生命的心律失常和组织坏死，导致急性泵衰竭或远期瘢痕形成。

近几十年来，已针对 CHD 的病因建立了危险因素模型，包括躯体因素、行为因素和心理社会因素（表 1.1）。本章仅介绍最重要的躯体和行为危险因素，心理社会因素将在单独的章节中介绍。

表 1.1　CHD 中最重要的躯体危险因素、行为危险因素和心理社会危险因素

躯体危险因素	行为危险因素	心理社会危险因素
脂代谢异常，特别是： LDL 高胆固醇血症	营养不良，特别是饱和脂肪酸和胆固醇摄入过多	负性情绪，特别是抑郁 / 精力衰竭、焦虑和愤怒
高甘油三酯血症伴高密度脂蛋白（HDL）水平降低	吸烟 缺乏运动	人格因素，特别是 D 型人格和敌对
高血压		急性应激
腹型肥胖		慢性应激，特别是工作和家庭方面
糖尿病		缺少社会支持
凝血功能障碍，特别是： 血小板黏附增加、纤维蛋白原水平升高		社会经济地位低
慢性感染，特别是： 肺炎衣原体		

一方面，躯体危险因素在很大程度上由基因决定；同时，如果存在“易感性”，行为因素可影响发病时间和疾病严重程度：

- 脂代谢异常，特别是 LDL 水平升高（＞ 130 mg/dl）和高密度脂蛋白（high-density lipoprotein，HDL）降低（＜ 40 mg/dl），尤其是合并甘油三酯水平升高时，CHD 的风险几乎呈线性增长。饱和脂肪酸和胆固醇摄入过多的营养不良可促使 LDL 和甘油三酯水平升高
- 高血压：持续血压≥ 140/90 mmHg 与 CHD 风险增加有关。肥胖、酒精摄入量增加和“盐敏感性”个体盐摄入过多和应激都会促进高血压的发生
- 腹型肥胖：以腹部脂肪组织堆积为特征的躯干肥胖（“男性型”）可显著增加 CHD 和糖尿病的风险。男性腰围≥ 102 cm，女性腰围≥ 88 cm 被认为是病理相关的。营养不良和缺乏运动会促进内脏型肥胖的发生
- 糖尿病：持续或反复测量血糖＞ 7 mmol/L 即为糖尿病，其可导致 CHD 风险显著增加。肥胖和缺乏运动会促进 2 型糖尿病（即成人发病型糖尿病）的发生
- 凝血功能障碍：血小板黏附、血清纤维蛋白原及多种血浆凝血因子（尤其是因子Ⅴ、Ⅷ和ⅩⅢ）的增加与 CHD 患者的死亡风险增加有关。吸烟和“应激”可导致血小板黏附和纤维蛋白原增加
- 慢性感染：部分病原体（尤其是肺炎衣原体）可能与心肌梗死的风险增加有关。这导致一些研究者认为 CHD 是由慢性感染所致，但这一观点因多因素发病机制的提出而被相对化

行为危险因素一直被认为是 CHD 发病机制中的“经典”因素。特别是西方工业国家人群普遍的“生活方式”，包括高热量、高脂肪和高胆固醇饮食，肥胖，吸烟和缺乏运动等：

- 营养不良：特别是摄入饱和脂肪酸和胆固醇对脂蛋白水平（尤其是总胆固醇和 LDL 胆固醇）有负面影响。此外，高脂肪饮食是腹型肥胖（腹部超重）发生的基础，而腹型肥胖又与胰岛素抵抗和多种躯体危险因素（尤其是血脂异常、高血压、糖尿病、代谢综合征）有关。相反，饮食措施已被证明是 CHD 一级和二级预防的安全有效的基础手段
- 吸烟：吸烟是 CHD 的已知危险因素。在二级预防中，吸烟甚至被认为是再梗死最强的单一危险因素。从病理生理学的角度看，烟草对血管张力、内皮功能（血管宽度调节；血管痉挛）、多种凝血因子及脂质和葡萄糖代谢均有显著的负面影响
- 缺乏运动：缺乏运动是作为独立危险因素，还是主要与其他危险因素（如肥胖）相关，目前仍存在争议。然而，可以肯定的是，随着体力活动（和体能）的增加，CHD 或心脏事件的发生风险会显著降低。这种积

极作用可能是通过体重、多种代谢参数（尤其是 HDL 胆固醇、胰岛素抵抗等）和自主神经系统（如心率 / 心率变异性和血压）等的有益影响而产生的。此外，运动对冠状动脉及心理健康有积极影响

然而，大多数危险因素并不是相互独立的，而是伴随出现的。这既适用于躯体危险因素（如糖尿病常与脂质代谢异常和高血压有关），也适用于心理社会和行为危险因素（如抑郁与缺乏运动和吸烟有关）。多种危险因素的综合作用并不是独立危险因素的叠加，而是潜在风险的增加。

诊断

目前已有可靠且（相对）低风险的 CHD 诊断方法。诊断的基础是询问病史，其中仅通过仔细记录典型临床症状（与应激相关的心绞痛，也可能仅有呼吸困难）并明确与行为相关的危险因素（吸烟、营养不良、肥胖、缺乏运动），以及根据年龄和性别相关的基础风险，即可高度准确地评估 CHD 的风险。此外，应明确躯体危险因素（脂代谢异常、糖尿病、高血压）。诊断性检查的目的是确诊 CHD，并进一步确定病情的严重程度。这通常是根据典型诊断流程逐步进行的，从无创性检查到有创性检查：

- 运动心电图：为无创性检查，通过逐渐增加自行车或跑步机功率负荷的方式，使心血管系统承受的压力达到极限（或达到年龄匹配的心率和血压限值）或出现心绞痛。如果在同时记录的心电图中出现典型变化（ST 段压低），则患 CHD 的可能性很高。但是，在有典型症状的情况下，如果没有出现这些变化，也不能排除 CHD（假阴性结果）。有时会出现可疑的结果，但实际上并不存在 CHD（假阳性结果），特别是在女性中。即使是在 CHD 相关验前概率为 50% 的患者中，运动心电图的敏感性和特异性也仅约为 70%
- 负荷超声心动图：为无创性检查，利用超声技术在监视器上连续观察心脏。若存在 CHD，通过运动心电图使心脏承受压力或使用多巴酚丁胺进行药物刺激后，可观察到左心室心肌相应区域收缩的典型异常。然而，负荷超声心动图也可能出现假阴性结果（敏感性约为 85%）
- 心肌显像：为无创性检查，其基于放射性物质（目前常用锝），在进行运动心电图后或使用腺苷进行药物刺激后，短时间内将锝注射入患者静脉中，稍后在静息状态下进行第 2 次注射。锝会随血流在心肌中分布，因此存在 CHD 时，通过 γ 照相机可检测到在负荷下血流减少的情况。该检查特别适用于无法进行超声检查的患者，但也会带来较大的辐射暴露（约 5 mSv）
- 磁共振成像（magnetic resonance imaging，MRI）：心脏 MRI 可在无辐

射的情况下客观评估心脏的结构和功能。此外，负荷 MRI 可通过冠状动脉灌注和药物刺激（使用腺苷或多巴酚丁胺）前后的局部心肌收缩，评估冠状动脉狭窄的血流动力学相关性。但是，并非所有患者都适合进行 MRI 检查［排除标准包括严重幽闭恐惧症或植入起搏器（尽管与 MRI 兼容的起搏器越来越普及）］
- 心脏计算机断层扫描（computed tomography，CT）：心脏 CT 检查可观察 CHD 的位置、类型（硬斑块或软斑块）和范围。心脏 CT 检查需要注射碘造影剂，并最好在心率尽可能慢的窦性心律下进行。由于阴性预测值＞ 98%，该检查尤其适用于排除 CHD。借助现代技术，心脏 CT 的辐射剂量仅为 0.8 ～ 1.2 mSv
- 左心导管检查：为有创性检查，目前仍被视为 CHD 诊断的“金标准”。检查中，在局部麻醉下将一根细导管置入单侧股动脉或右前臂动脉（桡动脉；是目前主要推荐的方法），并将其送至冠状动脉出口处（心脏上方的主动脉）。然后，在持续 X 射线透视下（诊断性左心导管检查的辐射剂量约为 3 mSv），通过导管注射碘造影剂，以便可视化各个冠状动脉及其走行。因此，左心导管检查可以精确评估冠状动脉狭窄的位置和范围；此外，还可同时在检查过程中直接扩张受累血管（PCI）

治疗

CHD 的治疗目标一方面是延长患者寿命，另一方面是改善患者状况和生活质量。这可以通过药物和其他干预手段治疗血流动力学紊乱、心脏泵血功能不全和心律失常来实现，或通过治疗心血管危险因素（见上文）来实现。后者对于长期预后（即 ACS 或严重心律失常等严重临床症状的发生或复发）尤为重要。因此，治疗心血管危险因素被归入“预防”。根据近期的观点，患者发生首次“心脏事件”（如 ACS、PCI、旁路移植术）前的治疗方案（即一级预防）与二级预防（已经发生心脏事件）不再有显著差异。

毫无争议的是，在 CHD 的预防中有意义的治疗方法必须基于患者的“全面风险”评估，即应尽可能同时处理多个危险因素。因此，在开始干预时应仔细评估所有危险因素，包括躯体危险因素、行为危险因素和心理社会危险因素。

所有预防措施的基础都是改变对健康有害的行为或建立对健康有益的行为：
- 彻底戒烟（也包括避免被动吸烟）
- 健康饮食（地中海饮食，并追求正常体重；必要时限制盐和酒精摄入）
- 运动［每天至少进行 30 min 中等强度运动（相当于最大运动强度 / 心率的约 70%）］

除了独立作用（戒烟、良好的体能、体重恢复正常）外，上述措施还可以对多种躯体危险因素（如血脂异常、高血压和糖尿病）产生有益影响。然而，如果这些效果不足以优化风险状况，建议采取以下药物治疗措施：

- 降低 LDL 胆固醇（如他汀类药物）：在已患 CHD 的患者中，目标值应＜55 mg/dl，或如果基线 LDL 胆固醇＜110 mg/dl（3.5 mmol/L），则目标应降低＞50%；在糖尿病患者中，目标值应＜100 mg/dl；在存在两个以上危险因素（除糖尿病外）的情况下，目标值应＜115 mg/dl
- 控制血压（首选 ACEI 或 ARB，也可使用 β 受体阻滞剂等）：目标血压应＜140/90 mmHg，理想收缩压为 120～129 mmHg，舒张压＜80 mmHg
- 控制血糖（2 型糖尿病患者使用二甲双胍、阿卡波糖或格列酮类药物；1 型糖尿病患者使用胰岛素）：糖化血红蛋白（glycosylated hemoglobin，HbA1c）目标值通常为 6.5%～6.9%
- 抑制血小板聚集（如阿司匹林或氯吡格雷）
- 限制最大心率；预防心律失常，尤其是在心脏病发作后（使用 β 受体阻滞剂）

临床症状（如心绞痛）的治疗分为药物治疗和有创性治疗。目前，大多数方法旨在对心绞痛进行病因治疗，即通过 PCI 修复潜在的冠状动脉狭窄。PCI 是在冠状动脉造影期间插入一根特殊导管，导管头端装有一个小的可充气球囊。该球囊在未充气状态下被放置在冠状动脉狭窄处，然后充气，使狭窄部位被球囊内压力（通常为 10～14 bar）机械性扩张，这也被称为经皮冠状动脉腔内成形术（percutaneous transluminal coronary angioplasty，PTCA）。对于 STEMI 患者，PCI 目前被认为是重新开放闭塞冠状动脉的首选方法（即急性 PTCA）。治疗 STEMI 时，通常在 PCI 前进行基于导管的抽吸血栓切除术，以消除血栓物质（图 1.5）。

球囊扩张（PTCA）后，超过 90% 的冠状动脉能够恢复正常灌注，从而使心绞痛症状完全消失。然而，单纯行 PTCA 后，约 30% 的病例会在 6 个月内出现血管再狭窄。这是由于球囊扩张本身造成的机械损伤引发的炎症反应，以及血管弹性回缩引起的机械性再狭窄。因此，超过 90% 的 PCI（无论是择期 PCI 还是急诊 PCI）会在血管扩张后置入支架。支架是一种可扩张的管状金属网（直径通常为 2.5～4.0 mm，根据冠状动脉病变情况，长度为 8～28 mm），其作用是机械性地防止血管再狭窄。这在大多数病例中取得了成功，尤其是支架同时覆有抗炎和抗增殖物质（包括西罗莫司）时，能够将再狭窄率降低到 10% 以下。在择期左心导管检查中，当没有明确的心绞痛症状和缺血证据时（如通过负荷超声心动图、心肌显像或心脏 MRI），进行压力导丝测量有助于验证冠状动脉狭窄的相关性。术中需使用一根末端带有压力传感器的细导丝来确定通过冠状动脉时狭窄处的压力梯度［血流储备分数（fractional flow reserve，

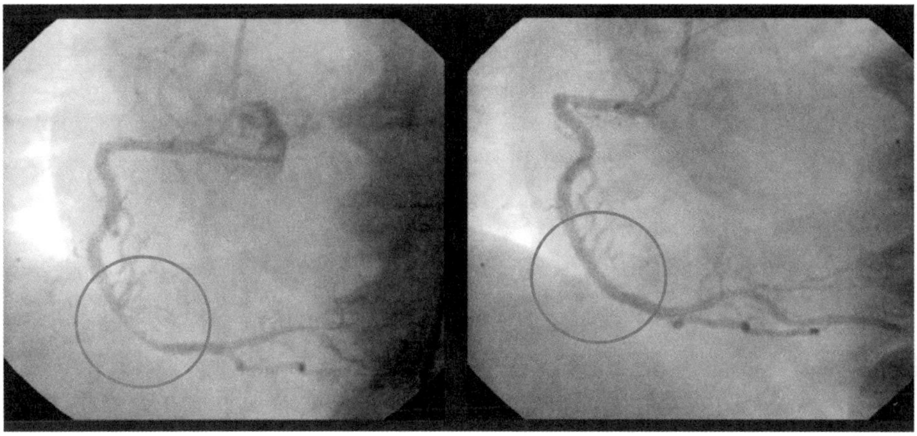

图 1.5　右冠状动脉（RCA）高度狭窄行 PCI 并置入支架

FFR）]。当 FFR ＜ 0.80 时，表明 PCI 具有预后相关性。在特殊情况下，还可使用光学相干断层扫描（optical coherence tomography，OCT）以微米级的精度可视化冠状动脉形态。通过将带有激光光学元件的快速旋转细导丝送入待检查的冠状动脉中，OCT 能够实现对长达 3 cm 的冠状动脉进行三维分析。支架置入后，需要使用阿司匹林和氯吡格雷（无涂层支架需治疗 4 周，涂层支架通常需治疗 6 个月）强化抗血小板治疗。在 NSTEMI 或 STEMI 后，即使未进行 PCI，也推荐使用阿司匹林和普拉格雷或替格瑞洛（在这种情况下，二者均优于氯吡格雷）的双联抗血小板治疗，为期 12 个月。尽管 PCI 的躯体并发症风险比冠状动脉手术小，但它仍可能带来严重的心理影响（参见第 6.4 部分）。

然而，对于某些冠状动脉病变，冠状动脉旁路移植术优于 PCI，尤其是严重的多支病变和复杂的流出道狭窄（包括左主干）。在这些情况下，通常使用患者下肢静脉（“静脉旁路”）、胸腔内的动脉（如胸廓内动脉）或前臂动脉（如桡动脉）对受累的冠状动脉狭窄部位进行旁路移植。此类手术通常在全身麻醉下进行，并同时使用心肺机，但有时也在心脏搏动的情况下进行。尽管这些手术技术日益精密，但对患者来说仍存在显著的影响躯体和心理的风险（参见第 6.4 部分）。

如果无法成功实施血运重建，如存在弥漫性冠状动脉病变或单个狭窄位置太远，则可以采取多种药物和非药物治疗来缓解心绞痛。此时，应控制血压，避免在应激下心率加快而诱发心绞痛。

需要强调的是，CHD 的长期预后较少取决于是否接受有创性治疗（除了 STEMI/NSTEMI 和血流动力学相关应激诱导的缺血进行 PCI 外），更重要的是预防措施的实施程度。然而，许多患者需要专业支持来处理 CHD 引发的情绪问题，改变长期形成的行为危险因素，以及规律服用所有必要药物（疾病管理参见第 5.6 部分）。第 8.4 和 8.8 部分将详细讨论“多模式”干预。

1.4 心力衰竭

流行病学和临床意义

心力衰竭（心功能不全）是最常见的疾病之一。在工业国家，无论病因或潜在疾病如何，个体在一生中发生心力衰竭的风险约为 20%。在德国，约有 250 万人患有心力衰竭。心力衰竭多见于老年人，但也可能发生在年轻人（取决于潜在疾病）甚至儿童中。

因此，心力衰竭具有重要的临床意义。心力衰竭与生活质量显著降低相关，晚期阶段患者的死亡率大幅升高。仅在德国，由于需要大量门诊和住院医疗资源，心力衰竭患者每年的医疗费用至少 10 亿欧元。由于社会人口结构的发展，心力衰竭对医疗保健系统的重要性可能会增加。

临床特点

心力衰竭的主要症状取决于受累的心室。以左心室功能不全为主（左心衰竭）时，患者会出现活动量下降，伴有不同程度的气短（呼吸困难），尤其是在体力活动时，严重者可在休息时出现（静息性呼吸困难）。许多患者由于肺循环淤血而无法平躺（端坐呼吸），需要使用多个枕头抬高上半身以缓解呼吸困难。严重者（急性左心衰竭）可能出现急性肺部积液（肺水肿），导致机体供氧严重恶化，危及生命。早期患者可表现为气短和咳嗽急剧增加。随着病情发展，用听诊器或极端情况下用裸耳可闻及肺部湿啰音。

以右心室功能不全为主（右心衰竭）时，患者主要表现为外周水肿（静脉淤血导致液体在组织中积聚），主要见于足和踝或下肢。体液积聚显著时可能导致体重快速增加。在夜间，一些组织液会被重吸收并通过增加尿量而排出（夜尿症），使患者频繁夜尿。

全心衰竭是指同时存在左心衰竭和右心衰竭症状。通常情况下，左心衰竭先于右心衰竭发生。

根据进展程度，可将心力衰竭分为急性心力衰竭（如急性心肌梗死、由特定心律失常导致或应激性心肌病）和慢性心力衰竭。急性心力衰竭通常在数小时内发病，而慢性心力衰竭常在长时间内（数月或数年）缓慢进展，但病程中也可能急性加重。

根据纽约心脏协会（New York Heart Association，NYHA）的意见（NYHA 心

功能分级），慢性心力衰竭的症状严重程度分为四级：

- NYHA 心功能分级Ⅰ级：日常活动无症状（但可检测到心功能损害）
- NYHA 心功能分级Ⅱ级：日常活动轻度不适，活动量下降
- NYHA 心功能分级Ⅲ级：低强度活动时活动量显著下降
- NYHA 心功能分级Ⅳ级：静息时出现呼吸困难

慢性心力衰竭的预后取决于病因和 NYHA 心功能分级：NYHA 心功能分级Ⅱ级和Ⅲ级患者的 1 年死亡率为 9% ～ 17%，NYHA 心功能分级Ⅳ级患者的 1 年死亡率可达 36%。这使其成为一种“恶性”疾病，会给患者带来巨大的心理压力（参见第 6.5 部分）。

病因和发病机制

如前所述，心力衰竭可表现为一系列症状，其可能由多种潜在疾病或病因引起。主要原因包括：

- 左心室收缩功能减弱，特别是心肌梗死后伴有部分心肌瘢痕
- 左心室慢性压力负荷，特别是高血压长期未得到有效控制或主动脉瓣狭窄伴有功能障碍性心肌肥厚时。肺动脉高压时，右心室的压力负荷增大
- 心肌缺氧，如贫血或 CHD 引起的慢性血流减少（心肌冬眠）
- 左、右心室血容量波动导致的容量负荷，如瓣膜功能不全或心脏分流
- 心肌病，即心肌的原发性疾病，表现为收缩力减弱或血流阻塞，病因包括特发性疾病（扩张型心肌病、肥厚型心肌病、限制型心肌病），中毒（尤其是酒精、药物），感染性疾病（病毒），炎症性疾病（如风湿病），代谢性疾病（如血色素沉着病、铁贮积病）或内分泌疾病（如甲状腺功能亢进症或甲状腺功能减退症）
- 心律失常，包括缓慢型心律失常或快速型心律失常
- 心室充盈受阻，如由二尖瓣狭窄、心包积液或其他机械原因导致

由于这些疾病或异常基于不同的机制，心力衰竭的发病机制可被理解为多种潜在疾病的共同临床终点。然而，症状的直接原因是有效心输出量改变，这可能由心室收缩功能障碍（收缩力减弱或壁应力增加）、心室舒张功能障碍（心室充盈不足）或心律失常引起。

此外，在病程中，机体会进行各种代偿，起初可能是有益的，但随后可能对疾病的进展产生不利影响。例如，交感神经系统激活最初会导致心率和收缩力增加，但后续会增加心律失常的风险。在 NYHA 心功能分级Ⅲ～Ⅳ级的患者中，80% 因快速型心律失常（即心脏性猝死）而死亡。同时，患者还会发生多种神经内分泌改变（尤其是激活能够升压和增加血容量的系统，如肾素-血管紧张素-醛固酮系统），但这也会增加心脏的压力 / 容量负荷，形成恶性循环。

慢性炎症（包括血清 IL-6 和 TNF-α 水平升高）可能对心力衰竭的病程和预后有不利影响。

应激性心肌病（又称心碎综合征）在急性心力衰竭的发病机制中地位特殊。到目前为止，该病主要见于女性，其临床表现类似于急性心肌梗死伴严重心力衰竭（由以左心室心尖部为主的收缩功能障碍导致），因此被日本学者首次描述为 Takotsubo 综合征（形似章鱼壶）。然而，其病因既不是 CHD 也不是急性心力衰竭的其他已知原因，且最初的明显症状通常在数天内完全缓解。尽管该病既往被认为极其罕见，但现在认为 1% ～ 2% 的“心脏病发作”实际上可能是应激性心肌病。该病预后较好，至少在度过急性期后；然而，据估计，急性期的死亡率高达 10%，因此早期应密切监测病情。关于该病病因和发病机制的更多信息请参见第 6.5 部分。

除了已知的在心力衰竭发病机制中具有重要作用的器质性疾病外，越来越多的证据表明，心理社会因素在心力衰竭的发生发展中也发挥重要作用。一方面，心理社会因素参与潜在疾病（如 CHD）的发生（参见第 5.2 部分）；另一方面，心力衰竭进展过程中发生的病理生理改变也受到抑郁等心理社会因素的影响（参见第 6.5 部分）。

诊断

与其他疾病一样，心力衰竭的诊断首先需要全面的临床评估，包括询问并记录主要症状及体格检查结果。此外，心力衰竭患者的静息心电图通常会显示异常，如左束支传导阻滞、心肌缺血或肥厚的征象。如果存在明显的心力衰竭征象，进一步的诊断目标主要是确定疾病的严重程度并寻找可能的病因。以下诊断性检查特别适用于评估心力衰竭的严重程度和潜在病因：

- 超声心动图：能够可靠评估心肌收缩功能和特性的超声技术。它能区分心室整体泵血功能障碍及心肌收缩的区域性差异（如存在心肌梗死瘢痕），并评估心室大小、心肌厚度和弹性。此外，还可利用多普勒技术测量心输出量和血流量，特别是在瓣膜处。心室充盈异常（如心肌肥厚或心包积液）也能被准确检出。MRI 或 CT 也能提供类似结果，但其技术要求更高
- 胸部 X 线检查：可以相对准确地评估心脏大小，尤其是肺血管的充盈状态。例如，在左心衰竭失代偿期，胸部 X 线检查能可靠地诊断肺水肿和（或）胸腔积液
- 脑钠肽（brain natriuretic peptide，BNP）：心力衰竭时，心室的心肌细胞会释放更多的 BNP 进入血液。BNP 或其前体蛋白 N- 末端脑钠肽前体（N-terminal pro-brain natriuretic peptide，NT-proBNP）的水平与心力衰

竭的严重程度和预后相关。在不明原因的呼吸困难的鉴别诊断中，如果 BNP 或 NT-proBNP 值正常，通常可以排除既往未知的心力衰竭。目前关于 BNP 或 NT-proBNP 是否适用于指导诊疗过程仍存在争议

心力衰竭的分类

根据欧洲心脏病学会（European Society of Cardiology，ESC）的新版指南，慢性心力衰竭可分为以下几种：

- 射血分数降低的心力衰竭（heart failure with reduced ejection fraction，HFrEF）：是指左心室射血分数（left ventricular ejection fraction，LVEF）< 40% 的心力衰竭
- 射血分数轻度降低的心力衰竭（heart failure with mildly reduced ejection fraction，HFmrEF）：是指 LVEF 为 40% ～ 50% 的心力衰竭
- 射血分数保留的心力衰竭（heart failure with preserved ejection fraction，HFpEF）：是指 LVEF > 50% 的心力衰竭

治疗

心力衰竭的治疗一方面是缓解症状（如呼吸困难或水肿），另一方面是治疗基础疾病（如 CHD、高血压、瓣膜缺损）。另一个治疗重点是预防严重心律失常，这是导致“心脏性猝死”的主要原因，占心力衰竭患者死亡总数的 50%（参见第 1.5 部分）。

大多数用于治疗心力衰竭的药物旨在限制机体的适应不良性代偿，如通过肾素-血管紧张素-醛固酮系统及激活交感神经系统来升高血压和增加血容量。以下药物可用于治疗收缩性心力衰竭（HFrEF）（参见 ESC 指南：www.escardio.org/guidelines）：

- ACEI（如赖诺普利、雷米普利）：降低血管阻力，是所有 NYHA 心功能分级患者的基础治疗，可改善发病率和死亡率
- ARB：ACEI 不耐受患者的替代药物，效果相似
- 血管紧张素受体脑啡肽酶抑制剂（angiotensin receptor-neprilysin inhibitor，ARNI）：抑制内源性 BNP（具有扩张血管和利尿作用）的降解等。在 HFrEF 患者预后和因心力衰竭再次住院方面，ARNI 优于高剂量 ACEI（如依那普利）
- β 受体阻滞剂（如美托洛尔、比索洛尔）：限制无效的代偿性心率增快等。可降低发病率和死亡率，所有 NYHA 心功能分级患者均应在使用 ACEI（或 ARB）时使用 β 受体阻滞剂，期间需谨慎调整剂量并在数周内达到最大耐受剂量

- 盐皮质激素受体拮抗剂（mineralocorticoid receptor antagonist，MRA；如螺内酯、依普利酮）：可降低伴有严重泵功能受损（LVEF ＜ 35%）的有症状的收缩性心力衰竭（NYHA 心功能分级Ⅱ～Ⅳ级）患者的发病率和死亡率。在肾功能和血清钾水平允许的情况下，应给予低剂量 MRA 联用 ACEI（或 ARNI）和 β 受体阻滞剂
- 钠-葡萄糖耦联转运体（sodium-glucose linked transporter，SGLT）-2 抑制剂：SGLT-2 抑制剂达格列净和恩格列净已被证明可减少因心力衰竭失代偿导致的住院，并改善预后。因此，建议在 ACEI（或 ARNI）、β 受体阻滞剂和 MRA 的基础上，加用 SGLT-2 抑制剂
- 利尿剂（如呋塞米、托拉塞米）：用于消除水肿和减轻肺充血。袢利尿剂主要用于缓解症状
- 伊伐布雷定：直接作用于窦房结的减慢心率药，适用于使用最佳 β 受体阻滞剂治疗后心率仍＞ 70 次 / 分或对 β 受体阻滞剂不耐受的有症状的心力衰竭（NYHA 心功能分级Ⅱ～Ⅳ级）患者
- 洋地黄类药物（如地高辛、洋地黄毒苷）：增强心室收缩力。目前主要用于减慢快速型心律失常患者的心率，但关于洋地黄类药物改善预后的证据尚不明确
- 血管扩张剂（如硝酸酯类、肼屈嗪）：降低血管阻力。可作为无法耐受 ACEI（或 ARB）和 ARNI 的患者的备选药物

在左束支传导阻滞（left bundle-branch block，LBBB）及其导致心室收缩失同步的患者中，心脏再同步化治疗（cardiac resynchronization therapy，CRT）已被证明是有效的。在 CRT 中，心脏通过右心室电极和左心室电极（即冠状窦电极，该电极通过冠状静脉尽可能向外侧放置）接受起搏器刺激。这有助于协调收缩过程，从而改善泵功能和病程。CRT 通常与埋藏式心脏复律除颤器（implantable cardioverter defibrillator，ICD）联合使用（参见第 1.5 部分）。

舒张性心力衰竭（HFpEF）的治疗应重点关注左心室充盈障碍，目前尚无能明确改善预后的药物治疗方案。在 HFpEF 的治疗中，首要任务是治疗基础疾病，如高血压或 CHD。

急性或失代偿性左心衰竭和肺水肿可能危及生命，应在重症监护病房（intensive care unit，ICU）治疗。除了能更好地监测循环系统外，ICU 还能提供进一步的药物治疗，必要时能进行相应操作，以稳定心肺功能，包括氧气供应（包括无创或有创通气支持）和静脉用药控制血压［硝酸甘油泵（用于高血压性肺水肿）］或心脏变力性［儿茶酚胺泵（用于心源性休克）］。持续心电监护有助于快速发现心率和心律的危急变化（如心室颤动），这更常见于急性左心衰竭，以便立即采取措施，如电除颤。

慢性心力衰竭的治疗主要基于健康的生活方式（如体重管理、适度运动）和最佳药物治疗。然而，这些治疗原则很大程度上取决于医生的选择及患者的意愿和依从性。关于这些关系的详细描述和促进依从性的建议参见第 8.1 和 8.8 部分。

如果上述保守治疗无法或不再能有效处理心力衰竭，且不能进行心脏手术（如旁路移植术或心脏瓣膜手术），可考虑行心脏移植。心脏移植是将脑死亡供体的心脏在数小时内植入匹配受体的体内。虽然心脏移植本身是心脏专科的常规手术，但移植后的长期预后主要取决于对供体心脏免疫排斥反应的终身风险。严重的排斥反应可能导致严重的心律失常或心功能恶化，甚至致命，因此手术后必须终身使用药物进行免疫抑制。随着心脏移植数量的下降（2020 年德国约 350 例），心脏辅助系统（即人工植入式泵）的使用越来越普遍，其最初主要用于桥接移植。

在心脏移植术前，为了提升手术成功率，受体和供体双方需满足多项条件，包括免疫相容性（如血型一致）、无活动性传染病（如肝炎、艾滋病），以及预期受体能达到术后生活方式和药物依从性的要求。酒精或药物依赖、痴呆或急性精神病患者更易存在手术禁忌证。心脏移植前后患者的心理应激参见第 6.5 部分。

心力衰竭患者多存在共病，治疗时需全面考虑。共病可能是存在因果关系的（如高血压）、具有相关性和促进疾病发展的（如贫血、抑郁症、肾功能不全、睡眠呼吸暂停）及独立的（如骨关节炎）。

1.5　心律失常

流行病学和临床意义

心律失常，即心脏偏离正常窦性节律的情况。在德国，普通人群中约有 25% 的成人有异常心电图改变。然而，根据新的理念，这些异常改变中绝大多数并不严重，即不会增加疾病或死亡的风险。普通人群严重心律失常的比例不足 1%。

然而，无可争议的是，心律失常仍在“心脏性猝死”中占主导地位。超过 90% 的心脏性猝死发生在有明确基础疾病（如 CHD 或心肌病）的患者中；主要由心律失常（如长 QT 间期综合征）导致的猝死极为罕见。

由于心律失常在多种心脏病的预后中扮演重要角色，故其诊断和治疗非常重要，这也体现在医疗保健系统中不断增加的技术和财政投入上。

临床表现

心律失常的临床表现极其多变，范围可从主观上完全未察觉的孤立性期前收缩（早搏）到由心室颤动导致的心力衰竭。症状包括心悸、头晕、呼吸困难或晕厥（意识丧失伴跌倒），具体取决于节律失常的类型和严重程度。

从病因学角度看，心律失常分为室上性（起源于心房）和室性（起源于心室）两类。两者均可能是生理性或病理性。较常见的良性类型如下：

- 室上性期前收缩（室上性早搏）：心电图表现为提前出现单次正常的心脏活动（可检测到心房除极波）。临床通常无明显症状；可能出现“心跳不稳”的主观感受
- 室性期前收缩（室性早搏）：心电图表现为心脏活动明显提前（无心房除极波，QRS 波增宽）。临床上多无明显症状，视严重程度而定，可能表现为主观症状，偶尔表现为威胁性“心脏跳动”，尤其是在休息和入睡时。如果连续发生多次室性期前收缩，可能会出现头晕或晕厥（非常罕见）

从临床角度看，病理性心律失常分为缓慢型（心率＜ 60 次 / 分）和快速型（心率＞ 90 次 / 分）。两类心律失常均可为规律的或不规律的。心律失常的心脏活动可能由早搏（在预期的下一个搏动前出现的额外收缩）、停搏（一个或多个预期搏动突然缺失）或房室传导异常（如心房颤动）引起。进一步可细分为间歇性和持续性心律失常。

主要的快速型心动过速类型包括：

- 室上性心动过速：类似发作性或持续性心率增快（100 ～ 200 次 / 分），心电图波形正常或略有改变。室上性心动过速通常逐渐加剧（窦性心动过速），极少突然发作（阵发性心动过速），如由预激综合征或房室结折返性心动过速（AVNRT）导致。临床表现为心悸，通常伴有严重焦虑
- 快速型心律失常：由心房颤动 / 心房扑动导致的持续性或间歇性不规则心搏。在这种情况下，正常的心房活动消失，取而代之的是心房扑动（心房频率为 250 ～ 300 次 / 分），多以 2∶1 或 3∶1 的比例传导至心室（心室频率为 85 ～ 150 次 / 分）。在心房颤动中，存在不协调的（高频）心房收缩，由于交替出现房室传导阻滞，仅存在不规则的心室传导（多为 90 ～ 160 次 / 分）。临床表现为心悸、呼吸困难或全身乏力。阵发性（间歇性）或持续性心房颤动可能并发栓塞（即心房颤动时心房内形成的血块在窦性心律恢复时通过血流冲至其他器官，如大脑、肺）。目前采用 CHA_2DS_2-VASc 评分来确定心房颤动 / 心房扑动发生栓塞的风险，该评分纳入年龄、性别、心血管危险因素及既往脑栓塞事件等因素。然而，在开始抗凝治疗［维生素 K 拮抗剂（如华法林）或新型口服抗凝药（如阿哌沙班、达比加群酯、艾多沙班或利伐沙班）］前，还必须考虑出血风险，可通过 HAS-BLED 评分来评估

- 室性心动过速：长时间连续的异常心室搏动，频率高至极高（100 ～ 220 次 / 分），如果持续时间较长，特别是合并心力衰竭时，临床表现为心悸、呼吸困难和（或）晕厥。进展为心室颤动的风险高
- 心室颤动：通常发生在室性心动过速后，心室频率极高（＞ 300 次 / 分），无法维持协调的泵功能，因此会发生功能性心脏停搏。常见临床症状为晕厥，除非恢复稳定的血液循环，否则无法恢复意识；如果数分钟内未给予治疗，则存在急性死亡风险

主要的缓慢型心律失常包括：

- 窦性停搏或窦房传导阻滞：窦房结功能或其向心房的传导功能间歇性或持续受损，导致心脏停搏或心率减慢，引起头晕、晕厥，但很少危及生命。常与房性快速型心律失常交替出现（病态窦房结综合征）
- 房室传导阻滞：房室结功能或其向心室的传导功能间歇性或持续受损，导致心脏停搏或心率下降，伴有头晕、晕厥，但很少危及生命。房室传导阻滞的严重程度不同（三度房室传导阻滞＝完全性房室传导阻滞）
- 缓慢型心律失常：通常在心房颤动 / 心房扑动和房室传导阻滞时出现不规则的心率持续下降。临床表现为呼吸困难、乏力和晕厥。通常由药物（如 β 受体阻滞剂和洋地黄类药物可减慢房室传导）引起。该病与快速型心律失常具有相同的栓塞风险
- 颈动脉窦高敏综合征：刺激颈动脉上的左侧或右侧迷走神经节时，可出现窦性心动过缓（反射性心动过缓）和外周血管扩张，导致头晕或晕厥

临床上，心律失常往往不是单独发生的，而是心动过速和心动过缓组合并存，这会升高发病率和死亡率，相当于共同的潜在疾病。

病因和发病机制

绝大多数严重心律失常患者存在基础疾病。然而，还有多种其他原因会伴随典型心律失常，主要包括以下几类：

- CHD：是快速型心律失常和缓慢型心律失常最重要的单一基础疾病。由于血流减少、急性心肌梗死或瘢痕，室性早搏、心动过速甚至心室颤动可能随之出现。左心室功能障碍会增加致命性心律失常的风险
- 心肌病：常伴有快速型心律失常和缓慢型心律失常，是心力衰竭的重要原因
- 心脏缺陷：多种心脏缺陷可导致快速型和缓慢型心律失常，取决于其对心脏的影响
- 预激综合征：先天性传导异常（心房与心室间额外的不规则旁路）易引起阵发性室上性心动过速（如预激综合征）

- 电解质紊乱（如低钾血症）：是心律失常的常见诱因，也可能单独增加快速型心律失常（钾过低）或缓慢型心律失常（钾过高）的风险
- 药物：洋地黄类药物、三环类抗抑郁药和抗心律失常药是快速型心律失常和缓慢型心律失常可避免的重要诱因
- 内分泌疾病：甲状腺功能亢进症是快速型心律失常的重要病因，这一点常被忽视，尤其在老年人中
- 遗传因素：特别值得关注的是长 QT 间期综合征，这是年轻健康个体猝死的罕见原因。这是由于心肌细胞电信号传导顺序的遗传性轻微偏离，伴有典型的心电图改变，易导致室性心动过速。临床上，约 50% 的受累者会在 40 岁前发生晕厥，其中约 50% 因未经治疗而在 5 年内死亡

除了潜在疾病的类型和病程，上述因素在特定情况下可能同时存在，增加病情恶化的风险，这对心律失常的临床表现或严重程度也很重要。在临床流行病学方面，CHD、电解质紊乱和药物同时出现尤为重要。此外，在生理学上，心率的调节受到复杂自主神经的影响，因此急性或慢性应激会显著增加患有快速型心律失常的可能性（参见第 6.3 部分）。

诊断

心律失常的诊断基于详细的病史采集（症状：何时发生、如何发作、发生频率、持续时间、诱因），体格检查［脉搏、脉搏短绌（即心脏搏动与实际脉搏之间存在差异，是心脏过早搏动的征象）］及以下检查：

- 心电图：为广泛应用的无创性检查。通过皮肤电极和放大测量技术，从皮肤表面的特定位置记录心脏电传导信号。患者平躺约 30 s，以捕捉并记录持续的心律失常。心电图也可结合特定的诱发操作（如“倾斜台试验”以诱发因体位变化而引发的心律失常，或“颈动脉压迫试验”以诱发缓慢型心律失常）
- 运动心电图：为无创性检查，通过逐步增加体力活动（如自行车或跑步机运动）对标准心电图进行补充，以便记录主要在运动期间出现的心律失常，如 CHD 时
- 24 h 动态心电图（Holter）：为无创性检查，将心电图的记录时间延长至 24 h 甚至 1 周，以提高对偶发心律失常的检出率。患者需佩戴小型便携式记录和存储设备，通过 3 个皮肤电极记录日常情况下的心电图。一些 Holter 设备的记录时长可达 1 周。借助“事件记录器”可记录更长时间，患者在感知到心律失常时手动激活外部事件记录器，而皮下植入式系统可自动检测并记录特定的心律失常（记录时间最长可达 3 年）。起搏器和 ICD 也具有记录特定心律失常的功能。目前，智能手表越来越多地被

用于检测偶发的心律失常

- 电生理检查：为有创性检查，主要用于确诊或高度怀疑心律失常（如预激综合征、反复出现的心房颤动），但通常仅用于计划在检查中对心律失常靶点进行消融治疗的患者。检查中，在 X 射线透视下通过股静脉插入多根细电极，然后在心脏不同位置记录腔内心电图，并在可控条件下尝试通过电刺激触发潜在的心律失常，并生成检查区域（包括心房）的三维电图

治疗

心律失常的治疗主要包括药物和介入治疗。治疗目标是降低由心律失常导致的功能障碍和死亡风险。此外，需对潜在疾病进行最佳治疗，必要时对其他诱发因素（如电解质紊乱）进行治疗。心律失常的主要治疗方法包括：

- 抗心律失常药：主要用于 ICU 治疗，但也用于快速型心律失常的长期治疗，且有严格的适应证。主要问题在于抗心律失常药导致副作用的风险相对较高（主要是促心律失常作用和影响泵功能）。临床上，主要有 I C 类抗心律失常药（如氟卡尼和普罗帕酮）和Ⅲ类抗心律失常药（如胺碘酮、屈奈达隆和索他洛尔）
- 除颤：是通过短暂电击将心室颤动转为窦性心律的紧急措施。所有急救车和心脏科病房均配备了此类设备。自动体外除颤器（automated external defibrillator，AED）也越来越多地见于公共场所（如机场、体育馆）。非专业人员通过语音引导也能使用 AED 进行除颤。操作时，患者通常因循环停止而处于无意识状态
- 电复律：是药物治疗无效的心房颤动 / 心房扑动患者的常用治疗。在短时静脉麻醉下，采用短暂电流脉冲（类似于除颤），中断心房颤动 / 心房扑动，使窦房结重新主导心脏节律。治疗前需行经食管超声心动图检查，排除心内血栓形成和（或）在治疗前数周进行适当的抗凝治疗
- 植入起搏器：已被证明可有效治疗出现严重症状（如晕厥、头晕、心力衰竭等）的缓慢型心律失常。其方法是将一个约为火柴盒大小的电子设备植入左锁骨下方的皮下，通过 1 个或 2 个细电极引导至右心，利用微弱的电脉冲刺激心房或心室使其收缩。现代起搏器系统可以仅在心功能衰竭或心搏过慢时给予刺激，从而为心功能提供生理支持。此外，在完全依赖起搏器的情况下，部分起搏器系统可通过“频率响应”使心率适应不同情况
- ICD：可有效治疗潜在的恶性快速型心律失常。ICD 设备比传统起搏器稍大，通常植入胸肌下方，其具有两大功能：通过过度刺激治疗室性心动过速（即以高于病理性心室率的频率起搏，通常可终止室性心动过速

并减慢心率）；通过自动发放电击（除颤）来终止心室颤动。ICD 适用于心脏性猝死风险特别高的患者（一级预防），这些患者中主要存在心功能严重减退（LVEF ＜ 35%）或记录到心室颤动（二级预防）

- CRT：在收缩性心力衰竭（HFrEF）和左束支传导阻滞（心电图特征为 QRS 波增宽）患者中，不均匀的收缩过程（收缩不同步）会进一步恶化泵功能。在冠状窦植入额外的“左心室”导线可通过双心室刺激来协调收缩顺序，从而改善泵功能。CRT 通常与 ICD 功能相结合，即 CRT-ICD
- 导管消融：为有创性操作，可用于治疗其他难治性心律失常（尤其是预激综合征、AVNRT、心房扑动、心房颤动和频发室性早搏）。导管消融从电生理检查开始，然后使用高频电脉冲（射频消融）或冷冻治疗（冷冻消融）消除参与心房扑动（如右心房峡部）或心房颤动（包括肺静脉口）的旁路或结构

上述治疗操作需由具备专业知识和资质的心脏专科医生进行。

许多心律失常患者会承受巨大的心理社会压力，详细内容参见第 6.3 部分。

1.6 心脏缺陷

流行病学和临床意义

“心脏缺陷”这一术语涵盖了一系列先天性和获得性心脏病，这些疾病源于心脏解剖结构的病理性改变，可能导致血流方向改变、心脏腔室压力异常或体循环与肺循环分离。先天性心脏缺陷通常为心脏及其周围血管的复杂解剖异常，而获得性心脏缺陷主要为心脏瓣膜病变。

先天性心脏缺陷的确切发病率尚不清楚；在德国，约有 20 万～ 30 万人患病，每年约有 4000 ～ 6000 例新发新生儿病例（约占所有新生儿的 0.8%）。获得性心脏缺陷可能更为常见，尤其是由于诊断不足（常因为症状不明显）而导致大量未报告病例。然而，在德国，每年有超过 3 万人接受人工或生物心脏瓣膜手术，或进行心脏瓣膜重建。

临床特征

先天性心脏缺陷通常很早就会出现严重的躯体功能障碍。在有效治疗手段出现之前，超过 75% 的儿童患者会在 2 岁前死亡；如今，得益于手术治疗，约 85% 的儿童患者能够存活至成年。获得性瓣膜缺损也可能迅速致命，其严重程度取决于病因和发病机制，但绝大多数患者的病程较长。

临床上，心脏缺陷分为发绀型心脏缺陷和非发绀型心脏缺陷。发绀型心

脏缺陷是指患者的唇、舌和手指 / 足趾甲床呈蓝紫色，约占先天性心脏缺陷的 20%。这种现象源于肺循环向体循环的病理性血流（“右向左分流”），导致体循环血液氧饱和度降低。因此，血红蛋白颜色变深，透过毛细血管壁呈蓝紫色。

先天性和获得性心脏缺陷有多种其他症状，主要取决于解剖异常的类型或病程。体格检查可检出的特异性症状是由血流条件改变引起的心脏杂音。杂音的位置和强度能为经验丰富的检查者提供关于疾病性质的初步线索。常见的全身症状包括呼吸困难和活动量下降；此外，根据对整个心血管系统的影响，心脏缺陷还可能出现多种并发症（表 1.2）。

一般来说，由于心脏的高度适应性，患者通常在数年后才会出现明显的临床症状或就诊。然而，此时可能已经发生严重的并发症，使治疗难度加大或无法治疗。一个典型例子是先天性心脏缺陷伴有原发性右向左分流患者的“艾森门格反应”，即肺循环阻力随疾病进展增加，导致原本的左向右分流转变为右向左分流，患者出现严重呼吸困难和发绀。

如前所述，获得性瓣膜缺损的病程在很大程度上取决于基础疾病。例如，细菌性心内膜炎患者可能在数天内发展为二尖瓣反流，引发重度急性心力衰竭的症状，需要立即进行瓣膜置换术。相比之下，孤立性轻度主动脉狭窄 / 关闭不全可耐受数年，因其不会显著降低生活质量或增加死亡风险。

除上述躯体症状外，患者（尤其是先天性心脏缺陷患者）及其家属还常承受着巨大的心理社会压力，参见第 6.6 部分。

病因和发病机制

心脏缺陷的病因分为先天性心脏缺陷和获得性心脏缺陷，如表 1.2 所示。然而，这些疾病存在很多可能的病因，先天性心脏缺陷的病因包括：

- 胚胎器官发育异常：妊娠期酒精滥用、使用多种药物、感染（如风疹）或母亲患有其他疾病（如糖尿病，尤其是血糖控制不佳）
- 儿童期遗传变异：如 21- 三体综合征（唐氏综合征）或 Ullrich-Turner 综合征（X0 型）

获得性心脏瓣膜疾病可能由以下原因引起：

- 细菌性心内膜炎：由细菌（如链球菌、葡萄球菌、肠球菌）在心脏瓣膜上定植引起的急性或亚急性（亚急性细菌性心内膜炎）临床表现；主要导致主动脉瓣和二尖瓣关闭不全，也可能导致三尖瓣关闭不全（特别是静脉吸毒者）
- 风湿性心内膜炎：一种由 A 型链球菌感染（如扁桃体炎 / 咽炎）引起的自身免疫性疾病（风湿热）；数年后主要导致二尖瓣狭窄（注意：由于早期抗生素治疗，目前已较为罕见）

表 1.2 重要先天性和后天性心脏缺陷概述

疾病	定义	症状
先天性心脏缺陷		
室间隔缺损（VSD）	心室之间连接异常	左向右分流，导致左心室和肺循环容量负荷增大。根据缺损的程度，可迅速发展为心力衰竭和肺循环病理性压力增加
法洛四联症	包括大型 VSD、肺动脉狭窄、主动脉骑跨于 VSD 之上和右心肥大	是最常见的发绀型心脏缺陷（占 65%）。可表现为严重呼吸困难、代偿性蹲踞体位。根据畸形的程度，死亡率会显著升高，即使在儿童期
肺动脉狭窄	右心室至肺循环（包括肺动脉瓣下方、瓣内或瓣后）的流出道狭窄	右心室负荷增加；随后，根据病情严重程度，可出现右心衰竭（如外周水肿）、晕厥等症状
房间隔缺损（ASD）	心房之间连接异常	左向右分流导致肺循环压力增加。右心室负荷增加 / 功能不全。心房颤动和脑栓塞风险增加
动脉导管未闭	出生后主动脉与肺动脉之间的连接未闭合	左心室和肺循环的容量负荷增加。远期会出现心力衰竭和病理性肺循环压力增加
主动脉狭窄	主动脉弓在动脉导管未闭前 / 后的狭窄	上肢和下肢血压存在差异。手臂血压高，下肢 / 足部血压低。左心室负荷增加
完全性大动脉转位	主动脉起自右心室而非左心室，肺动脉同样异常起源	发绀型心脏缺陷。患者仅在合并 ASD 或 VSD 时才能存活。严重呼吸困难和心力衰竭。早期死亡率高
主动脉瓣狭窄	主动脉瓣异常，导致流向主动脉的血液受阻	左心室负荷增加，导致左心室肥厚；心绞痛、晕厥、心脏性猝死
获得性心脏缺陷		
二尖瓣狭窄	二尖瓣口面积减小，阻碍血流从左心房流入左心室	左心房压和肺循环压力升高，导致继发性右心室负荷增加。夜间咳嗽。左心房扩张；可能伴有心房颤动
二尖瓣反流	二尖瓣关闭不全，导致左心室流入左心房的血液发生反流	轻度二尖瓣反流通常可以长期代偿。左心房和肺循环的压力负荷和容量负荷与二尖瓣狭窄时相似。左心室负荷增加。夜间咳嗽。左心房和左心室扩张；可能伴有心房颤动
主动脉瓣狭窄	主动脉瓣口面积减小，阻碍血流从左心室流入主动脉	左心室压力负荷增加，导致心室肥厚；心绞痛、晕厥、心脏性猝死
主动脉瓣反流	主动脉瓣关闭不全，导致血液从主动脉回流到左心室	左心室容量负荷增加；血压波动幅度大、心悸、左心衰竭
二尖瓣脱垂	二尖瓣瓣叶突入左心房内	90% 为无害的解剖变异。10% 伴有二尖瓣反流；心律失常发生率升高

- 瓣膜硬化和钙化：常见于老年人；尤其是主动脉瓣狭窄
- 瓣膜退行性改变：见于先天性结缔组织病（如马方综合征）；尤其是二尖瓣关闭不全
- 瓣膜支撑结构功能障碍：见于 CHD 或心肌梗死后（韧带结构脆弱 / 撕裂），也见于心力衰竭导致心脏腔室扩大时的瓣环扩张；尤其是二尖瓣关闭不全

一般来说，上述疾病除瓣膜损害外，通常合并其他疾病。例如，急性细菌性心内膜炎通常伴有高热和脓毒症（细菌通过血液扩散至多个器官），未经治疗的死亡率很高。相比之下，先天性主动脉瓣狭窄可能多年未被察觉。胚胎器官发育异常或遗传变异更常合并大脑发育障碍，因此手术修复心脏缺陷后，仍可能遗留其他类型的残疾。

先天性心脏缺陷的发病机制主要是原发性抑制心脏或其周围血管的发育（尤其在胚胎期的前 3 个月）；获得性心脏缺陷的病因通常是炎症破坏（如急性细菌性心内膜炎导致瓣膜关闭不全）、瓣膜萎缩和（或）粘连（如风湿性瓣膜狭窄）或单纯因年龄导致的退行性改变（如主动脉瓣狭窄）。

细菌性心内膜炎的高危人群包括因先天性心脏缺陷需要手术及有人工心脏瓣膜者。这些患者进行无法创造无菌条件的手术（如牙科手术）时必须接受预防性抗生素治疗。长期置入静脉导管、起搏器、人工关节等的患者及静脉吸毒者也面临较高风险。

诊断

先天性心脏缺陷的诊断应开始于常规妊娠评估期间，在德国，其至少包括对胎儿心脏（以及其他内脏器官）的超声检查。若发现异常，在出生前即可制订充分的治疗计划。

出生后，全面的体格检查（包括听诊心音和杂音）是常规儿科诊断的一部分。随后，诊断主要基于详细病史和体格检查。若疑诊心脏缺陷，可通过以下检查进一步确认诊断：

- 超声心动图：为无创性检查，可以直观地显示心脏腔室和瓣膜，甚至在出生前就可以进行。利用多普勒技术可确定血流方向和心脏瓣膜上的压力梯度。超声心动图是诊断心脏缺陷最重要的检查方法。MRI 也可获得类似的检查结果，但其技术成本更高
- 心电图：为无创性检查，虽然不能直接诊断心脏缺陷，但能基于特征性改变诊断典型的心血管系统继发性损伤（如右心室负荷增加、心律失常）
- 胸部 X 线检查：与心电图类似，X 线检查可用于检测心脏缺陷的继发改变（如心脏肥大、肺血管充血）

- 血液检查：由炎症（如细菌性心内膜炎、风湿热）引起的心脏缺陷患者可出现血液中典型免疫标志物［如 C 反应蛋白（C-reactive protein，CRP）］水平升高
- 左 / 右心导管检查：为有创性检查，结合 X 线造影技术通过在心脏内检测压力和血氧饱和度，准确评估心脏内压力和血流情况。由于超声技术的发展，目前心导管检查较少单纯用于心脏缺陷的诊断，而更多用于手术规划（如记录心脏附近血管的解剖结构，明确血流动力学变化）

治疗

如前所述，由于手术治疗，目前约 85% 的先天性心脏缺陷患者能够存活至成年期。这得益于多种复杂的心脏手术，本章不进行详细介绍。本质上，这些手术或多或少是对原始畸形的完全矫正，目标是实现正常功能，或是作为首要干预最初使患者能够在持续功能障碍的情况下存活的姑息手术。

然而，由于残留的解剖和电生理损害或原发疾病或手术的继发性影响，几乎所有接受手术治疗的患者在一生中都需要专科心脏护理（如心力衰竭和心律失常的治疗、心内膜炎预防性治疗）。在某些情况下，可能需要进行后续心脏手术，甚至包括心肺联合移植，如严重心力衰竭和艾森门格综合征。部分地区已经建立了专门为先天性心脏缺陷成年患者提供护理的门诊诊所。

获得性心脏缺陷的治疗目标一方面是治疗病因，另一方面是处理继发的血流动力学和电生理改变。例如，急性细菌性心内膜炎导致二尖瓣反流的最重要的病因治疗是有效的抗生素治疗，以使器质性损害最小化。风湿性心脏病的最佳病因治疗是尽早使用抗生素治疗 A 组链球菌感染。

心脏缺陷继发损害（如心力衰竭、心律失常）的治疗主要取决于症状的严重程度。对于轻中度患者，通常建议药物治疗结合适当的生活方式调整（如避免肥胖和过度劳累）。出现严重血流动力学异常（如主动脉瓣狭窄处压力梯度过大，左心室即将失代偿）时，需要对瓣膜本身进行干预。干预方法包括瓣膜置换术和经导管（经股动脉或经心尖部入路）微创手术［经导管主动脉瓣植入术（transcatheter aortic valve implantation，TAVI）；针对年龄较大、手术风险较高的患者］。除手术外，经导管技术（如经导管缘对缘修复）也可用于治疗二尖瓣反流。

心脏瓣膜置换术的类型包括：

- 人工心脏瓣膜：由瓣环和两个可活动的瓣叶组成的机械瓣膜，用以模拟自然心脏瓣膜的功能。现代人工瓣膜采用碳涂层石墨，以确保最佳的血流特性。然而，如果不进行华法林抗凝治疗，可能会出现血栓形成和栓塞。机械瓣膜可能产生轻柔的关闭音，安静状态下即使不使用听诊器也

能听到

- 生物心脏瓣膜：包括人体捐献瓣膜、猪主动脉瓣或由其他生物材料（如牛或猪心包）制成的人工瓣膜。与机械瓣膜相比，生物瓣膜具有更好的血流特性，且不会产生关闭音

使用人工或生物心脏瓣膜进行手术治疗已使许多患者的生活质量显著改善，并降低了发病率和死亡率。但是，接受人工心脏瓣膜置换术的患者需要长期进行抗凝治疗（药物诱导的凝血功能障碍；维生素 K 拮抗剂华法林），以预防栓塞，这会大大增加副作用风险（如出血），且对药物依从性的要求高。生物瓣膜通常无需长期抗凝治疗，但其使用寿命短于机械瓣膜。65 岁以上患者通常更倾向于使用生物瓣膜。应强调在心脏瓣膜置换术后预防性治疗细菌性心内膜炎（如在牙科手术中）的必要性。

除了心脏手术［如瓣膜术和（或）旁路移植术］直接导致的心理社会压力外，需要忍受机械瓣膜关闭音等问题也会对许多患者造成心理社会压力（参见第 6.6 部分）。

参考文献

Spornitz UM (2010) Anatomie und Physiologie. Springer, Berlin/Heidelberg

心身医学的基本概念 2

Christian Albus
汪友平　黄炫武　译　宁玉萍　审校

目　录

由于心身医学的内容广泛，本章将简要介绍其基本定义和最关键的心身模型。详细内容请查阅本章参考文献。

2.1　基本定义

心身医学关注疾病发生、病程和管理中的生物、心理与社会维度的相互作用。这不仅对理解疾病有深远的影响，对治疗方法也有重要意义：由于大多数疾病由多因素病因导致，除了以躯体为导向的治疗外，心理社会方法通常也具有治疗作用。此外，心身医学还是一门关系医学，患者作为个体是关注的核心；治疗始终涵盖治疗关系的维度。

2.2　心身模型

广义的心身障碍可分为两类：一类是无法通过器质性病因充分解释的躯体

功能障碍（如躯体形式障碍或分离性障碍）；另一类是心理社会因素在其发生和发展过程中发挥重要作用的器质性疾病（如 CHD、心律失常、高血压）。

西格蒙德·弗洛伊德（Sigmund Freud）曾提及从心理到躯体的“神秘飞跃”。经过百余年的研究，目前已建立了多种可以解释心身疾病发生的模型：

- 转换模型（Freud、Alexander）：该模型认为，（无意识的）冲突、愿望、恐惧或幻想可以象征性地表达为躯体现象（“表达性疾病”，v. Uexküll），即转化为躯体症状。该模型对“假性神经症”障碍（如瘫痪、非特异性眩晕、意识障碍）具有特殊意义，根据 ICD-10，这些障碍目前主要被归类为分离性障碍
- 述情障碍模型（如 Sifneos）：无法表述自己的感觉可能是一个非特异性危险因素，尤其是发生躯体形式自主神经障碍时。该模型描述的特征是主要感知（负面）情感的躯体相关表现，而不是作为可描述的感觉。情感人格发展障碍和再躯体化（Schur）（即在心理社会压力下失去已有的成熟的情感人格水平）都被认为是该模型的背景
- 学习理论概念（如 Pavlov，Thorndike）：这一非特异性概念基于既往研究结果，如自主神经系统和免疫系统可以被条件化，即某些（负面）情感状态和躯体过程之间的耦合是可以学习的。在频繁或持续的负面情感状态（如恐惧、愤怒）下，易感个体可能出现躯体损伤或疾病
- 一般应激模型（如 Cannon，Selye）：基于一般适应综合征理论（在与应激源持续对抗的情况下，第一步为“警报反应”，第二步为“抵抗”，第三步为“耗竭”），这一非特异性模型已被广泛接受。通过认识到应激的主观维度及个体防御和应对现象的重要性，以及社会关系（如社会支持与孤立、创伤性经历）的重要意义，这一概念得到了扩展。它常被用来解释器质性疾病的心理社会成分
- 生物适应崩溃模型（尤其是 Weiner，Uexküll）：是目前最广泛地整合了遗传因素、经验因素、行为因素和环境因素在所有疾病发展和病程中的复杂相互作用的模型，因此也明确假设了心身疾病的多因素病因和发病机制。在该模型中，健康是对环境进行成功的心理生物学适应的表现（健康促进视角）；如果这种适应因各种原因而失败，就会出现症状，伴有或不伴有器质性疾病。对疾病慢性化过程或负面病程的深入认识也使我们认识到，致病条件通常不同于疾病维持因素

这些模型与各种心血管疾病的关联将在相应章节中介绍。

2.3　健康促进视角

近几十年来，一种范式转变引起了人们极大的关注，这种转变表现在通过健康促进视角（“是什么维持了健康？”）补充了片面的病因学观点（“是什么导致了疾病？”）。这一观点认为，健康不是“正常状态”，而是一个存在不稳定性的状态，是必须不断维持或恢复以应对内部（如心理冲突）和外部需求（如重大生活事件）的结果（Antonovsky）。从这个意义上讲，存在着保护性因素，即促进健康的条件或过程，以及与之相对抗的应激因素。保护性因素和应激因素既可以是生物性的，也可以是心理社会性的，可以存在于个体内部或其所处的环境中。表 2.1 比较了成人重要的一般保护性因素和应激因素。

此外，（早期）儿童期的保护性因素和应激因素对于心理疾病和心身疾病尤为重要，因为它们的影响会产生持久的效果，促进积极情况下高水平的抵抗力（复原力），而在消极情况下则可能导致易感性增加。表 2.2 概述了儿童期的重要保护性因素和应激因素。

表 2.1　成人的一般保护性因素和应激因素

保护性因素	应激因素
高度的连贯感（即将压力视为可理解、可控制和具有挑战性的能力）	生物性应激因素（如病原体、遗传因素）和气候应激源
坚韧的性格	贫困、营养不良
良好的社会支持	重大生活事件（如亲属去世、被解雇）
稳定的社会经济状况	不稳定的社会经济状况
良好的身体状况	亲属患病
“幸运基因”，如家族性高密度脂蛋白胆固醇水平偏高	社会孤立

表 2.2　儿童期重要的保护性因素和应激因素

保护性因素	应激因素
早期良好的亲子关系	情感忽视或暴力的亲子关系
与主要照顾者的长期良好关系	与主要照顾者的长期不良关系
大家庭	长期家庭冲突 / 父母离异
坚韧、活泼的性格	性虐待
良好的智力	父母中一方患有躯体或精神疾病
社会进步	父母中一方离世
在父母离世的情况下有良好的替代环境	父母双方工作负担重

在上述保护性因素中，亲子关系的融洽程度对儿童依恋行为具有重要的影响。在人类及许多生物中，渴望依恋是一种重要需求，即由生物属性决定的基本需求（“驱动力”），类似于对食物和性的需求。在这种情况下，亲子关系融洽意味着孩子必须能得到主要照顾者对其情感和需求表达的适当和及时的回应，以建立安全的依恋关系。其背景是在这种情况下会发生特异性神经生物学反应（释放“联结激素”催产素）。这种反应除了带来幸福感外，还会减少促肾上腺皮质激素释放激素（corticotropin-releasing hormone，CRH）分泌，其结果是应激反应减弱。此外，这既适用于孩子也适用于照顾者。对于儿童，这一点对于进一步的发育尤为重要，因为尚未发育成熟的脑结构可同时受到保护，避免皮质醇水平过高或持续过高的影响。这有助于永久提高应激阈值或减轻应激反应。这个例子非常生动地展示了基本需求在维持健康及最终保护物种方面的生物学基础和适应性。

相比之下，情感忽视甚至暴力的亲子关系可能导致不安全-回避型或不安全-矛盾型依恋模式，这些模式与长期的应激易感性增加有关，可能导致个体尝试通过酒精、尼古丁或营养不良等方式进行补偿。同时，不安全的依恋模式还会导致适应不良性人际关系模式，如敌对和（或）社交退缩，这与感知到的社会支持较少有关。最终，这些模式可能通过不良健康行为和增加应激而使心血管疾病的发病率和死亡率升高（参见第 5.1 和 5.2 部分）。

2.4 心脏-心理相互作用

从心脏病学基本原理看，心血管系统以非常复杂的方式参与了心脏-心理相互作用。心血管系统不仅作为心理生物学信号（如交感神经系统、迷走神经及循环中的压力激素）的“接收器”，它还是一个内分泌器官，可分泌心房利尿钠肽（atrial natriuretic peptide，ANP）。在压力和（或）容量负荷增加（如心力衰竭）时，心房壁生成的 ANP 增多，使肾增加钠排泄，从而减少血容量，减轻心脏负荷。同时，初步研究表明，ANP 可能具有中枢神经系统抗焦虑效应。如果这些发现得到证实，这将是一个适应性的心脏-心理相互作用模型，可参与疾病应对过程，并有助于缓解严重心力衰竭患者的焦虑。

另一个心脏-心理相互作用的例子是（未被察觉的）血压升高可能产生的抗焦虑效应。短暂的血压升高可能通过有助于限制焦虑的泛滥而产生适应性作用，尤其是在心理社会压力较大的情况下。然而，长期来看，这种模式可能是适应不良性的，因为它可能在慢性压力下促进高血压的发展（参见第 5.1 部分）。

根据许多健康个体，特别是许多患者的经验，心血管系统也是信号的“传递者”。这些信号非常重要，其部分是无意识的。重要的是，对心脏活动的感知，即“心跳”，象征着兴奋、恐惧或爱情。此外，在许多文化中，“好心”象征着爱、真诚的连接和善意等。因此，对加速或不规则心跳的感知（“病态的心脏”）可能成为产生巨大恐惧效应的信号（参见第 5.7 和 6.1 部分）。

个体在有意识地体验或表达“恐惧”之前，对恐惧刺激（如蛇的图像）的自主神经反应就已经开始了，这一点发挥着重要的作用。我们的情绪（不仅是恐惧或愤怒，还包括悲伤或厌恶）通常由生物相关因素和情感因素组成。同时，正确分配情感因素绝非显而易见，而是社会学习过程的结果。再次强调，是富有同理心和恰当的照顾者使孩子能用语言表达自己的内心状态，并帮助他们理解自己。这一过程被 Schur 称为去躯体化（desomatization）。该过程的发展障碍被称为述情障碍。这是功能性心脏病患者的重要病因学因素（参见第 6.1 部分）。

2.5 应对疾病

在心血管疾病病程中，应对疾病的过程对于患者是否能获得满意的（与健康相关的）生活质量和适当的健康行为至关重要。应对疾病中的认知、情感和行为成分各不相同且通常相互作用。应对疾病的障碍可能表现为心理共病形式的适应障碍（尤其是抑郁、焦虑）和不良健康行为（如持续吸烟、营养不良、不遵医嘱服药），最终甚至可能与更高的死亡率相关（参见第 5.6 部分）。成功应对疾病在很大程度上取决于以下 3 个因素：

- 疾病的性质和严重程度
- 个人资源（狭义上的处理过程）
- 社会资源（如来自第三方的情感支持、提供有益的治疗服务）

一方面，疾病的类型和严重程度对于应对疾病的影响不言而喻；另一方面，在客观上可比较的重症疾病对生活质量的影响方面存在显著差异。每一位临床医生都熟悉的是，不太严重的器质性疾病可能会产生明显的负担；相反，一些患者具备应对非常严重疾病的能力。由此可见，个人资源和社会资源比疾病的客观严重程度更重要。

个体的应对疾病过程包括有意识和无意识的心理过程。

从心理动力学角度看，人们在面对多种内在和外在需求时，会通过有意识和无意识的防御机制（如否认、合理化、投射）来调节自身心理健康。在压力情境中，防御机制有助于将难以承受的情绪（如强烈的恐惧、愤怒或羞耻）降低到可忍受的程度。个体的防御机制与基本需求（如依恋、自主性、自我价值、活动、能力、控制、性等）和气质共同塑造了人格，并通过特定的自我和人际关系模式（包括自我形象、人际关系行为）表现出来。

1988 年，Kächele 和 Steffens 提出，不充分的否认尤其会导致疾病应对障碍。图 2.1 从心理动力学角度展示了应对严重疾病的心理过程。

面对严重的心血管疾病通常会导致焦虑，无论是由于典型症状和诊断本身，还是由于诊断性干预和（或）治疗干预。然而，恐惧想法的性质和强度可能有很大的差异，因为它们强烈依赖于个体的基本需求和利益，以及自我和人际关系模式。例如，对于特别注重绩效的个体，心脏病发作后对过早死亡的恐惧可能不如对因持续的功能受限而在工作上被“淘汰”的恐惧（有时是合理的）重要。由于这些恐惧主要是心理社会层面的，因此存在被负面情绪（如恐惧、愤怒、羞耻、抑郁）压垮的风险。然而，这种精神上无法承受的状态或多或少可以通过有意识地、强烈地激活否认（即至少部分从意识中抽离心脏病发作后的可能后果和风险）来避免。然而，这是以有限的现实检验为代价的，因为改变健康行为的重要刺激（对健康的合理关注）也被否认了。相反，否认能力不足的患者（如无法充分抽离有关即将到来的死亡风险的意识）有被负面情绪压垮的风险，这在临床上表现为适应障碍（adjustment disorder）（参见第 5.6 部分）。

虽然高度否认在应对疾病的早期阶段是适应性的，但在后期阶段则明显是适应不良性的。其原因是为了长期适应性地应对疾病，通常需要重新平衡基本利益，并修正自我和关系模式，这对于发展有利的健康行为至关重要。然而，修正自我形象和健康行为需要修通（working through），这与其他严重疾病类

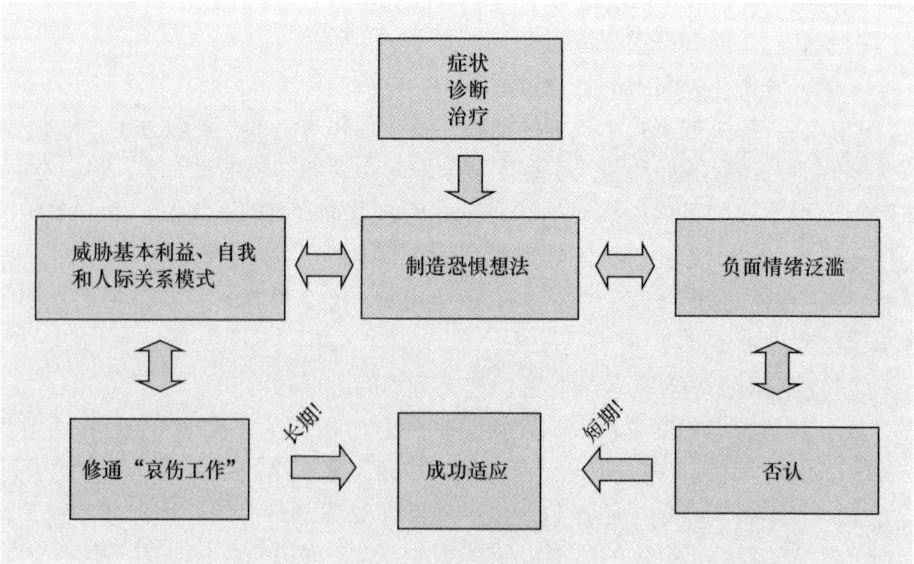

图 2.1 应对严重疾病的心理过程（修改自 Kächele and Steffens 1988）

似，被称为“哀伤工作”。如果患者顽固地坚持高度的否认（主要是由于无意识的动机！），那么将无法实现必要的哀悼反应和以改善健康行为为目标的现实需求的修通。

根据 Kübler-Ross 的观点，哀伤工作通常经历以下阶段：

1. 否认（或高度否认）

2. 愤怒（可能表现为愤怒、攻击性、抗拒医疗建议）

3. 讨价还价，不愿改变不良健康行为和缺乏依从性

4. 抑郁（对自己在病因中的作用进行过度批判性的评价，可能导致抑郁情绪）

5. 接受，成功改善健康行为且依从性高

然而，上述阶段并不总是按顺序经历；有些阶段可能被跳过，或由于进程太快或未在就诊中反映出来，使医生无法观察到。疾病的并发症可能再次导致患者情绪不稳定，使他们再次陷入否认阶段。对于医生和心理治疗师，灵活地、有针对性地处理各个阶段至关重要：在患者高度否认的情况下，医生应避免使用灾难性的陈述（如“如果你继续这样，你将在 6 个月内死亡！”）来进一步破坏患者的情绪稳定，而应明确承认可能的负担或强调患者保留的能力。例如，在抑郁阶段，强迫性的批判性陈述（如“你要为一切负责；如果你早点戒烟就好了！”）可能引发抑郁–焦虑性适应障碍。对于有攻击性的患者，必须容忍他们，同时避免陷入适应不良的纠缠中（参见第 5.1、5.2、8.4 和 8.7 部分）。

从认知行为学的角度来看，可以将应对策略分为有利和不利的应对策略（表 2.3）。

不言而喻，在医疗和心理治疗实践中，应促进有利的应对策略，并消除不利的应对策略。这要求采用适当的诊断和访谈技术（参见第 5.1、5.2、8.1 和 8.7 部分）。

最后，关于社会支持的重要性，有几点需要说明：原则上，成功应对疾病在很大程度上取决于社会环境。患者获得的社会支持（情感支持、认知支持和

表 2.3　有利和不利的应对策略

有利的应对策略	不利的应对策略
积极应对，即寻求信息、积极活动、寻求支持	消极应对，即放弃、自责、抱怨、退缩
问题分析	否认（有意识的）
风险相对化	轻视
乐观，自我鼓励	
适应性转移（即转移注意力或寻找积极面）	

实际支持）越少，就越缺乏压力缓冲和实际生活中的具体帮助，这可能会很快导致应对疾病的个体资源过度消耗，且无法有意义地改变健康行为。因此，缺乏社会支持与预后较差显著相关。例如，独居者在心肌梗死后的预后明显差于有伴侣的患者。相反，心肌梗死后关系满意度高与更好的心理健康状况（较少的焦虑和抑郁）显著相关（参见第 5.4 部分）。

参考文献

Kächele H, Steffens W (eds) (1988) Coping and defense. Contributions to the psychology and psychotherapy of severe physical illness. Springer, Berlin

心理心脏病学中的伦理问题 3

Peter Kampits
汪友平　黄炫武　译　宁玉萍　审校

目　录

医学不仅需要关注个体的躯体状况，还应关注健康、疾病和康复的整体情况，这一观念已逐渐深入大众意识。科学技术的进步扩展了医生诊疗行为的可能性，同时也带来了伦理问题，对医疗行为提出了新的挑战（Sass 1994；Childress 1982；Schöne-Seifert 1996）。这些挑战可以归结为一个问题：我们是否应该追求通过科学技术能够获得的一切？

这个问题在心脏病学中同样重要，尤其在临终医学、药物治疗、新技术（如支架、旁路移植术、心脏导管、扩张术）及心脏移植等领域，提出了特别的挑战。此外，还存在成本飙升的问题，从伦理角度看，这是一个分配公平的问题；从患者角度看，这也是一个生活质量可负担性的问题，如心脏移植后。这些问题既不能用医学标准来回答，也不能仅依赖古老的希波克拉底伦理原则来解决，尽管其中所阐述的保护生命、治愈疾病和减轻痛苦的原则至今仍然有效。

近年来，医学领域可以观察到一种模式转变，这种转变除了强调高科技医学及其作为应用自然科学的自我形象外，还将医学的人文方面（即患者的治疗）放在首位。在医学中，科学与艺术之间存在已久的紧张关系似乎正在向医学艺术倾斜，自 19 世纪以来，其一度片面地倾向于科学。然而，这也重新唤起了伦理学与医学之间的联系，因为两者不仅是理论科学，还都有着明确的行动目标：

患者福祉、治愈疾病和恢复健康。正如伦理学最终不能仅限于知道什么是好的、什么是道德上正确的，医学也不能仅限于知识。因此，尽管理论知识的重要性不容忽视，但两者都是实践科学、导向科学或行动科学，它们遵循着不同于纯理论的规律。

伦理学面临的另一个挑战在于当前社会的多元化状态（另外，伦理学应有别于道德），在这种状态下，并非只有单一维度的价值取向可以主张有效，而是对于同一个问题可能有不同的答案，并且这些答案都可以进行论证。这正是伦理学与道德的区别所在：伦理学所主张的规范、行动指南或指导原则需要进行识别和讨论。道德是特定社会规范或价值观念的总体，道德的有效性和可识别性会在伦理学中受到验证，这和其与习惯、风俗、态度的关系一样密切。

上述模式转变在医学行动的多个层面都有所体现：首先是在医疗和临床实践中的医患关系，其次是关于生命开始和结束的问题、移植医学、研究及人体试验的相关问题、基因组分析和基因治疗，最后是关于卫生保健及卫生保健系统的公正问题。尽管在某些问题领域，心脏病学似乎只受到轻微影响：心脏科医生的具体活动不仅要融入更广泛的医疗行动中，还要融入整个卫生保健系统。

3.1　医患关系

传统医患关系的特征是家长式的基本态度，这主要是由于医生在知识和能力上的优势，但当前讨论的核心是患者自主权的确认。在家长式模型中，医生将患者视为不成熟的个体，其福祉由知情的医生决定，而在患者自主模型中，医生的角色转变为顾问，患者则基于医生提供的医疗信息自主决定治疗的类型和方式。在极端情况下，这两种模型都可能引发冲突，医生的信念和能力可能与患者的决策自主权相对立（Pellegrino and Thomasma 1988）。这里只能对出现的众多问题领域略作提及：从决策自主权的充分条件（如疼痛、意识障碍、第三方影响）到干涉他人行动自由的难题，这些问题涉及的范围非常广泛。医生作为患者最佳利益的倡导者，在某些情况下（如宗教团体成员拒绝输血）可能导致其将特定的价值体系强加于患者。

此外，坚持患者的自主权和自由决定权也并非毫无问题。在严格的家长制中，患者成为医疗的对象，仅以患者自主权作为指导原则的医疗方法几乎是不负责任的，这会使医生沦为单纯的工具（Schöne-Seifert 1996；Pellegrino and Thomasma 1988；Kampits 1995）。从知情同意或协商一致的意义上讲，由这一问题导致的契约或伙伴关系模型至少是一种折中的途径。然而，与这些坚持医疗能力和（或）患者自主决策并涉及法律范畴的契约理论相比，更重要的是对医疗行为的重新定义，尽管以技术为导向的医学已取得了显著成就，但必须将患者及其心理状态、期望和恐惧置于中心位置。经过数十年以高度发达的治疗手段为中心的片面医学发展，有必要重新建立以患者为中心的医学，努力建立一种对话式的、平等的医患关系。基于上述理念的伦理学可以从 20 世纪的对话式思维中得到启发。这种思维将人际关系视为“我”与“你”之间的关系，而非主体与客体之间的关系，因此与医患关系的存在维度相契合（Kampits 1995；Jaspers 1986；Buber 1991；Levinas 1991；Spitzy 1993）。由于患者的心理状态与其客观的检查结果同样重要，正如 Hans-Martin Sass 所说：“我们希望这些答案是以患者为中心的医学的利益所在，在这种医学中，患者的价值体系对诊断、预后和治疗措施的影响同他们的血常规检查一样重要。”（Sass 1999）

3.2 临终问题

由于医学技术的发展，关于临终的问题也呈现出新的维度。特别是在心脏病学临床实践中，出现了诸如终止治疗、延长生命的技术可能性、有尊严的离世、临终关怀和安乐死等问题。

随着科学技术的进步，即使在生命接近终点的情况下，也有可能通过各种医学手段延长生命，这使得关于治疗决策和措施意义的判断变得尤为紧迫。医生是否应该竭尽全力维持患者的生命，而不考虑患者的生活质量和特殊价值？这些问题被纳入“无效医学”的讨论中引发了极具争议性的讨论。“无效医学”是指在医学上非常合理，但从患者的生存境况来看是几乎没有实际效用的持续治疗。这些讨论涵盖伦理问题，从生命神圣不可侵犯的立场到生活质量的立场，涉及的范围广泛。前者要求医生尽其所能延长生命，而后者则引入了生命质量标准，从伦理角度看，这不仅促使医生放弃治疗，还提倡积极的安乐死（Schöne-Seifert 1996；Jens and Küng 1995；Kuhse and Singer 1995）。

特别是在心脏病学领域，在不考虑患者的生存环境的情况下，只有当医生的自我形象不仅限于健康工程师时，这些决策问题才能得到解决。关于是否应不计代价地延长生命，或在极端情况下是否应停止治疗而协助患者死亡，这些问题很难按照原则主义的方式来解决。同时，在理论层面所区分的被动、间接或主动安乐死，在临床实践中被证明帮助不大。因此，需要发展一种开放的伦理学，一种既考虑医疗实际又考虑患者整体情况的差异伦理学，而不是原则主义。因为无论是诫例或禁令列表，还是规范或法律原则，都无法消除医生和患者所面临的个体决策情境（Sass 1999）。

同时，关于“有尊严的离世”的呼声越来越高，其要求以一种极其矛盾的方式处理尊严这一概念。将尊重人的尊严作为医疗行为的最高准则是无可争议的，但这种尊严包含哪些内容、如何建立及从何建立，是源于基督教传统中人的被造性和与上帝的相似性，还是源于人的自由和自主性，这与如何在生命终结时充分尊重这种尊严的问题一样具有争议性。

心脏病学在这方面所面临的挑战尤为严峻：毕竟，心脏的功能是生存或死亡的关键因素之一，与其他医学学科相比，心脏病学面临的临终问题更为突出。因此，必须在对技术和科学能力的需求与医疗行为的人性化之间谨慎权衡，避免给出教条式的答案，应采取一种开放的伦理学，考虑每个具体情况的特殊性。

3.3 心脏移植

上文提到的模式转变对心脏移植领域的影响尤为明显。传统观点（特别是在宗教传统中）认为，心脏是生命的中心，且长期以来将心脏死亡视为人类生命的终点。Christiaan Barnard 于 1967 年进行的第一例心脏移植手术不可避免地引起了文化冲击，同时也带来了伦理挑战。这一如今已成为常规的手术彻底颠覆了关于人、生命、肉体、自然性、完整性和人类尊严的传统观念。

除了与肉体的关系的问题外，这也涉及伦理，如在拥有肉体与成为受者肉体一部分之间的矛盾，以及由此产生的身份认同冲突，还有关于供者的问题，这主要涉及脑死亡标准。关于脑死亡标准的争论此起彼伏，有“活死人”的说法，也有文化标准的说法，这种标准并非被所有文化接受，如在日本。有人认为，由于脑死亡标准是基于大脑与身体其他部分的分离，而身体其他部分的生命功能仍然存在，因此摘除心脏构成了对仍然活着的人的某种杀害。反过来，这个论点也可以用另一个论点来反驳，即器官捐赠是一种基于爱邻舍精神的利他行为，在奥地利，器官捐赠受到“异议解决方案”的法律约束。

此外，受体方面的问题也涉及伦理，并远远超出了寻找自我身份认同的问题，尤其是在移植术后，这个问题尤为突出：由渴望继续生存而产生的对供体心脏的期望与需要让另一个人为此而死亡的困境相碰撞，可能导致极为严重的良心冲突（Sass 1999）。

例如，法国哲学家 Jean-Luc Nancy 在《入侵者》（Nancy 2000）一书中，以令人心痛的方式描述了心脏移植后的这一负担，详细阐述了自身的生存诉求与供者合理性之间的辩证关系。除了治疗后的纯医学问题（生活方式限制、化疗、预防病毒感染等）外，自我异化的问题和失去自我身份认同的问题，以及对自身心理状态的反思同样重要。它们还代表了一种痛苦的经历。Nancy 还提到，甚至在移植之前，患者对自己患病的心脏就已经变得陌生，并描述了等待移植期间的问题、自我异化的过程、解体，以及在此过程中所经历的转变。这为心理心脏病学和基础伦理问题提供了广阔的发展空间。

心脏移植手术带来的日常问题和家庭冲突，以及对医疗技术日益普遍的恐惧，都是心理心脏病学方面的挑战。同样值得注意的是供体心脏的来源问题，这可能涉及种族或性别问题（男性可能难以接受女性供者的心脏）。

器官移植被视为“生命的礼物”或是与商业利益紧密相关的不择手段的工具（器官交易、高性能医学领域的壮举）。这在很大程度上取决于医生的谨慎态度和是否采取符合伦理的方法。在移植医学领域，必须将受者的自主权放在首位，除了重要的医学指标（组织相容性、紧急程度、等待时间）外，还必须考虑移植的伦理和存在主义维度。这还包括分配问题，由于供体资源稀缺，会引发分配正义的问题。

3.4　伦理与经济学

上述医学进步导致了另一个领域的社会伦理冲突：高科技医学不仅受到经济承受能力（无论是国家卫生系统还是个人经济状况）的限制，还使以保护生命、恢复健康为目标的医疗行为及其相关的平等原则（即每个人都应享有尽可能好的治疗）与整个社会的资源分配发生冲突。

基于对卫生保健系统中资源分配问题的长期讨论，尤其是昂贵的心脏病学技术操作，人们呼吁分配合理化和建立分级控制系统（Höffe 2002；Hasselblatt-Diederich 2001；Callahan 1991）。面对社会日益加剧的医疗化（Illich 1977）及医学技术的过时现象，这些措施引发了分配正义的伦理问题。除了（主要在新自由主义导向的市场经济中）健康是否能或是否应该像其他商品一样进行交易、健康是否必须融入市场经济的供需模式，以及如何管理医疗保险系统等基本问题外，分配正义的问题提出了特殊的伦理挑战。无论是基于利害权衡的功利主义答案（如一位有 4 个孩子的母亲的生命比一位年迈的单身汉“价值更高”），还是基于每个人都应享有的权利，都不足以解决这个问题。同样，弱势群体优先原则（Rawls 1979）或成功最大化原则也未能提供充分的框架。

在心脏病学领域，由于其对设备的高使用率，不仅存在微观经济层面的合理化问题（是否每家小医院都必须配备高科技设备，大部分诊断是否可以在不使用昂贵设备的情况下做出），还有根据患者群体分配服务的相关问题，以及关于老年人心脏病治疗局限性的问题。因为众所周知，从统计数据上看，老年患者的治疗成本最高。许多心脏病实际上是“长寿病”，因此需要进行长期治疗。

几乎不可能存在对所有人都公平的理想分配系统；无论是个人对医疗的期

望，还是“自上而下”控制的分配正义理念，都必须得到纠正，正如人们对福利和社会国家的普遍观念已经开始动摇一样。在这方面，伦理也很难要求一个理想模型——但个人责任和社会责任之间的紧密连接必须防止这句古老谚语成为现实：“上帝给每个人带来痛苦，但只有富人才能得到治愈。”归根结底，在护理义务和有意义的放弃治疗之间铺平道路也是医学责任的一部分，这也源于我们“人类条件”的有限性。

本章仅对心脏病学中一些伦理问题进行了简要概述，还有许多内容未能提及，如基因治疗、干细胞研究、婴幼儿心脏病治疗、人体试验或动物实验的研究伦理等问题。同时，当代伦理学中颇具争议的观点也只能略作提及。然而，有一点应该明确，医学伦理不仅具有象征性功能，还是医疗行为中不可或缺的重要组成部分。这一点应体现在所有医疗行为的方面：对患者而言，他们不仅仅是器官的集合，对他们的福祉而言，这远远超出了器官功能的范畴，只有与医生共同参与才能得以维持。正因如此，深入研究心理心脏病学方法具有重要意义。与其他学科相比，心脏科医生需要处理更多有关患者福祉和生死的问题，因此他们肩负的责任也更重。这种信任构成了医学伦理的基础，但无法通过伦理规则或禁令来强制执行：它独立于各种伦理原则，取决于医生的精神气质和态度。医生及哲学家 Karl Jaspers 曾以严谨的措辞阐述了这一点（Jaspers 1932）：“医生既不是技师也不是救世主，而是为生存而存在，是与他人短暂共存的个体，为彼此的存在带来尊严和自由，并以此作为标准予以认同。”

参考文献

Buber M (1991) Ich und Du. Kösel, München
Callahan D (1991) What kind of life. Oxford University Press, New York
Childress JF (1982) Who should decide? Paternalism in healthcare. Oxford University Press, New York
Hasselblatt-Diederich I (2001) Ärzte im Konflikt zwischen Ethik und Ökonomie. Dtsch Arztebl 38: A-2406–A-2409
Höffe O (2002) Medizin ohne Ethik. Suhrkamp, Frankfurt
Illich I (1977) Die Nemesis der Medizin. Von den Grenzen des Gesundheitswesens. Rowohlt, Reinbek
Jaspers K (1932) Philosophie, Bd 1. Springer, Berlin
Jaspers K (1986) Der Arzt im technischen Zeitalter. Piper, München
Jens W, Küng H (1995) Menschenwürdig Sterben. Piper, München
Kampits P (ed) (1995) Arzt und Patient. Dialogisches Handeln in der Medizin und seine philosophische Bedeutung. LAK, Krems
Kuhse H, Singer P (1995) Muß dieses Kind am Leben bleiben? Fischer, Erlangen
Levinas E (1991) Außer Sich. Hanser, München
Nancy JL (2000) Der Eindringling – L'Intrus. Das fremde Herz. Merve, Berlin

Pellegrino ED, Thomasma EC (1988) For the patient's good. The restoration of beneficence in health care. Oxford University Press, New York

Rawls J (1979) Eine Theorie der Gerechtigkeit. Suhrkamp, Frankfurt a. M.

Sass HM (ed) (1994) Medizin und Ethik. Reclam, Stuttgart

Sass HM (1999) Differentialethik: Über die notwendige Integration von Fakten und Normen. In: Kampits P, Weiberg A (eds) Angewandte Ethik. Akten des 21 Internationalen Wittgenstein-Symposiums (16.–22.08.1998), Kirchberg am Wechsel. HPT, Wien, pp 315–332

Schöne-Seifert B (1996) Medizinethik. In: Nida-Rümelin J (ed) Angewandte Ethik. Kröner, Stuttgart, pp 552–648

Spitzy KH (1993) Dämon und Hoffnung. Hasel, Wien

全生命周期中的心理心脏病学 4

Christoph Herrmann-Lingen
汪友平　黄炫武　译　宁玉萍　审校

心脏病可以影响所有性别和年龄段的人群。虽然冠心病（CHD）、心力衰竭和许多心律失常等常见心脏病主要发生在中老年人群中，但先天性心脏病给儿童及其家庭带来了沉重负担，甚至在幼儿期便已显现（参见第 6.6 部分）。目前，早期心血管（一级）预防被严重忽视，而这应从儿童和青少年期开始。一方面，动脉粥样硬化的发展早在年轻时就已开始。已有一些前景良好的健康行为推广模型，如针对幼儿的健康教育（这些幼儿随后可能会促使父母采取有利于心脏健康的行为）或针对父母的戒烟计划（这些计划考虑到孩子作为被动吸烟者的利益）。然而，除了后勤和经济方面的障碍，心理社会因素也阻碍了这些倡议的推进，而这些障碍至今尚未得到足够重视。另一方面，近年来，越来越多的人认识到，儿童早期应激（Spitzer et al. 2015），甚至产前因素［如创伤或父母压力（Waller 2017）］，都会影响应激易感性的发展，进而引发心理（如抑郁症）和躯体继发性问题（如糖尿病、CHD），这些问题在心理心脏病学领域也具有重要意义。这一发现促使美国心脏协会（American Heart Association，AHA）在一份报告中（Suglia et al. 2018）提出了这一问题，并呼吁人们重视早期预防措施，如支持弱势家庭。

在青少年和成年初期，未完全矫正的先天性心脏缺陷、炎症性心脏病及一些先天性疾病（离子通道病、传导系统疾病和心肌病）可能导致令人痛苦的症状，甚至发展为危及生命的严重心力衰竭和恶性心律失常。多项研究表明，在这一生命阶段，心脏病会对职业发展和家庭规划造成极大的干扰，患者的主观感受是压力很大。许多人认为老年人患心脏病是“正常”的，因为他们的家庭规划和职业活动已经完成，或至少已经拥有足够的养老金，但年轻成人患心脏病可能会彻底颠覆他们的生活规划。无论是选择理想的职业，还是追求已经开始的职业生涯，都可能面临风险，可能要付出巨大的努力和牺牲。度过较短的社会保障期，购房、家庭设备和购车贷款等的物质保障，都需要良好的职业表现。否则，就有可能失去已获得的财产，甚至可能导致个人破产、收入不稳定和社会地位下降。先天性（可能是遗传性）心脏缺陷患者组建家庭的相关问题参见第 6.6 部分。

进入中年后，由于亲朋好友、伴侣和兄弟姐妹罹患心脏病或猝死的情况逐渐增多，导致人们不断怀疑自身的心脏健康。在这个年龄段，人们往往第一次持续面对自己的心血管疾病风险。高血压、高脂血症和糖尿病等危险因素逐渐增多，并需要调整健康行为，包括服药和更频繁地就医。过度的焦虑和适应不良的否认都可能带来不利的后果。同时，中年人的体能也会逐渐衰退，这与因事业成功或工作而带来的职业压力形成鲜明对比。在家庭生活中，中年人通常或多或少地公开经历着悲伤，如孩子离家、自身生育能力的衰退、伴侣关系和性生活方面的年龄相关变化（如更年期）及必要时照顾自己的父母。

那些在退休前或退休后不久诊断心脏病的“年轻的老年人”，通常会因此遭受沉重打击，因为他们为了享受推迟了数十年的“美好生活”（有丰富的休闲活动和旅行）付出了巨大努力，并一直梦想着能提早退休。患者对医生或医疗急救服务的感受和部分依赖增加了他们对就近获得这些服务的必要性的感知，这可能导致他们焦虑地回避原本希望参与的活动（如旅行），并采取抑郁的应对方式。他们欣然接受的祖父母角色及帮助正在工作的子女的愿望，可能会过度消耗他们已经减弱的体力。除了减少积极的日常活动外，这还会加剧因疾病本身而引发的自尊危机。

在老年阶段，疾病负担加重、合并症导致的躯体症状和就医次数增加、认知功能下降及亲人相继离去，对患者的心理状态均发挥着重要作用。由此产生的孤独感与躯体症状相互作用，成为谈论的话题和寻求医疗服务的正当理由。例如，孤独的心力衰竭患者比社交和伴侣关系良好的患者更常就诊。对于老年心脏病患者，尤其是当身体衰弱或认知功能下降导致自理能力受损时，伴侣和社会环境需要承担越来越多的责任。在这一阶段，依赖感和对死亡或丧失的恐惧可能成为与外部隔离导致的抑郁退缩同样严重的问题。严重疾病和需要伴侣照护也是该阶段典型的负担。

在生命的尽头，严重心脏病患者有时需要专业的缓和医疗。严重心力衰竭的预后与晚期癌症相似。即使是非常高龄的患者，也很难判断何时能从有创性心脏干预或心肺复苏中获益，以及何时患者及其亲属和医疗系统应该接受死亡，并将重点放在适当的缓和医疗理念上。

对于心理心脏病学，典型的主题和任务来自于生命不同阶段的典型需求：这些需求从共同照顾患有先天性心脏缺陷的幼儿家庭开始，到陪伴这些儿童成长并解决他们特殊的心理社会适应问题，直至他们过渡到成年生活。为了让健康儿童的心脏能够健康地成长，对儿童和家长的心理社会生活方式干预，必要时对儿童和家长的成瘾性饮食习惯或危险人格特质进行心理治疗，都是可取的。

在青春期和成年早期，经常会观察到基于躯体形式障碍、抑郁症或焦虑症的功能性心脏主诉。此外，对于患有器质性心脏病的年轻成人，对生存恐惧和对未来的恐惧进行治疗，以及培养积极的职业和家庭生活观念，都变得至关重要。在这个年龄段，重视包括其心理社会和心理治疗要素在内的一级预防也将是有益的。随着年龄的增长，对逐渐增多的躯体性与功能性心脏主诉的鉴别诊断和治疗可能是一个挑战。躯体疾病的管理、治疗及其对日常生活的影响，以及通过行为改变和减少心理社会压力进行二级预防也变得更加重要。心理共病的治疗也是护理中经常出现的主题。对于老年患者，哀悼过程与积极面向未来之间的平衡往往是一个问题，而在生命的最后阶段需要陪伴临终患者及其亲属有时也是一个问题。对于心身医学或心理心脏病学基础护理框架内的全科医生或家庭医生，其原始任务是为心脏病患者及其亲属提供长期支持。此外，心脏科医生和专业心理治疗师会反复面对患者生命周期中的典型问题，然后在关键阶段利用专业知识为患者提供支持。

参考文献

Spitzer C, Meyer T, Herrmann-Lingen C (2015) Komplexe Traumatisierungen und körperliche Gesundheit. Zur Assoziation von Kindesmisshandlungen und koronarer Herzkrankheit. Psychotherapeut 61:191–196

Suglia SF, Koenen KC, Boynton-Jarrett R, Chan PS, Clark CJ, Danese A, Faith MS, Goldstein BI, Hayman LL, Isasi CR, Pratt CA, Slopen N, Sumner JA, Turer A, Turer CB, Zachariah JP, American Heart Association Council on Epidemiology and Prevention, Council on Cardiovascular Disease in the Young, Council on Functional Genomics and Translational Biology, Council on Cardiovascular and Stroke Nursing, Council on Quality of Care and Outcomes Research (2018) Childhood and adolescent adversity and cardiometabolic outcomes: a scientific statement from the American heart association. Circulation 30:e15–e28

Waller C (2017) (Trans-)Generationale Weitergabe früher Traumatisierung auf das kardiovaskuläre System. Psychotherapeut 62:507–512

心身问题和共病——以冠心病为例 5

Christian Albus, Christoph Herrmann-Lingen, Volker Köllner,
Roland von Känel, Georg Titscher

李名知 译 张睿智 审校

目 录

5.1 人格因素

日常表现和行为模式通常被视为人格的体现。此外，人格还体现在基本的情感模式（如快乐、抑郁、焦虑、易怒），日常态度（如乐观、悲观、敌对）和社会互动（social interaction）形式（如内向或外向）中。从长远来说，抑郁状态、焦虑或易怒通常会导致特定的精神障碍（如适应障碍、情感障碍或焦虑症），而这些障碍已被证明会对心血管疾病造成负面影响（参见第 5.6、5.7 和 5.8 部分）。同时，这些消极情感在低于典型病理水平的心血管疾病的发生和发展中似乎也发挥了重要作用，特别是当消极情感表现为抑制社会互动或缺乏社会支持时。此外，人格因素与吸烟、缺乏运动、营养不良等公认的心血管疾病危险因素密切相关（参见第 1 章）。

心身医学研究的早期代表人物主要是通过临床观察，并早在 20 世纪中期就已预测出后续实证研究的主要结果。例如，Helen F. Dunbar 将冠心病（coronary heart disease，CHD）患者的特点描述为努力工作、专注于工作、始终追求成功、具有极强的目的性。Arlow 还强调了梗死事件发生前患者个人失败所造成的“创伤效应”。Schneider 将他的心肌梗死患者形容为承受着“特殊”的压力，总是行色匆匆，遇到不顺心时很容易愤怒，他们富有野心，却又特别容易感受到羞辱和贬低，从而产生强烈的内疚感和无价值感。Wolf 将他的心肌梗死患者描述为“西西弗斯类型”，他们注定要重复做同样的工作，却没有获得最终成功或满意的前景。Russek 将他的患者描述为永不停息的动力的受害者，他们强烈渴望被认可，具有深刻的责任感，其典型特征是在闲暇时感到不安，放松时感到内疚。关于这些早期思考的详细描述见 Bardé 和 Jordan（2003）的研究。

1976 年，J. J. Groen 假设，从心身医学的角度看，以下 3 个因素可诱发心肌梗死：

- 由遗传因素和个体成长经历决定的特定人格特质，表现为渴望工作、有野心、有责任感和争取主导权
- 人格因素在家庭和工作中导致的人际冲突会作为梗死前的实际应激源
- 不会公开表达愤怒或沮丧，而是隐藏自己的情感，使自己外表看起来乐观或冷漠，否认内心的紧张情绪

如今，大量实证研究验证或具体阐释了部分观察结果或假设，也否定了部分观察结果或假设。此外，还有一些更广泛的观点，如关于社会隔离、社会经济地位低下或抑郁症等特定负面情绪的重要性。目前可以肯定的是，以下两个人格因素对 CHD 的部分病因和病程有重要影响（Albus and Herrmann-Lingen 2017；Albus et al. 2018）：

- 敌对或易怒
- D 型人格

5.1.1　敌对或易怒

敌对和易怒是 CHD 的危险因素，这是由 A 型行为模式（type A behaviour pattern，TABP）的矛盾结果发展而来。TABP 是指一种行动–情感复合体，见于追求极致高效甚至不顾阻力的人群。TABP 的两大特征是时间紧迫感和敌对。长期的时间紧迫感源于想要用越来越少的时间完成越来越多的工作的强烈冲动，而敌对被认为是由于儿童期缺乏父母无条件的关爱（父母过分强调成绩表现）。不懈努力会导致精疲力竭，这是 CHD 发病的前兆（Allan and Scheidt 1996）。

TABP 于 1959 年由美国心脏病学家 Friedman 和 Rosenman 首次提出，并迅速得到广泛认可，它长期主导了有关 CHD 心理社会危险因素的讨论。20 世纪 60 年代末，Friedman 和 Rosenman 在一项纳入 3000 多名健康男性的大型前瞻性研究中发现，具有 TABP 的男性在 8 年后患 CHD 的风险是非 TABP 男性的两倍。Framingham 研究也发现了类似的结果。由于 TABP 与 CHD 的显著相关性，其甚至被列入国际疾病分类（international classification of disease，ICD）中的

"突出的人格特质"类别（Z73.1）。

然而，后续的研究无法复制这些试验结果。一项对 Rosenman 和 Friedman 最初队列的随访研究表明，发生过心肌梗死的具有 TABP 的患者后续发生再梗死的风险低于非 TABP 的梗死患者。有研究者认为，TABP 的某些子因素（特别是"不懈努力"，即野心）可能对二级预防产生积极影响，因为它们可能促进危险行为的改善（如增加运动、健康饮食）。

随后，科学界的焦点转向确定 TABP 中的具体"有害"因素。许多研究对 2 个因素进行了描述：敌对和易怒。虽然这两种人格特质高度相关，但敌对通常被定义为对他人的长期愤世嫉俗的不信任，而易怒则被认为是内在敌对情绪向外的表达。

敌对在 CHD 的发展和病程中的负面影响的实证证据最初来自对 Rosenman 和 Friedman 的原始 TABP 研究的再分析。随后，多项大型前瞻性研究证实了敌对的"有害"效应。然而，也有不同的发现，一项荟萃分析显示（Chida and Steptoe 2009），尽管敌对与 CHD 的发展和病程存在显著相关性，但其对应的风险比为 1.2，显著低于其他心理社会危险因素，特别是抑郁症（参见第 5.7 部分）。

可能是由于敌对或易怒的结构尚未完全区分开来，因此不能证明其与 CHD 有很强的流行病学关联。例如，尚不清楚敌对和易怒对 CHD 的负面影响程度是否受到不同愤怒表达形式的调节。例如，在 Framingham 研究中，只有"压抑愤怒的表达"这一项可预测未来患 CHD 的风险。有研究显示，敌对和压抑愤怒表达同时存在与 CHD 患者冠状动脉硬化的表现及心肌梗死的可能性有关。然而，其他研究显示了相反的结果，即愤怒的表达［而不是抑制（或仅仅是体验愤怒）］与 CHD 的相关性最强。因此，Hank 和 Mittag（2003）的荟萃分析得出结论，健康个体的愤怒或愤怒表达的差异不太可能对 CHD 的发展产生显著影响，但愤怒或易怒可能会恶化现有 CHD 的预后。

尽管流行病学存在矛盾，但敌对 / 易怒作为 CHD 的发病机制是合理的，并有相对充分的实证支持（Rozanski et al. 2005；Albus and Herrmann-Lingen 2017）。敌对与健康个体在实验室和日常生活条件下处于心理社会应激时的心血管反应增加有关，在 CHD 患者中，敌对也与低 HDL-C 时升高 LDL-C 水平，以及血小板活化增加相关，其独立于急性应激源。此外，处于敌对的个体更有可能做出危害健康的行为（参见第 5.2 部分）。相反，一些研究表明，恰当表达愤怒的能力与较低的心血管反应或较大的心率变异性有关，这与敌对的程度无关。鉴于此，当前的心理心脏病学指南和行动报告建议注意区分敌对或愤怒的特征（Piepoli et al. 2016；Albus et al. 2018）。

5.1.2 D 型人格

20 世纪 90 年代，比利时研究者 Johan Denollet 首次描述了“D 型人格”，在确定人格因素与 CHD 相关性方面做出了重要贡献。在多项大型前瞻性研究中，他证实了持续的负面情感（抑郁 / 焦虑 / 愤怒），特别是伴随无法在社会关系中交流情绪（社会抑制）时，与 CHD 过早死亡的风险增加有关。他将这种负面情感和社会抑制的结合称为忧伤型人格（D 型人格）。焦虑、抑郁和愤怒等个体情绪或情感障碍与 D 型人格相关，但在上述研究中，并不能进一步独立地确定发生心脏事件的可能性。后续的荟萃分析（包括国际数据）（Grande et al. 2012）未能证实早期研究中非常大的效应量［比值比（odds ratio，OR）= 2.4 ～ 8.9］，但仍有很多证据表明持续的 D 型人格对 CHD 的病程很重要（OR = 2.24）。

从临床角度看，约 50% 的 CHD 患者的 D 型人格与抑郁症状（抑郁适应障碍或抑郁发作）重叠，但根据 ICD-10，他们并没有病理性抑郁。在一项针对 CHD 合并轻中度抑郁症患者的研究中，所有患者均使用结构化诊断法（根据 DSM Ⅳ /ICD-10 的 SKID Ⅱ）进行评估，研究显示，D 型人格与罹患心境恶劣或强迫型人格障碍的概率增加近 2 倍、患社交恐惧症的可能性增加 4 倍及患回避型人格障碍的可能性增加 8 倍有关（Lambertus et al. 2018）。

从心理心脏病学的角度看，D 型人格导致的慢性压力尤为重要，这与应激生理学和健康行为方面的所有负面影响相关（Rozanski et al. 2005；Albus and Herrmann-Lingen 2017）。此外，它还影响抑郁症的预后或缓解率，因此可能增加其对 CHD 病程的负面影响（参见第 5.7 部分）。

5.1.3 诊断

对于人格相关危险因素的诊断，既可通过病史采集时询问筛查问题，也可以采用自我报告的形式（问卷）或专门的访谈。引导性问题足以进行筛查；此外，出于科学的要求，应使用问卷或访谈（后两种方法参见第 7 章）。

为了筛查敌对或易怒，指南建议使用以下筛查问题（Piepoli et al. 2016）：

- 你是否经常为小事而烦恼？
- 你是否经常被别人的习惯所困扰？

近期的指南还列出了 D 型人格的筛查问题。因此，在收集临床病史时应结合更多有关负面情感（持续抑郁、焦虑、愤怒）和社会抑制的筛查问题（Piepoli et al. 2016）：

- 你是否经常感到焦虑、易怒和抑郁？
- 你是否避免与他人分享你的想法和感受？

如果上述问题的答案都是肯定的，则表明存在 D 型人格。

5.1.4 治疗

一般患者或患有心血管疾病的患者如果除上述模式外没有其他心理症状，则通常不会为此主动就医或寻求心理治疗，因此，他们缺乏心理治疗的动机；必须积极争取患者接受有效的治疗方法。

原则上，有以下 3 种治疗方法。

- 基础心身护理
- 心理教育方法，如压力管理培训
- 专科心理治疗

然而，在进行后两种治疗之前，通常需要在基础心身护理的背景下采取适当的干预措施，这就是提前介绍这些措施的原因。

在大多数情况下，患者第一次就诊的原因是出现危险因素（如糖尿病）或心血管疾病症状。此时医生有机会通过筛查措施识别出有问题的人格模式（参见第 5.1.3 部分和第 7 章），并解决其对疾病（如 CHD）发生和进展可能造成的影响。

然而，这个过程必须以患者的感受为导向，而患者的洞察力可能明显受损，特别是在敌对增加或易怒的情况下。这些患者通常不会因为他们的经历和行为而遭受痛苦；这种人格是自我协调的，所经历的压力主要来源于他人，如老板或妻子。因此，患者在任何情况下都不应过早地面对自己的“不当行为”，因为这可能导致厌恶性移情反应，甚至导致治疗中断。相反，至关重要的是，应积极主动地、带着兴趣和不带偏见地接触患者，以获得他们的信任。然后，在要求患者描述典型的压力情境后，应该对患者说“这真的很难”。患者通常非常愿意相信，并经常描述压力对他们的健康不利。此时，下一步可以针对患者“在应对压力方面提供支持”的期望，并积极地介绍治疗方法。一方面包括基础心身护理，即定期的、较简短的以解决方案为导向的共情式对话，另一方面是更广泛的服务，如压力管理培训或在某些特殊情况下进行专科心理治疗。

D 型人格患者通常比敌对患者更容易接触，因为他们经历了明显的心理困扰，特别是在抑郁-焦虑情绪占主导的情况下。尽管如此，仍必须向患者明确表示，他们的痛苦得到认真对待，在基础心身护理的框架下进行进一步讨论，提供进一步的服务（如压力管理培训），或在必要时提供专科心理治疗，都是有用的。对于 D 型人格，由于其明显的社会抑制，医生的积极支持方法尤为重要。

压力管理培训包括一组异质性的心理教育治疗方法，其中大多数包括小组讨论，以改善自我和他人的情感感知，消除适应不良的认知过程，提高互动能力。在大多数情况下，以小组为主体的计划会辅以放松技巧，如渐进式肌肉放松或自我暗示训练法。许多概念主要由成人教育中心和卫生保健中心提供，其中一些已在国际上发表（如 2012 年 Kaluza 的“在压力下镇定自若”、1997 年 Williams 的“生活技能”）。根据目前的研究，这些治疗可以改善压力体验，甚至可能改善心脏预后，至少在 CHD 患者中（Albus et al. 2018；Albus and Köhle 2017）。

在某些情况下，压力管理培训也作为门诊或住院康复的一部分，其额外的优势是将心理治疗与营养咨询、运动或运动疗法结合在一起（参见第 8.4、8.5 和 8.7 部分）。这种心理社会干预对躯体疾病终点的影响越大，同时对躯体危险因素的有利影响也越大（Albus and Köhle 2017）。在临床经验中，后续应用长期服务［如“Herzgruppen”（心脏病患者运动和支持小组）］在加强良好的社会支持感方面非常有价值，特别是在 D 型人格患者中。

D 型人格或敌对增加和易怒的患者也会产生对心理治疗的期望，尤其是出现更多或更严重的抑郁或焦虑症状时。如果这些症状达到病理的程度，这就明确表示需要心理治疗（参见第 5.6、5.7 和 5.8 部分）。但是，根据现有的数据，认知或心理动力学方法没有偏好。因此，治疗本身与基于指南的心理治疗相一致，但良好的基本躯体知识对患有明显心血管疾病的患者特别有帮助。就内容而言，这通常是一个稳定自尊调节和在纠正（积极的）关系体验的基础上发展更安全的依恋模式的问题。

5.2 风险行为

如前文所述（参见第 1 章），吸烟、营养不良和缺乏运动长期以来一直被认为是心血管疾病发生和发展的危险因素。因此，下文并没有过多地关注这些行为本身，而是简述其流行病学，以便介绍它们与心理社会和人格因素的关联，以及提出诊断和治疗建议。

5.2.1 流行病学

吸烟

总体而言，在过去几十年中，吸烟率有所下降，但根据罗伯特·科赫研究所（Robert Koch Institute，RKI）的数据，2013 年德国 15 岁及以上人群中，约 29% 的男性和约 20% 的女性仍然吸烟（RKI 2015）。只有 1/3 的男性和不足 1/2 的女性表示他们从未吸烟（RKI 2015）。不同年龄梯度的吸烟率具有显著差异，18 ～ 29 岁人群的吸烟率急剧上升，男性约为 47%，女性约为 40%，到 45 岁时过渡到稳定的高水平。65 岁以上人群的吸烟率逐年显著下降（每年下降约 1%），降至 12% 以下（RKI 2015）。近 20% 的吸烟者可被归类为高度依赖，因此可以认为，如果没有专业的戒烟支持，他们将无法戒烟（Haustein 2001）。

CHD 患者的平均吸烟率为 50% ～ 60%，不同研究人群的吸烟率存在很大差异（10% ～ 70%）（Bengel 2003）。

营养不良

与普遍观点相反，德国人的平均能量摄入量低于相应的推荐值，即使是在医生中，因此不能说普遍营养过剩。然而，膳食指南是基于充分而健康（参见第 5.2.4 部分）运动的假设，所以不适用于现在许多职业中普遍存在的久坐的生活方式。因此，相对而言，大多数德国人的能量摄入量过高。因此，近几十年来，不仅在德国，在许多工业化国家都出现了"肥胖症流行"现象：在德国，67.1% 的男性和约 53% 的女性超重或肥胖［体重指数（body mass index，BMI）≥ 25 kg/m^2］，约 23.3% 的男性和约 23.9% 的女性肥胖（BMI ≥ 30 kg/m^2）（RKI 2015）。

在大多数情况下，超重或肥胖的发生并非主要基于精神障碍，而是由于复杂的生物-心理-社会病因导致的体重增加，通常进展缓慢。然而，近年来，人们越来越关注与体重迅速增加有关的特定心因性进食障碍。美国精神病学协会发布的《精神障碍诊断与统计手册》（第 5 版）（DSM-5，Falkai and Wittchen 2015）将这种疾病描述为"暴食症"；在世界卫生组织（World Health Organization，WHO）发布的 ICD-10 中，该病尚无编码。DSM-5 的诊断标准如下：

- 暴食反复发作，与其他人相比，在一定时间内（如 2 h 内）摄入异常大量的食物
- 暴食时失去控制，如感觉无法停止或无法控制食物的类型和数量
- 在暴食发作期间，存在异常的进食行为，如进食速度比平时更快，进食量比平时更多，没有饥饿感，以致出现令人不快的饱腹感，因对进食量感到羞耻而独自进食，同时或随后出现厌恶、羞耻感和内疚
- 暴食发作至少 1 次 / 周，持续至少 3 个月
- 由于暴食发作而产生明显的心理困扰
- 未采取对抗措施（如呕吐、间歇性禁食、过度运动）

普通人群暴食症的患病率约为 1.2%；女性患病率约为男性的 2 倍（Fichter 2008）。肥胖人群的暴食症患病率尚不清楚；肥胖门诊的研究表明，这些人群的患病率高达 30%（Herpertz 2008）。因此，暴食症应被视为所有体重异常增加的超重 / 肥胖人群的鉴别诊断。

除了摄入能量和消耗能量的纯比例外，从可能的干预措施的角度看，饮食结构非常重要。例如，在德国人的能量摄入中，脂肪的比例相对较高，约为 35%（RKI 2015），因此主要通过减少高能量的脂肪的摄入就能实现更有利的能

量平衡。此外，对于胆固醇的合成，摄入饱和脂肪酸比从食物中摄入胆固醇更重要。然而，饱和脂肪酸的摄入量明显高于相应的建议（≤ 10% 的能量摄入），因此有进一步降低动脉粥样硬化风险的潜力（Piepoli et al. 2016）。

碳水化合物的平均摄入量低于总能量摄入的 50%，因此略低于推荐值（50% ～ 60%）（RKI 2015）。虽然大多数碳水化合物是以多糖（复合糖）的形式被摄入，但在所有人群中，多糖在能量摄入中的比例远低于 30%。因此，单糖和二糖（如食用糖）在能量摄入中所占的比例远远高于 WHO 推荐的 10%，这促进了肥胖的发展。单糖和二糖所占比例高是因为几乎所有人群的纤维素摄入量均低于平均推荐值（30 g/d）（Piepoli et al. 2016）。

饮酒可通过两种方式成为心血管危险因素：首先，酒精饮料含有大量热量，因此可导致肥胖；其次，饮酒量增加与心房颤动（参见第 6.3 部分）、高血压（参见第 6.2 部分）和心力衰竭（参见第 6.5 部分）相关。现行指南建议，男性和女性均应尽可能减少所谓的"有益心脏健康的"酒精摄入量。根据目前的研究，既往认为的"适度"饮酒（1 ～ 2 个标准杯 / 天；中国"标准杯"定义为 0.15 L 12% 葡萄酒，0.36 L 5% 啤酒，45 ml 40% 白酒）促进心脏健康似乎是不正确的。每天饮酒 3 ～ 4 个标准杯的心血管风险明显增加（Piepoli et al. 2016）。

缺乏运动

"久坐的生活方式"导致德国 18 岁以上人群中 65% 的男性和 56.4% 的女性每周的运动时间不足 2.5 h（RKI 2015）。如果采用与健康相关的最低运动水平（如每天 0.5 h 的中等强度运动，每周至少 5 次），仅有 21% 的人达标（RKI 2015）。

至少在德国，由于医疗系统结构较完善，大部分心肌梗死后的患者接受了以运动为主的康复治疗，但至少 50% 的患者在 1 年后会再次表现出缺乏运动的既往生活模式（Schlicht et al. 2003）。

5.2.2　与人格因素的关系

健康相关行为蕴含在一系列复杂的条件中，包括个体的遗传和社会心理决定因素及当前的社会背景，如果没有充分考虑这些因素，盲目改变行为的干预措施往往徒劳无功。

危害健康的行为与人格因素之间的关系已得到证实。例如，难治性烟草依赖和酗酒在敌对个体中更常见（Albus and Herrmann-Lingen 2017）。抑郁症状通常与全球不利于健康的行为（大量吸烟、缺乏运动、不健康饮食）有关，也更容易对健康咨询产生抵抗（Albus and Herrmann-Lingen 2017；参见第 5.7 部分）。这种现象的原因是，吸烟、饮酒、营养不良和闲暇时间久坐不动的典型行为（如过度看电视）都是通过激活内部奖赏系统来减轻压力或负面情绪的不适应行为。此外，吸烟和含糖量高的食物具有直接的抗抑郁或抗焦虑作用，这也表明风险行为和病理行为（即成瘾、进食障碍）之间的动态转换。

然而，假设损害健康的行为与特定心理社会危险因素（即社会经济地位低、工作环境差、家庭关系不良）之间存在相互作用，则有很多值得一提的地方：受教育程度低和从事低技能职业的个体更有可能表现出损害健康的行为（吸烟、营养不良、缺乏体重控制、缺乏运动和酗酒）（Rugulies and Siegrist 2002；Albus and Herrmann-Lingen 2017）。例如，在社会经济地位（socio-economic status，SES）低的人群中，吸烟率超过 50%，而在 SES 高的人群中，吸烟率为 10% ～ 20%（Haustein 2001）。社会阶层越低，越常出现不适当的疾病行为（如缺乏预防性照护或依从性差）。因此，需要特别注意损害健康的行为，或其与压力、负面情绪和人格因素的关联，尤其在这些群体中。

5.2.3 诊断

评估心血管疾病患者的吸烟、饮食和运动习惯时需要有同理心，并考虑到他们可能存在的羞耻感。大多数患者“不知何故地”意识到自己的行为不健康；许多患者也曾多次尝试改变，但结果均令人沮丧。正因如此，来自医生和心理治疗师的积极且共情的关注尤为重要。

吸烟

患者往往会低估或否认吸烟的负面影响，这也是患者很少主动提及吸烟问题的原因。因此，有关吸烟行为的问题应成为初次就诊的必答部分。有针对性的问题包括：每日吸烟量（如雪茄、烟斗），每日吸烟时间，每日吸烟情况及吸入深度。为了确定尼古丁依赖性，可以使用 Fagerström 测试，该测试基于 6 个问题来评估依赖的严重程度。

营养不良

肥胖症患者或心血管疾病患者首次就诊时均应被询问饮食习惯。问题应围绕食物选择（典型习惯）和进食行为（进食时间、进食量、进食速度、如何触发和如何结束）。此外，为了更有区别地调查，使用特定食品消费频率表可能是有用的，因为“开放式”营养方案通常未被完全或准确地填写。例如，德国人类营养研究所免费提供的“消费习惯问卷”。

缺乏运动

有关运动行为的问题也是询问病史的必要部分。应询问运动类型、运动强度和频率。“是否出汗？”可用于评估该运动在多大程度上与健康相关。可使用标准化设备对运动行为进行差异化记录，但其目前主要用于临床研究［如 International Physical Activity Questionnaire（Craig et al. 2003）；https://youthrex.com/wp-content/uploads/2019/10/IPAQ-TM.pdf］。

5.2.4 治疗

吸烟

约 60% 的吸烟者在诊断心血管疾病后的前 3 个月内成功戒烟，仅少数患者需要接受进一步的干预。大多数患者能够仅基于医学建议或担心病情恶化而决定戒烟，然而，随访研究表明，12 个月后，只有约 1/3 的患者仍维持戒烟（Barth and Bengel 2003）。尽管如此，医学建议戒烟仍被认为是 CHD 二级预防中最重要的单一治疗措施（Piepoli et al. 2016）。

因此，每一次就诊时均应解决吸烟问题。如果不能成功戒烟，则应为尼古丁依赖的患者提供结构化治疗（戒烟培训）。如果患者最初不能接受戒烟培训，则应反复进行简短的医疗干预，以提高其戒烟的积极性。尼古丁依赖患者也可从尼古丁替代品中获益（如贴剂、口香糖），其可使患者在没有（或明显减少）戒断症状的情况下成功戒烟。当该措施与医疗咨询相结合时，效果尤为显著。其他措施（如针灸、催眠或自助戒烟）的有效性不明确或在使用精神药物（去甲替林、安非他酮）的情况下具有明显的副作用，因此通常不推荐使用（Piepoli et al. 2016）。

营养不良

基于流行病学研究，营养丰富、热量充足、脂肪适中的饮食可有效预防肥胖。因此，对于健康的年轻人，建议保持积极的生活方式，能量摄入暂不需要显著改变。然而，老年人通常应减少能量摄入，并尽可能维持体力活动（Piepoli et al. 2016）。

心血管疾病患者通常患有代谢综合征，据此可以给出具体的饮食建议，一方面旨在减少能量摄入，另一方面旨在增加促进健康的食物成分的摄入。详细建议已公开发表（如 www.dge.de；Piepoli et al. 2016），本章简要总结如下：

- **体重正常化**（BMI $\leqslant$ 25 kg/m^2）
- **限制脂肪饮食**，包括：①能量摄入中的脂肪占比＜ 30%，其中饱和脂肪酸占比＜ 10%；②避免摄入反式脂肪酸；③摄入膳食纤维 30 ～ 45 g，如来自全麦食品、水果和蔬菜；④每天摄入 200 g 水果；⑤每天摄入 200 g 蔬菜

- **盐摄入量限制在 5 g/d**，即避免食用富含食用盐的食物（如罐头和方便食品）；尽可能准备无盐食品，并使用大量新鲜、冷冻或干燥的香料和无盐调料
- **每周 2 次海鱼餐**（摄入保护性 ω-3 脂肪酸）
- **每天摄入 30 g 无盐坚果**
- **不喝含糖饮料**
- **限制饮酒**。男性每天最多 20 g，女性每天最多 10 g

专业营养咨询应传达这些内容；医生简要提示或仅分发自助资料通常成效欠佳。心理社会危险因素存在与否、患者在日常条件下实际进行健康饮食的能力，对于改变行为的干预措施的有效性同样至关重要。因此，建议采用下文基础心身护理框架内的方法来促进饮食习惯的改变。

缺乏运动

从关于普通人群营养状况和运动行为的数据可以得出结论，心血管疾病一级预防中的行为干预也应以增加运动为目标。根据现有的流行病学和临床研究，增加运动不仅对肥胖、代谢性疾病和心血管疾病具有预防作用，还有抗骨质疏松症和抗结肠癌的作用。原则上，两者似乎存在剂量–效应关系，即运动水平与预期效应之间存在渐进关系，因此，即使是中等水平的运动（每周约 1000 kcal）也具有保护作用，而这种作用在超过每周约 2000 kcal 后不会进一步增强（Piepoli et al. 2016）。

目前的建议是每周进行至少 150 min 的中等强度有氧运动，每次超过 10 min，每周至少运动 4 ～ 5 天。如果身体健康或运动能力良好，可每周进行至少 75 min 的高强度有氧运动，每周坚持 4 ～ 5 天（Piepoli et al. 2016）。

该建议也适用于心血管疾病患者，除非有特殊禁忌证或限制。根据多项荟萃分析，适当强度的运动可能使心血管死亡率降低 20% ～ 50%。此外，在上述建议的框架内，运动过度的风险非常低（Piepoli et al. 2016）。

在治疗方面，建议所有 CHD 患者和有明显危险因素的患者参加结构化运动计划（作为门诊或住院康复计划的一部分）。在这种情况下，再次回到缺乏运动的生活方式的概率很高，这表明在进行该措施后应鼓励患者参加“心脏病小组”。除了要求改变运动行为外，任何时候都应特别注意长期维持健康的“剂量”。

5.2.5　基础心身护理建议

适当管理医患关系可显著增加改变风险行为和维持改变的可能性。一方面，创造友好和积极的医患互动至关重要，如果患者感到被理解和被接受，则更有可能遵循医疗建议。另一方面，不适当的医疗照护会导致误解和负面情绪（特

别是愤怒和怨恨）的恶性循环，这会对健康行为和依从性产生负面影响。欧洲心脏病学会专家组就此提出了若干建议（Piepoli et al. 2016；Albus et al. 2018）：

- 了解患者对自身疾病的个人看法及影响因素
- 鼓励患者表达担忧、焦虑和关切，以及对改变行为的动机和成功的机会进行自我评估
- 用患者的语言与其交谈，并支持他们在生活方式上的每一次改善
- 提出问题，以检查个体是否理解建议，以及是否获得遵循建议所需的任何支持
- 意识到改变终生习惯可能很困难，但持续渐进的改变通常比快速改变更持久
- 接受个体可能需要长时间的支持，许多个体可能需要反复鼓励和维持生活方式的改变
- 确保所有相关卫生专业人员提供一致的信息

除了遵循这些建议，更深入地理解风险行为的“心理经济学”功能（特别是减轻压力）可能非常有用，这意味着医生通常需要与患者一起寻找其他应对压力的方法。此外，对患者是否愿意改变不良生活方式进行现实评估（改变的阶段，参见第 8.7 部分）对于能够相应解决这些问题是有用的。

具体来说，建议采取以下 10 个步骤，这些步骤已被证明可以提高行为改变咨询的有效性（Piepoli et al. 2016）：

1. 建立治疗联盟
2. 为所有存在心血管疾病风险或有明显心血管疾病症状的个体提供咨询
3. 协助个体了解其行为与健康之间的关系
4. 帮助个体评估行为改变的障碍
5. 获得个体对改变行为的承诺
6. 让个体参与确定和选择需要改变的危险因素
7. 综合运用多种策略，包括加强个体的改变能力
8. 制订计划
9. 尽可能让其他医护人员参与其中
10. 通过随访联系监测进展情况

对于严重 CHD 患者及高危人群，还可建议在门诊或住院康复中采取多模式干预（Piepoli et al. 2016；Albus et al. 2018）。多模式行为干预将教育与实际练习相联合，旨在通过将学习与应用相结合来获得新技能。在内容上，健康生活方式和治疗方法的宣教应与运动疗法、放松训练和戒烟计划相结合。必要时可提供个体或小组咨询，以促进疾病管理、坚持用药和优化医疗资源的使用（特别是出现严重心脏病症状时及时就医）。

对于以上方法，多项荟萃分析已证明其对健康行为、压力管理、躯体危险因素及心血管发病率和死亡率有积极影响（Piepoli et al. 2016；Albus et al. 2018）。

5.3 社会经济压力和职业压力

导致 CHD 的多因素过程——以所谓的心身疾病为例——不仅包括躯体和心理条件，在很大程度上还包括社会条件。职业压力和社会孤立已被证明可促进疾病的发展。

但是，心脏病也会对患者及其社会环境造成影响。心脏病发作通常会导致患者职业改变，甚至退休。对患者及其社会环境来说，心脏病会带来巨大的压力、焦虑和变化，这对适应机制提出了很高的要求。

专业面诊是重要的资源，可以给予患者支持，并为他们应对疾病提供必要的帮助。因此，社会因素既可以是致病因素，也可以是保护和支持因素。

5.3.1 社会经济地位

工作生活中的致病性压力与社会阶层密切相关。在 20 世纪 70 年代以前，CHD 被认为是高社会阶层成员的疾病（“管理层疾病”）。可能的解释是，一方面，战后的饮食习惯导致当时只有高收入者才能负担得起高脂肪的不健康食品和吸烟；另一方面，“压力大”也是管理者形象的一部分，即在时间紧迫和高职业压力的情况下工作。

近几十年来，这一现象已经扭转。心脏病已成为低社会阶层人群的疾病。现在，越来越多社会状况较差的个体存在促进疾病的生活习惯和职业压力。阶级地位可根据所谓的精英三要素来确定，包括受教育水平、收入和职业地位。

卫生领域社会经济不平等问题欧盟工作组表明，在大多数工业化国家，职业地位低的人（工人）死于 CHD 的风险更高（Mackenbach et al. 2008）。年轻人（30 ～ 44 岁）的相对风险比老年人（60 ～ 64 岁）更明显。

即使在控制了经常被视为介导社会差异的标准危险因素后，社会差异仍然存在。Whitehall 研究对这一问题进行了调查。与社会地位最高的人群（高级行政人员）相比，高级职员死于 CHD 的风险升高 1.6 倍，办公室工作人员的风险升高 2.2 倍，其他雇员（地位最低的群体，如清洁工、佣人等）的风险升高 2.7 倍（Marmot et al. 1997）。这些结果不能用不同社会阶层的健康行为不同来解释。经统计学上控制尼古丁使用、胆固醇水平、血压和血糖后，该差异梯度下降，但职业群体之间仍有显著差异。这些研究的对象是男性，但在女性中也能复制出类似的结果（Wamala et al. 2000；Jenkins and Ofstedal 2014）。

Whitehall 研究的随访研究调查了不同社会群体的工作压力与发生 CHD 相关的机制。根据这些计算，由压力而增加的心血管风险中 1/3 可归因于代谢综合征和下丘脑-垂体轴激活增加（心率变异性降低和早晨皮质醇水平升高）。

失业问题影响着越来越多的人，其与心血管疾病的发病率和死亡率（心血管疾病死亡率和全因死亡率）升高有关。大多数情况下，失业意味着物质匮乏、不安全感、对未来的恐惧和社会交往减少。研究表明，失业后心脏病发作的风险明显增加，特别是在失业后的第 1 年。对于 CHD 高危人群和 CHD 患者，与失业相关的自尊降低尤为重要，因为其自尊通常部分来自于职业成就和工作得到认可。

移民背景在多大程度上对 CHD 的发病率构成健康风险，目前尚未得到充分解答。因此，虽然移民大多属于较低的社会阶层，但没有证据表明移民在健康方面处于不利地位。甚至有研究发现，移民的 CHD 发病率低于普通人群（“移民健康效应”，Spallek and Razum 2009）。对于非常多元化的移民群体中的这一极其复杂的现象，尚无令人满意的解释模型，其中还必须考虑原籍国和目的地国的因素。

总之，冠状动脉风险的阶层差异的可能原因如下：

- 损害健康的行为：目前已明确社会阶层与吸烟、缺乏运动、营养不良等行为和患者依从性相关。所有这些危险因素都更常见于社会弱势群体
- 社会心理压力：工作和日常生活中的时间压力和慢性压力与社会阶层成反比
- 接触物质和环境毒素：不利的社会状况与更频繁地接触噪声、灰尘和有害健康的物质有关
- 疾病相关选择：这种解释模式假定疾病并非更常见于低社会阶层人群，而是疾病导致社会阶层降级。事实上，与 CHD 发病率最相关的是教育水平，表明这种解释并不是阶级特异性的主要因素
- 医疗保健的差异：现代心脏病学的进步更可能使富裕的人获益，而不是低社会阶层人群
- 母亲的产前营养：有证据表明，母亲妊娠期的生活方式（营养不良）可能会对孩子后续的冠状动脉风险产生影响

既往的健康计划侧重于减少标准危险因素，但为了惠及社会弱势群体，需要跨领域计划，包括非医学的跨学科计划（Schultz et al. 2018）。

5.3.2　慢性职业压力

大量流行病学研究表明，工作中的慢性心理压力会增加 CHD 的风险。一

方面，这适用于特定职业群体，如空中交通管制员和城市公交车司机；另一方面，这适用于特定工作环节。

有两个非常成熟的科学概念可以解释职业暴露与 CHD 风险之间的关系。

需求控制模型

二维需求控制模型（Karasek and Theorell 1990）认为，心理需求与个体控制选择之间的相互作用与压力程度有关。高心理需求包括时间压力大、工作密度高和注意力高度集中。控制的可能性包括独立决策（“决策权”）、进一步培训的机会和运用个人技能的机会（“技能利用”）。

在那些要求高、控制或决策余地小的活动中，工作压力尤其大。在这种环节中，个体会持续承受高强度的压力。这会导致恐惧、焦虑和疲惫。从长远来看，这会导致持续超负荷的感觉，引起生理学变化，增加 CHD 的风险。遭受工作压力的工人 10 年内的 CHD 发病率升高 5 倍（统计学上控制了年龄、性别、血压、体重、胆固醇水平及尼古丁和酒精摄入量后）。

近年来，这一理论又增加了第三维度，即工作中的社会支持。它可以在一定程度上缓解压力，而缺乏支持会加剧痛苦。

需要特别指出的是，该模型没有考虑压力情境体验和个人应对策略对个体的影响。

职业满足感危机模型

努力–回报不平衡模型将付出和回报的关系作为职业压力发展的中心（Siegrist 1996）。在这个模型中，个体的影响条件也被考虑在内。Siegrist 区分了决定压力程度的环境外在因素（职责、要求、时间压力）和个体内在因素（职业承诺、自我牺牲的意愿、争取控制权）。满足感危机被认为是付出与回报之间不成比例（收入、认可、职业机会）。

有 CHD 风险的个体是那些经常经历这种满足感危机的人，他们有很高的职业承诺，且愿意付出额外的努力。但这也同时伴随着失望和慢性愤怒，可导致神经体液激活和血压升高。满足感危机与更明显的冠状动脉危险因素相关，使冠状动脉风险增加约 2 倍，5 年内患抑郁症的风险也增加 1 倍（Siegrist 2009；Madsen et al. 2017）。

一项荟萃分析（Steptoe and Kivimäki 2013）表明，工作压力会使患 CHD 的风险增加 1.3 倍。一项针对 10 万人的研究显示，有心脏病和工作压力的男性比没有工作压力的男性的心脏性死亡风险高 68%（Whitehall Ⅱ）。对于女性，没有发现工作压力和死亡风险之间的关联。

在经济发展和工作环境变化的背景下，社会经济因素变得越来越重要。工作不稳定、工作要求流动、竞争压力增大和工作中不团结等都会导致工作压力增加，需要有效的应对机制。考虑到认可、成就和控制对（后续罹患）CHD 患者保持自尊的重要性，将个体因素纳入满足感危机模型具有重要意义。

与此相一致，近期的一项大型流行病学研究（Xu et al. 2019）表明，工作场所中的欺凌经历也与心血管事件发生率呈剂量依赖性升高相关。

退休

退休与健康存在双向关系。一方面，健康是决定职业生涯结束时间的决定性因素，另一方面，退休会影响健康。这些关系使得很难解释这方面的研究结果，特别是退休后的第 1 年心肌梗死和卒中的发病率升高（Moon et al. 2012）。此外，退休后血压显著下降，且男性比女性更明显（Xue et al. 2017）。从心理心脏病学的角度看，预计这一复杂主题不会得到一致的结果。与其他改变生活的事件一样，职业生涯的结束可能会对健康因素产生影响。这些影响可能是积极的，也可能是消极的，需要根据个体情况进行讨论。

5.3.3　作用后果

工作生活对 CHD 的发展和病程的影响是生物–心理–社会各层面相互联系的一个很好的例子。社会因素（社会经济地位、社会阶层、工作场所的情况），个体因素（绩效导向、争取认可、对控制权的需求）和躯体因素（即经典危险因素、神经体液反应）密不可分并相互影响。

社会经济因素和职业因素对 CHD 的重要性显而易见。因此，在个体患者的护理中需考虑职业情况史。

患者的职业压力通常由外部因素引起，而不是他们所能改变的。医生也常持同样的态度（“我不能改变患者的工作”），出于治疗上的无助感，他们将这一领域排除在治疗之外。在本章和其他章节中，我们反复提到许多 CHD 患者的绩效导向和过度的职业承诺。医疗干预措施可以从这些单个的疾病诱因开始，如不可替代感及其个人意义、完美主义、好动、避免休息阶段和被动性。

不要忘记医生自身的职业压力，这种压力通常非常大（责任重大但决策空间却一再缩小、满足感危机）。这种无能为力的感觉很容易导致反向移情反应，使医生和患者都认为患者无法改变他们的处境。

温和地谈论工作对自尊的重要性、工作中对控制权的需求或竞争思维可以促进患者态度的改变和个人资源的释放（参见第 8.4 部分）。

5.4　伴侣关系和家庭

与工作相同，伴侣关系和家庭也是我们生活中最重要的领域。

CHD 是一种典型的文明病，从广义上讲，它是一种生活方式病，因此会受到生活各个领域相互作用的影响，从而产生保护作用或促进风险的作用。在这种情况下，伴侣关系和家庭的重要性远远超过医疗保健的重要性。

5.4.1　伴侣关系和家庭是一种资源

作为 CHD 发生中的资源

CHD 发生的危险因素模型是缺乏导向的，是以哪些情况是致病因素为切入点。关于哪些因素有利于保持健康，流行病学很快就提出了心理社会因素。这开辟了社会支持的广阔领域。

婚姻和家庭作为情感支持是社会支持的最主要来源。充满爱和情感支持的伴侣关系可以减少焦虑和压力（特别是在焦虑的个体中）。被伴侣理解和尊重的感觉、反复的共同积极体验、亲密和感情，以及作为安全避风港的伴侣关系都对健康产生积极的影响（Stanton et al. 2019）。

已婚人士 CHD 的发病率和死亡率低于单身人士。一方面，这是由于单身人士的标准危险因素发生率更高，但另一方面，即使校正了危险因素，两者仍存在显著差异，表明情绪因素是造成这种情况的原因。这对男性和女性均适用，但根据目前的知识，独居对男性健康和生存的影响可能大于女性（Molloy et al. 2009；Kravdal et al. 2018）。

作为应对 CHD 的资源

情感支持、在关系中被提升的感觉和个体资源均被认为是心肌梗死后成功应对过程的重要先决条件。有效的伴侣关系对心肌梗死的心理后果有积极影响。其调节作用涉及心肌梗死患者的焦虑、抑郁、自尊和生活质量。已婚的冠状动脉疾病患者的生存率较高也可被视为一种保证。这方面的研究遵循“循证医学”标准。

能够和伴侣讨论他们的问题和担忧的人具备一种很重要的社会资源，即亲密关系。根据压力研究的缓冲理论，这种信任关系可以作为抗应激源。这意味着情感关怀能够减少危及生命的情况所带来的负面心理影响。在心肌梗死后 6 个月，感觉得到伴侣支持的患者比没有伴侣支持的患者的负面情绪明显减少（Waltz 1987）。相比于那些觉得自己被伴侣爱着且可以依赖对方的患者，没有亲密关系的心肌梗死患者更容易抑郁。

心脏病发作对许多患者来说意味着认同危机（“自我梗死”）。为了保持和恢复自尊，爱的资源尤为重要。在医院体验到自己对伴侣意义重大或感受到伴侣明确爱意的患者，其无价值感较低。婚姻满意度与认知梗死应对呈正相关。

假设伴侣关系通过各种作用机制对适应过程产生有利影响：增强自尊（“自我形象管理”），以日常支持的形式促进认知过程和心理治疗援助。提供情感支持的伴侣关系与神经体液改变有关，如刺激催产素（“拥抱激素”）和在压力情况下降低皮质醇水平的升高幅度（Grewen et al. 2005；Ditzen et al. 2019）。

5.4.2　伴侣关系和家庭相关问题

社会隔离

如果社会包容和伴侣关系是心脏病死亡率降低的预测因子，那么无论心脏病的严重程度如何，独居都会缩短预期寿命。与社交网络密集的人相比，社交隔离个体的冠状动脉疾病死亡率升高 2 ～ 3 倍。分居或离婚会增加健康风险。尽管大多数人能很好地应对，但根据一项纳入 32 项前瞻性研究共 6 亿受试者的综述，其死亡风险在 25（±5）年内会增加 23%（Shor et al 2012；Sbarra 2015）。男性的风险大于女性，但会随着年龄的增长而降低。

对这种现象的解释很复杂，且仍在讨论中。孤独和抑郁症之间存在着重要的联系。缺乏情感支持是抑郁症发生的一个原因。此外，抑郁症个体的情感支持和情感感知比非抑郁症个体少。建立令人满意的情感关系对抑郁症患者来说更加困难。其危险在于会发生自我（感知）和人际（退缩、距离感）的恶性循环。这一论点得到了以下事实的支持：不仅独居，孤独感也是决定性因素。

婚姻状况和危险因素之间存在关联。未婚人士更可能吸烟，更可能报告酒精问题，饮食更不健康，治疗依从性较差。如果有伴侣在场，他们可能会关心伴侣去就诊，促使他们就诊，并在紧急情况下获得帮助。孤独在老年阶段和生病时尤其可怕。

长期伴侣关系冲突

婚姻或稳定的伴侣关系是促进健康或减少疾病的重要资源。然而，它当然也可能带来压力。不满意的伴侣关系或婚姻可能对健康产生负面影响（参见第 5.5 部分）。伴侣关系中的对抗行为、消极态度和低自尊对健康有负面影响（Pietromonaco and Collins 2017；Smith 2019）。不同已婚夫妇的愤怒应对方式（抑制愤怒 *vs.* 表达愤怒）也与 32 岁时的死亡率有关（Bourassa et al. 2019）。长期的婚姻问题与较高水平的焦虑和自卑感有关，是心肌梗死后不良心理社会结局的预测因子。

长期的家庭问题可能会在两个方面使适应疾病的过程复杂化：首先，这样的家庭环境提供的社会资源很少；其次，个体必须同时处理与疾病有关的问题和关系问题。

心肌梗死后的性生活问题

心肌梗死后出现性功能障碍非常常见（50%～75%）。这些不仅是恢复期的障碍，还是长期的障碍（Rosman et al. 2014）。只有约 1/3 的女性认为其丈夫的性功能没有受损，另有 1/3 的女性认为其丈夫有严重或非常严重的性功能损害。

研究发现，抑郁症、勃起功能障碍（erectile dysfunction，ED）和 CHD（统称为 DEC 综合征）密切相关（Tan and Pu 2003）。从心理生理学角度看，去甲肾上腺素的释放、对失败的恐惧、对性交的普遍焦虑、愤怒、羞耻和尴尬感之间存在相关性（Goldstein 2000）。ED 的危险因素包括吸烟、超重（BMI ＞ 28 kg/m^2）、缺乏运动、高胆固醇血症、高血压、糖尿病、椎间盘突出史和药物（如 β 受体阻滞剂、ACEI、三环类抗抑郁药）。

对性交的恐惧是 CHD 患者出现 ED 的主要原因：正常躯体症状（脉搏加快、呼吸频率加快、出汗）会被误认为是心脏病，并增加对再梗死的恐惧。此外，焦虑的观察态度会阻止愉悦感的产生。其他导致性生活困难的原因包括由焦虑、抑郁和伴侣冲突导致的性欲缺失，这些在疾病发作后也可能变得明显。

相比于男性 ED，女性性功能障碍（female sexual dysfunction，FSD）的研究少得多，特别是关于与 CHD 的关系。根据不同年龄，FSD 最常见的症状是性欲减退、阴道干燥、性交疼痛、生殖器感觉下降、难以或无法达到性高潮。与男性不同，女性罹患 FSD 的原因或风险更加多样化，需讨论的因素包括年龄、低教育水平、性虐待史、性传播疾病和器质性疾病（如 CHD）。

在心肌梗死患者的治疗中，首先必须从根本上解决性生活问题，而这方面的工作仍然不足（Steinke et al. 2014）。患者很少谈论性生活问题，但当医生提及时，他们会感到非常欣慰。最重要的是，从心脏方面来讲，（在绝大多数情况下）性交是可以进行的，性交期间再梗死的风险极小［性行为期间发生的梗死不足 0.5%（Levine et al. 2012）］。

当进一步讨论这个话题时，男性在性方面的表现往往也会变得明显。就像在生活的其他方面一样，积极主动、难以被动和屈服都会变得更明显。在谈论性问题时，这些行为对患者来说是可以理解的。医生不应只讨论功能方面的问题（“伟哥陷阱”），而是应该深入探讨性生活的关系层面和亲密形式，最好是在夫妻讨论中进行。

适应不良的关系模式

对于大多数患者，CHD 的表现（尤其是心肌梗死）意味着打破其既往的生活方式，这可能会导致他们的社会环境产生相当大的变化和负担，特别是其伴侣。在努力克服这些困难的过程中，研究发现了一些对 CHD 患者的护理具有临床意义的共同特征和特点。

这里讨论的是患病的男性和作为伴侣的女性的关系。但可惜的是，关于 CHD 女性伴侣动态变化与 CHD 预后的关系，不可能得出有根据的结论，因为几乎没有这方面的文献。

过度保护

在丈夫心脏病发作后，妻子的过度保护在文献中被反复提及，在实践中也经常遇到。由于担心丈夫发生再梗死，妻子通常试图阻止他过度劳累。妻子会在无形中加强对他的控制，如不让他提重物、料理园艺和购物。伴侣感觉受到限制和监督，产生无价值、不被需要和一无是处的感觉。本已经受疾病严重影响的自信心急剧降低，其后果是退缩和抑郁。过度保护与患者的焦虑和抑郁水平升高、生活质量降低和婚姻满意度降低有关，并且是心肌梗死后不良心理社会结局的预测因子。

保护性缓冲

类似的反应不仅涉及行为，还涉及情感层面。对伴侣的情感封闭，特别是隐藏担忧和恐惧，被称为“保护性缓冲”。这样做的动机在于不让伴侣背负面情绪，因为担心愤怒或冒犯可能会导致再次心脏病发作。更强的保护性缓冲与患者及伴侣较高的痛苦程度相关（Ditzen et al. 2019）。我们有理由认为，向对方隐瞒问题的伴侣较难适应疾病所导致的变化，相反，试图让伴侣免受疾病困扰的做法会导致伴侣承受更大的心理压力。

在需要面对 CHD 的夫妻中，对和谐的强烈需求也被描述为与疾病相关的彼此靠近。伴侣间避免讨论不同意见，同意不产生任何分歧，但几乎不交流任何情感信息（Titscher and Schöppl 2000）。

内疚与责备态度

伴侣的心肌梗死通常被女性视为过度要求和超负荷的结果，特别是在工作中，但也有躯体原因，如在运动期间或在建造房屋期间（典型事例）。女性担忧的另一个问题是其丈夫的生活方式，包括吸烟、酗酒和超重。她们经常看到这种行为导致疾病，并试图说服（通常是徒劳的）其伴侣做出改变。如果丈夫确实出现心脏病发作，妻子往往会感到内疚，因为她没有成功阻止心脏事件的发生，尽管她已经怀疑并注意到了一些迹象，但却无法说服其伴侣改变不健康的生活方式（“我早料到了”“我应该更努力地让他戒烟”）。

作为对内疚感的防御反应，可能转变为对伴侣的指责（“我总是告诉你，你在毁掉自己，但你就是不听”“如果你继续这样，你会有第二次心脏病发作”）。由于患者本身通常也有类似的想法，这会使他们的不安全感和恐惧感加剧，做出烦躁、攻击性和抑郁退缩的反应。对疾病的责备问题是 CHD 夫妻的重要话题，它占据了 CHD 患者团体和伴侣讨论的中心位置。

否认与抱怨

作为夫妻，CHD 患者及其伴侣在面对疾病时会表现出相似的应对策略。在这种情况下，夫妻双方的角色定位是基本对称的，即双方采用相同的应对策略。CHD 患者的主要防御或应对机制是否认疾病。他们试图不承认疾病，否认疾病的后果和损害。在这方面，伴侣间的意见高度一致。如果患者否认，那么其伴侣也很可能否认。

喜欢抱怨的夫妻则采取不同的立场，如果患者因为疾病症状而感到受限制并抱怨，那么伴侣也会以同样的方式看待它，并进一步限制患者。

伴侣间的互补性首先体现在一方（通常是男性）患病初期对心绞痛症状的处理方式上。当他试图长时间否认抱怨的后果，不寻求医疗帮助时，伴侣会敦促他去看医生。这导致了许多医生都很熟悉的典型情况，即患者就诊时说：“我本来不想来的，但我妻子要我来，没什么大事，我可以马上离开”，但经检查诊断为 CHD，甚至常伴有心脏病发作。

角色转换与角色固定

在需要面对 CHD 的夫妻中，男主外女主内的传统角色分工仍然占主导地位。在男性发生心肌梗死后，女性可能希望或必须接管以前由男性承担的任务和决策。对伴侣来说，这一方面可能意味着从男性的过度支配中解放出来，或者另一方面，可能意味着对既往寻求支持的女性提出过高要求。对患者自身来说，角色的转换不可避免地意味着“权力的剥夺”和贬值。放弃责任很难被认为是一种解脱。

另一种可能的反应是角色固定。因疾病而缺乏安全感的男性希望通过尽可能少的改变来重新获得安全感。部分女性也会因为放弃伴侣的主导地位而变得情绪不稳定，从而无意识地推动关系快速恢复正常平衡。然而，这可能会导致伴侣保留其致病行为。

伴侣的健康影响和负担

人们早就知道，鳏夫在配偶去世后死于心血管疾病的概率远高于统计预期（“Broken Heart Study”，Parkes 1969）。近期的研究证实了两性中都有这些改变（Mostofsky et al. 2012）。心脏病发作患者的伴侣比非心脏病发作患者的伴侣有更高的抗抑郁药和镇静剂需求。此外，妻子患有非致命性或致命性心肌梗死的男性患抑郁症的风险似乎也更高（Fosbøl et al. 2013）。

CHD 严重干扰患者的生活和家庭环境。对伴侣的相关负担显然具有很强的性别特异性，因此下文分别介绍女性和男性的情况。

CHD 患者伴侣的压力

CHD 患者的（女性）伴侣面临着巨大的情绪和社会压力，特别是在其心脏病发作后。她们必须应对伴侣罹患危及生命的急性疾病所带来的冲击、对生存的恐惧、对健康恢复的不确定性，以及社会、家庭和伴侣关系问题。

在急性期，伴侣非常希望与丈夫在一起，并能够提供帮助；她希望能获得信息，并得到医务人员的认可和支持。然而，诊室的日常情况不尽相同：约 25% 的妻子感到完全被排除在治疗之外，从她们的角度看，超过 50% 的妻子认为没有得到足够的重视。她们通常觉得没有从医院或家庭医生那里得到充分的信息；她们抱怨没有机会与专家讨论丈夫的病情。

医务人员很少允许亲属参与对患者的诊疗工作（护理工作），因为担心她们可能会做错事并伤害患者（如提供食物时导致误吸）。这会导致护理人员和患者伴侣之间发生冲突，可能使探视条件变得更加严格，她们获得的信息更少，而且会受到伴侣的指责。

除急性期外，康复期需要承受的压力也特别大（在德国和奥地利是指出院后的后续治疗）。在康复期，妻子的心理负担与丈夫相似。1/4 的妻子患有广泛性焦虑症、睡眠障碍、躯体不适，以及经常使用镇静剂。

在妻子发生心肌梗死的伴侣关系中，丈夫的恐惧和担忧同样存在。然而，男性似乎更容易在临床上获得信息，并且比女性伴侣更受重视。

康复期存在明显的性别差异。如果患者是妻子，则既往的伴侣关系结构变化明显更少。男性伴侣的生活几乎不受影响。而患有 CHD 的女性也希望日常生活尽快“正常化”，以重新获得更多的安全感。例如，她们愿意照顾家庭中的一切，这可能会导致 CHD 女性患者精疲力尽，因为她们因丧失工作能力 / 退休等原因无法摆脱家庭义务。

5.4.3 作用后果

上文已经阐述了家庭环境对于CHD非常重要。尽管如此，伴侣仍然很少被纳入治疗观念。对少数研究进行的荟萃分析显示，改善患者的生活质量、血压、对CHD及其治疗的认知，可以提高治疗满意度。对于伴侣，这会使焦虑减少、获取更多疾病相关信息，对患者治疗的满意度也会提高（Reid et al. 2013）。无论如何，治疗CHD患者的医生都必须与其亲属打交道；他们了解绝望、恐惧的妻子寻求帮助和信息的情况，她会询问患有心肌梗死的丈夫的病情；或是沉默寡言、性格孤僻的女性心肌梗死患者的丈夫理性地、不带有感情地询问妻子的病情。

在这些情况下，他们自己会变得束手无策，处于守势，特别是当亲属以责备或指控的方式做出反应时。批评当然是合理的，但从医生的角度看，如果是不合理或夸大的指控，应考虑无意识机制的可能性。如上文所述，亲属本身往往会产生内疚感，这种内疚感可以表现为对伴侣的责备，也可以表现为对医生、心理治疗师和护理人员的责备。这些都是投射过程，即把自己的内疚感以责备的形式转移给他人。了解了这一点，就不会把无端的指责当作个人问题，并能理解患者亲属的处境，或许能够消除他们的担忧和恐惧。

让伴侣参与意味着与他们和患者共同讨论。在心肌梗死后的住院护理期间，以及CHD患者的康复期间和门诊护理期间，至少应进行1次夫妻谈话。这种讨论是为了让夫妻双方共同了解情况，澄清问题。建议先收集问题，并在最后回答，以避免问答游戏。医生可以深入了解夫妻关系和对伴侣重要的主题（恐惧、临终和死亡、权力和控制、内疚、爱、性）。在大多数情况下，患者及其伴侣在初次访谈时会回顾在患病前是否存在严重的伴侣问题，且是否在患病期间愈演愈烈。

和所有干预一样，夫妻谈话也有风险。风险之一是医生和患者伴侣之间的联盟。这里使用女性形式是因为这种组合出现的频繁最高。女性会利用医生来推动伴侣改变对她来说很重要的生活方式。这些可以是客观上正确的措施，如戒烟、改变饮食习惯等，这样医生就会同意她的意见。而此时患者看到的是他不能理性反对和退缩的对立面。这破坏了其与医生的信任基础，患者的感觉是医生站在他的伴侣一边。因此，必须采取公正的态度，平等地尊重夫妻双方各自的意见，并考虑到关系的各个方面，这有助于避免这种陷阱。

相反，医生为了达到自己的目的，可能会利用伴侣来监督医疗建议（通常是关于饮食、戒烟、戒酒或服药）并控制患者。他们把患者伴侣变成了治疗师，从而加重了他们的责任，使他们负担过重。

以感同身受的方式进行的夫妻谈话可以缓解患者及其伴侣的焦虑，避免伴侣之间的误解或错误信息，并培养与医生的信任关系。

当医学讨论不能改善问题或加剧患病前已经存在的伴侣关系冲突时，需要进行夫妻共同治疗，然后转诊至专科医生。

5.5　心理心脏病学中的性别效应

与普遍看法相反，心脏病并非男性疾病。平均而言，女性患 CHD 的时间比男性晚 10 年；尽管如此，最终死于心脏病的女性多于男性（通常在老年），死于 CHD 的女性人数多于死于乳腺癌的女性人数。然而，由于典型心脏病学研究中男性占 75% ～ 80%，而女性甚至被明确排除在既往的许多研究之外，许多心脏病的诊断和治疗数据情况长期不尽如人意。这也适用于心理心脏病学，许多早期的干预研究主要是针对男性心脏病患者的需求。因此，多项研究表明，心理社会干预或心理治疗干预在男性和女性中的有效性存在明显差异。尽管认知行为疗法对男性的有益影响多次被验证，但 ENRICHD 研究显示，其对患有 CHD 和抑郁症或缺乏社会支持的女性没有益处（Schneiderman et al. 2004）。加拿大 MHART 研究显示，与单纯常规治疗相比，护士的额外心理社会干预实际上导致女性患者病程的显著恶化（Frasure-Smith et al. 1997）。对这项研究的二次分析表明，与男性相比，女性接受心理咨询的益处取决于其他特定的干预措施：女性更有可能通过共情式倾听而获得幸福感的提升，男性则更多地从教育活动中受益，如心脏病康复中常见的教育活动。

女性和男性同样容易受到慢性压力对心脏的不良影响。然而，两性之间的压力类型不同：男性的职业压力负荷最重要，根据 INTERHEART 研究（Rosengren et al. 2004），其与 CHD 发病率几乎呈线性关系，但对于女性，低水平的职业压力似乎具有保护作用，而缺乏职业压力（通常约等于完全没有职业）与严重的职业压力同样不利。就女性而言，来自工作和家庭的多重压力、长期的伴侣关系冲突和晋升到男性占多数的管理级别均属于慢性压力。

一项荟萃分析显示，急性情绪应激源是男性心肌梗死的第二常见的可识别诱因，在女性中甚至是最常见的诱因（Culic et al. 2005）。此外，在急性应激状态下，女性尤其易患 Takotsubo 心肌病或应激性心肌病。

相比于男性，患有心脏病的女性（和心脏健康的女性一样）报告的抑郁和焦虑症状更多。然而，抑郁症对预后的不利影响似乎在两性之间是相似的。平均而言，女性可能比男性有更好的应对能力，如情绪缓解或求助行为。挪威的一项准纵向研究（Bjerkeset et al. 2005）显示，这会导致女性最初增加的心理困扰在心脏病发作后的数年中有所下降；相比之下，男性最初报告的痛苦程度较低，然后随着时间的推移而增加。这可以解释为一种功能失调的否定过程的失败。鉴于数据有限，我们必须承认，所有这些理想的典型差异在临床上都是合理的，但仍有部分是推测性的。然而，疾病应对的性别特异性差异的假设，促进了心脏病患者性别差异化心理治疗干预的发展，在瑞典的两项研究中，这些干预显著改善了心脏病患者的预后，甚至在女性患者中也是如此（参见第 8.7 部分）。

男性和女性心脏病患者的心理动力学特点可大致归纳如表 5.1 所示。在典型心脏病患者的年龄组中经常可以观察到男性和女性在社会化方面的性别特异性差异，这些差异甚至在心脏病发作之前就以不同的经验和行为模式的形式产生了影响，其中一些还与典型的危险行为有关。心脏病发作后产生的危机对男性和女性的情感相关性存在部分不同，处理方式也不同，需要不同的治疗方法和目标。当然，表 5.1 中列出的原型并非普遍有效。

尽管这一模式被过度概化，但对患有心脏病的女性和男性的不同生活问题的理解或类似理解，有助于更大限度地进行个体化治疗，这也是现行指南所要

表 5.1 男性和女性心脏病患者心理动力学的原型方面

	男性	女性
基本生活态度	我不知道我是谁	我不能从另一个人那里得到我想要的
反应	我用成就（力量、成就、特殊性）来定义自己。依赖欲望被分解为成瘾行为	我让自己（看起来）独立，关心他人
		自己的供给欲望通过秘密的享受行为得到满足
典型的恐惧	迷失自我（在一段关系中）	感到失望和气馁
驱动欲望	体验“我是重要人物”的感觉	束缚对方，赢得对方对我的好感
危机（如由心脏病导致的危机）	如果没有成就，那么我是谁？	如果没有吸引力和关怀，我是谁 / 我能得到什么？
干预选项	1. 教育，认知行为疗法：恢复行动能力，克服危机。风险：再次过度强调竞争和特殊性	鼓励关系中的自我照顾：减压和自我效能训练
		倾听、占据你自己的空间、“深情地说不”
	2. 镜像关系体验：在人际关系中找到自我，改变自我定义，培养新的自我意识（“我是你们中的一员，有自己的故事，是有价值的团队成员”）	不利因素包括：
		在男性团体中开展活动的重点是行动指导、承担关怀治疗师的角色，以及提供不稳定的关系
目的	重新找到自我，重新认识自我（价值），在爱和工作之间保持健康的平衡	自我照顾和设定边界，同时不失去融洽关系

求的（如 Bjarnason-Wehrens et al. 2007；Piepoli et al. 2016）。尽管假定团体治疗具有优势，但经验表明，在住院康复治疗之外为 CHD 女性患者建立单纯心理治疗小组往往是不现实的。然而，提高对性别特异性特征的敏感性，也有助于在日常医疗或心理治疗中与患者的接触，以及男女混合治疗小组的构思。

5.6　悲伤和压力：从发生到失控

心脏病会对患者产生相当大的心理负担。急性剧烈疼痛、呼吸急促和意识丧失会引发对死亡的恐惧，通常伴有无助感和任人摆布的感觉。超过 20% 的急性冠脉综合征患者在发作时经历了强烈的死亡焦虑和痛苦，另有 50% 的患者自诉经历过中度死亡焦虑和痛苦。在事件发生的过程中，必须或多或少地哀悼躯体完整性和基本信任的丧失，必须管理对再次发作的恐惧。患者必须接受他们身体形象的改变、工作能力的下降、持续的症状，以及可能危及生命的并发症风险。观察到的或担心的药物副作用和侵入性治疗需要付出额外的努力来调整。患者必须管理所担心的或实际发生的社会和职业角色的变化，并尽可能积极塑造这些变化。在疾病的慢性期，反复抱怨和表现下降会反复与发病前（通常非常活跃）的自我形象和生活方式发生冲突，迫使患者改变生活观念，或导致持续的、往往并不成功的、艰难的与疾病进行内部斗争（如强迫思考）或外部斗争。在这方面，心脏病对患者来说是相当大的心理负担，这在日常生活中可能比直接的身体伤害更重要。人们经常忽视的是，患者伴侣及亲属也需要进行大量的调整，他们也可能患有精神疾病，并需要帮助（参见第 5.4 和 5.6.6 部分）。

心肌梗死患者的心理创伤也被称为“自我梗死”，以表达一个事实：损伤不仅限于心肌，而是会对整个人产生影响。在人们的想象中，心脏受损与丧失活力和社交能力、性功能有关。心脏作为“生命的发动机”（迄今为止这一切都是理所当然的，通常难以察觉）似乎是健康和活力的中心，用一些患者的话来说就是“如果心脏衰竭，一切都结束了”。关于失去重要器官、心脏穿孔（而不是随时间推移能保持稳定的瘢痕）或关系密切的人患有心脏性猝死的疾病角色模型代表了恐惧的另一个来源。此时，真正的恐惧与神经性焦虑（疑病性焦虑障碍或恐惧焦虑障碍）和创伤后症状混合在一起。

5.6.1　流行病学和临床意义

心脏病引发的心理反应最初不一定具有临床意义，但每位患者都会出现，只是处理和形成的方式非常不同。其范围从大规模否认（“主要否认者”，在某些情况下，他们在心脏病发作后数天内会感觉自己的心脏完全恢复健康；参见

第 2.5 部分）到疑病性恐惧、抑郁和创伤后症状。在临床实践中，几乎不可能明确界定心理症状（尤其是否认）被视为病态的阈值。在这方面，目前还没有关于心脏病患者中可诊断的精神障碍的总体比例的可靠数据。只有抑郁症患病率的相关数据相对可靠（参见第 5.7 部分）。根据美国针对“轻度抑郁症”患病率的研究，这可能主要是一种适应障碍。如果对急性应激反应或创伤后应激障碍给予更多关注，这一比例可能会更高。因此，每 4 ~ 5 名心脏病患者中至少有 1 名可能在急性事件后受到适应障碍或应激障碍的影响。

5.6.2 临床表现

患者常表现为适应障碍，伴有短暂抑郁性反应（ICD-10 F43.20）或长期抑郁性反应（F43.21），其特征是在应激事件（包括严重的躯体疾病）后不久出现轻度抑郁症状，这不需要诊断为特定的抑郁症。

如果除抑郁症状外，焦虑症状也具有临床相关性，如焦虑性内省、在动员治疗中避免运动或因过度担心可能的副作用而拒绝服药，只要没有达到特定焦虑障碍的严重程度（参见第 5.8 部分），就可能被诊断为适应障碍伴有混合性焦虑和抑郁性反应（F43.22）。

在 ICD-10 中，适应障碍是以双重否定的方式定义的：诱发事件不符合创伤标准，且焦虑或抑郁症状未达到 ICD-10 中定义的其他疾病的严重程度。这种定义经常受到质疑，并导致 ICD-11 中对适应障碍进行重新定义。新定义主要是针对心脏病患者提出的。在这里，分为两大症状组：

- 先占观念（心理纠结）包括反复出现令人痛苦的想法、过度穷思竭虑或持续担忧应激事件
- 适应不良表现为对工作、社交生活、人际关系和休闲活动失去兴趣，注意力和睡眠也可能出现问题

ICD-11 中不再确定亚型，但研究仍在关注包括焦虑、抑郁、回避或社会行为障碍在内的伴随症状（Schroth and Köllner 2018）。例如，先占观念症状可能包括不断反思“为什么它刚刚会击中我？”，有时甚至是痛苦的穷思竭虑，或持续反复出现对病程中既往或可能发生的情况的恐惧想法，但没有达到入侵的水平。此处描述的是焦虑症和抑郁症类别中不包括的症状表现，但其在病程中经常发生，并可能对生活质量产生额外的损害。

此外，否认在最初通常是急性期的一种保护机制，防止过度焦虑及其可能导致的有害生理后果（如心动过速、血压升高）。而过度否认可能导致不适当的疾病行为和不坚持治疗，特别是在慢性病阶段。部分患者会把他们对疾病和相关限制的愤怒发泄到医生或诊疗团队身上，并做出不当的攻击行为。在这种情况下，可以诊断适应障碍伴社会行为障碍（F43.24 或 F43.25）。然而，在临床

实践中，这种诊断极少见。

在心肌梗死、心肺复苏或心脏手术后，或多或少会出现明显的创伤后应激障碍（posttraumatic stress disorder，PTSD；F43.1），这种情况并不少见，在一些研究中，其发生率高达 11%，与自然灾害后观察到的情况类似。根据 ICD-10，当个体在严重应激事件发生后的数周至数月内，在回忆、睡梦中或白天的想象里反复出现与强烈负面情绪相关的闯入性记忆（如心脏病发作）或重演（所谓的“闪回”）时，可诊断 PTSD。其他常见症状包括情绪退缩、感觉迟钝、避免可能使人想起创伤的刺激。自主神经过度兴奋的症状（如神经质和睡眠障碍）是其核心症状之一，焦虑和抑郁情绪也经常出现。与创伤后的部分症状（见于 13% ～ 20% 的患者，如自我报告问卷中的异常值）相比，全面症状更为罕见，如急性冠脉综合征后发生率为 3% ～ 5%。Vilchinsky 等（2017）对继发于心脏病的 PTSD 的特征进行了全面回顾。PTSD 主要发生于患者在有意识的情况下目睹极严重事件（如心肺复苏、一系列 ICD 电击、剧烈疼痛、极度呼吸困难），并经历死亡恐惧、脆弱和无助时。年轻患者更有可能发展为 PTSD，这可能是因为年轻时患心脏病并进行必要的适应是一种特别意想不到和剧烈的生活事件，对家庭和工作中的社会角色的干扰甚至比老年时更大。在重症监护病房长期接受机械通气治疗的患者（特别是在短暂性精神病综合征 / 谵妄后）患 PTSD 的风险也会增加。此时的决定性因素是对死亡恐惧的主观体验，而不是客观的危险。

急性应激反应（F43.0）应与 PTSD 区分开来，PTSD 通常会造成长期的巨大压力。急性应激反应在压力事件发生后立即发生，通常会导致心理症状迅速（数小时至数天内）改善，尽管症状通常相当严重。焦虑、抑郁、绝望、愤怒、过度活跃或退缩的感觉会急剧出现，但通常在 1 ～ 3 天后就很难被察觉到。

急性应激反应与几十年前经常描述的“冠心病监护病房（coronary care unit，CCU）综合征”有部分重叠，尤其是心肌梗死后，特别是心脏手术后的重症监护阶段观察到的“CCU 综合征”。然而，可以假设急性应激反应与缺氧性脑损伤或麻醉后果同时出现，这可能表现为谵妄。

在日常临床工作中，上述适应障碍和应激障碍的特征通常并不明显。通常情况下，很难将它们与健康的悲伤反应或适当的焦虑区分开来，甚至会在没有注意到向病理性障碍转变的情况下从这些反应发展而来。患者通常安静、孤僻和“随和”。相反，当焦虑普遍存在时，可能会明显感觉到患者对安全的需求增加，对心脏或全身不适的抱怨增多，并坚持进行额外或重复的诊断性检查。愤怒、攻击性和依从性差也是医患关系中经常出现的问题。有时，心脏事件后会出现创伤后症状，其入侵不仅涉及心脏事件本身。在这些情况下，心脏事件通常会重新激活可能发生在很久以前的创伤（如早期的战争或暴力经历），因此，已经缓解多年的创伤后症状可能会再次出现。另一种入侵形式通常是面向未来的（“闪影入侵”），包括突然恐惧日常生活中的严重功能限制和角色丧失、即将进行的就诊、疾病进展和疾病复发及其可能的致命后果。心悸和心率加快等心脏相关的过度觉醒症状会加剧持续的躯体威胁体验，并可能触发事件相关和面向未来的入侵，使 PTSD 慢性化［参见“enduring somatic stress model”（Edmondson 2014）］。在大多数情况下，由心脏病诱发的 PTSD 是慢性的，几乎没有自发缓解的倾向（Abbas et al. 2009）。部分患者由于心脏事件而进入退行性漩涡，持续退缩到“退休神经症”的程度。

5.6.3 诊断

对适应障碍或应激障碍的诊断（见下框）主要基于详细询问生物-心理-社会史和当前的精神病学评估结果。必须注意以上症状，并评估患者主诉的症状在多大程度上仍可被理解为移情性的适度悲伤、真实焦虑或在类型或程度上导致了与诱发事件不相称的压力。这通常需要对情绪反应的适应性进行逐步评估。适应障碍中的病理性恐惧或悲伤通常在原则上仍然可以理解，但在强度和（或）持续时间上是适应不良的。除了沮丧、抑郁情绪或焦虑，患者还会出现持续的自主神经症状，通常是睡眠障碍或认知功能障碍。应注意行为障碍，可表现为退缩、回避，以及过分纠结和要求，或攻击性行为。当患者出院或在康复门诊时，询问以下问题是有帮助的：“到目前为止，你是如何应对这种疾病的？是否有一些画面或记忆仍然困扰着你？是否有与未来有关的担忧或恐惧困扰着你？”解释性地询问这些症状是必要的，因为患者很少主动报告这些症状，这是 PTSD 典型的回避行为，患者高程度的痛苦随后会被忽视。特别是有明显急性应激反应或病程中出现极严重事件的患者，应进行系统随访。对于每一个病例，应将对应激障碍的怀疑传递给下一阶段提供后续治疗的同事。

适应障碍和应激障碍的诊断必须存在应激事件。特别是，可能危及生命的疾病的急性症状可作为严重应激事件。抑郁或焦虑症状不应达到抑郁发作或特定焦虑障碍的水平。然而，心脏病患者的特定抑郁或焦虑障碍通常是基于疾病反应性病因或诱因，因此鉴别诊断取决于临床表现的严重程度，而不是是否存在诱因。适应障碍患者通常具有人格结构的易感性［如不灵活的应对能力、长期的心理或人际冲突（既往被高绩效的理想所代偿）］。然而，这并不是强制性的前提条件。如果诱发事件足够严重，那么适应障碍，特别是应激障碍也可能发生在既往心理健康的个体中。

虽然目前没有根据 ICD-10 诊断适应障碍的具体流程，且临床印象在这里更为重要，但除了访谈外，PTSD 的诊断还可通过标准化问卷得到支持（参见第 7.2 部分）。根据 ICD-11，针对适应障碍，可使用 ADNM-20 量表（Lorenz et al. 2016）。然而，作为筛选工具，这种量表的适用范围有限（Einsle et al.

2012）。除了自我报告量表的一般诊断准确度低外，目前大多数量表工具没有明确提及心脏病是一种创伤性事件，也没有提出有关持续的躯体威胁和面向未来的入侵的感觉。在病史询问中，应注意 PTSD 典型的时间进程（即经过 30 天的潜伏期后才发病）及上述核心症状。有时，个别创伤后症状（如关于诱发事件的噩梦或自主神经过度兴奋）在焦虑症或抑郁症中也会出现。在这方面，必须根据患者的具体情况评估是创伤相关症状还是一般情感症状或焦虑症状占主导地位。

ICD-10 中的适应障碍和应激障碍

- F43.0—急性应激反应
  急性发作的明显心理症状（焦虑、抑郁、绝望、愤怒、多动或退缩），在严重应激后数小时至数天内缓解
- F43.1—创伤后应激障碍
  在发生极其严重的事件后的数周到数月，在回忆、睡梦中或白天的想象里反复出现闯入性记忆或事件重演；其他症状：睡眠障碍、焦虑和抑郁情绪、情绪退缩、感觉迟钝；避免可能使人想起创伤的刺激；过度兴奋和神经质的自主神经症状
- F43.2—适应障碍
  应激事件后的中度心理症状（通常发生在 1 个月内，持续时间不超过 6 个月）；亚型如下：
- F43.20—短暂抑郁性反应（持续时间少于 1 个月）
- F43.21—长期抑郁性反应（持续长达 2 年）
- F43.22—混合性焦虑和抑郁性反应
- F43.23—以情绪紊乱为主（如担忧、紧张、愤怒）
- F43.24—以品行障碍为主（如攻击性行为）
- F43.25—混合性情绪紊乱和品行障碍

在 ICD-11 中，急性应激反应（新编码：QE84）不再属于精神疾病，而是归类于致病性环境因素的一般后果下的特定损害或创伤性事件。适应障碍（见上文；6B43）和 PTSD（6B40）与其他诊断［如复杂创伤后应激障碍（6B41）］一起被归入特定应激相关障碍。

5.6.4　医患关系的特点

对于患者，除了患有心脏病这一本身就难以承受的想法外，承认自己还

存在心理问题或心理障碍，往往会对他们造成极大的威胁。出于这个原因，也出于羞耻，这些心理症状即使没有被彻底否认，也通常不会向外界展现。在 PTSD 的情况下，回避想起从而回避谈论创伤性事件，甚至是典型症状之一。PTSD 最初的迹象通常是生活质量下降，或因回避行为而导致的依从性问题。

在日常治疗中，那些安静、孤僻、孤独的患者会因心理负担过重（“我必须经历这一切，反正没有人能帮助我”）而不太引人注意。但是，如果患者在医患接触中出现明显的悲伤、沮丧或恐惧，医生在反向移情中经常会产生安抚患者的冲动（“你不用担心，一切都会好的”）。这种草率的回答往往在无意识中起到保护医生的作用，使他们不会过于深陷于难以承受的痛苦和死亡威胁中，因为他们在与患者的接触中也能真实地体验到这种痛苦和死亡威胁。然而，这也会导致患者最终只能独自面对自己的感受。他们关于生命、死亡和临终的生存问题的更深层次看法和表浅的相应问题（如未来的性功能）仍未得到询问和回答。将生存威胁感视为对危及生命的疾病的正常反应是有帮助的，应指出许多患者都会经历这种情况，而应对是可能的，并在必要时提供专业帮助。否则，寻求答案的患者可能会不自觉地“迫使”医生一次又一次地面对他们的疾病，如通过呈现躯体症状或不遵医嘱。然而，医生所希望的与实际问题的严肃对抗以及对核心问题的医学解答通常不是以这种方式获得的，而是通过重新检查和随后的安抚来实现。然而，患者可能会因重新接受侵入性操作而再次受到创伤，并因检查结果与实际体验的健康状况之间的差异而感到不安。

5.6.5 治疗

对患者的治疗从感知到他们的心理困扰和第一次谈话时就已经开始了，这使他们摆脱孤独（“没有人能理解我的感受”），并表明他们的悲伤、恐惧或担忧在医患关系中占有一席之地。

在初次咨询中，交流情感症状、心理症状和躯体症状（既往可能出于恐惧或否认而隐藏）已经可以产生缓解效果，医生的任务是以当下的方式接收这些信息。然而，这也需要根据患者当前的生活状况、个人经历和性格，与患者共同探讨症状的主观含义。

此外，患者通常会发现，在既往病史的框架内看到他们有能力的一面和他们的生活成就是非常有帮助的。通过这种方式，既往心理基本健康的患者能在第一次访谈中对疾病和自身有更全面的认识，并了解他们自身的能力、心理社会资源、经历的虚弱和威胁，以及由此引发的心理或心身症状。

患者可以体验到他们不是任人摆布，而是通过共同决定下一步的治疗步骤（从“共同决策”的意义上讲），成为治疗过程中的积极伙伴。这也对依从性有积极的影响。如果不进行治疗，PTSD 可慢性化并转变为抑郁发作、心境恶劣或焦虑障碍。PTSD不仅与生活质量显著降低有关，而且与心脏移植后、ICD植入后或心肌梗死后等的死亡率升高有关（Ladwig et al. 2008；Edmondson et al. 2012；Köllner 2013）。其中一个原因是，（既往存在的）PTSD常伴有其他对预后不利的精神障碍且心血管危险因素增加，后者一方面是PTSD对心血管系统的直接病理生理作用，另一方面是适应不良的补偿行为。回避行为导致的依从性差也是一个原因。因此，应建议患者进行特定的治疗。在心肌梗死后早期通过适当的紧急心理措施进行应激障碍的一级预防是一种有前景的方法（von Känel et al. 2018），但这需要在进一步的研究中验证。

重要的是利用现有资源，如既往应对疾病或生活危机的经验，这些经验可以作为当前生活状况的范例。即使在急性疾病的情况下，患者也能够利用具体的应对资源（听音乐、以前学过并有帮助的放松技巧、寻求信息、认知再评估、灵性）和有益的家庭或友谊关系，这种情况并不少见；然而，有时他们需要先得到“许可”或鼓励才能这样做。

通过详细的初步咨询确定成功应对疾病的过程并不少见。通过这种方式，轻度适应障碍可以实现广泛的正常化体验，并找到不再需要进一步治疗的疾病处理方法，临床表现为适应障碍的快速缓解。

其他患者需要保持长期的医患关系，以便在这种保护下逐渐重新定位他们的生活。这是医生进行基础心身护理的一项重要任务。例如，出院后的门诊患者再次入院是有帮助的。当然，进一步的治疗可以交由康复门诊和（或）家庭医生进行，预诊医生不仅要与他们讨论心脏病学方面的发现，还要讨论重要的心理社会问题。

特别是对于那些难以适应心脏病导致的新生活环境的患者，在团体治疗或自助小组中与其他患者接触会使他们感到充实，因为他们能感到被理解，并能与其他人分享他们的独特经历。在这种氛围中，不鼓励过度的否认或竞争，而是在必要时谨慎处理，以便为表达悲伤和对死亡的恐惧提供空间。

当出现PTSD时，建议进行专科心理治疗。认知-行为对抗治疗和眼动脱敏与再加工（eye movement desensitization and reprocessing，EMDR）的疗效已得到充分证实（Schäfer et al. 2019），而非创伤特异性治疗的作用相当小。目前尚无针对由躯体疾病或医疗干预导致的PTSD的治疗效果的对照试验。但是，仅针对心脏病患者的发现至少说明，常规的创伤治疗流程也适用于心脏病患者，且不会导致额外的风险。临床经验也表明，同样的治疗流程是有效的，并应在有证据表明对PTSD有效的医疗环境中治疗患者。如果怀疑心功能不稳定，应在对抗治疗前请心脏科医生会诊；如果有疑问，最好在住院期间进行心电图监测。据报道，针对多次ICD电击后PTSD患者的创伤治疗强化住院项目取得了积极的经验（详见Jordan et al. 2011；Peregrinova and Hamann 2017）。

如果不能通过低门槛服务得到充分治疗，适应障碍也可能成为心理治疗危机干预甚至更长时间心理治疗的指征。当然，适应障碍也可能是长期适应不良但已得到补偿的人格特质的首发症状（如为对抗抑郁而夸张地表现理想，但随着体能的下降，这种理想已经无法实现）。在这些情况下，可以通过治疗适应障碍来建立治疗关系，从而使人格问题得到解决。

同样，伴有心理症状的心脏病患者作为家庭系统紊乱的目标患者并不罕见，在家庭系统中，不仅患者本人需要治疗，其配偶、家庭成员或特定亲属也需要治疗（甚至可能是优先治疗的对象）。例如，一位 68 岁的女性心肌梗死患者患有抑郁性适应障碍，她以前几乎不能活动，当其 40 岁的女儿通过社会精神病学服务开始接受治疗时，她的适应障碍得到了显著改善。这位女儿患有严重强迫症，多年来一直与母亲住在一起，并长期拒绝接受任何治疗。母亲的适应障碍基本上是由于担心女儿将来如何更好地照顾自己，在心脏病发作之前，承担照顾女儿的责任就已经是一种慢性超负荷了。由于这些原因，应定期考虑亲属参与治疗（参见第 5.4 部分），并在有证据表明家庭或伴侣关系模式不适应的情况下，寻求亲属参与治疗。

药物治疗有助于减轻焦虑和缓解急性应激反应中的循环系统症状。苯二氮䓬类药物通常具有良好的短期疗效，尽管它们会增加后续 PTSD 的风险（Guina et al. 2015）。重要的是，应谨慎选择适应证，并始终将使用时间限制在急性期，以避免形成习惯或产生依赖。谵妄有时需要使用镇静剂，应首选无抗胆碱作用的药物（如氟哌啶醇或非典型抗精神病药）。但是，应注意这些药物可能延长 QTc 间期。抑郁性适应障碍患者常出现睡眠障碍，可短暂使用镇静催眠药（对于苯二氮䓬类药物，除了可能产生药物依赖外，还必须考虑对 PTSD 的发生可能产生的不利影响，因此必须谨慎使用），或在抑郁症状较明显的情况下，使用镇静剂或促进睡眠的抗抑郁药。然而，根据指南建议，由于抗胆碱能药物和 I 类抗心律失常药的副作用，心脏病患者应避免使用三环类抗抑郁药。相比之下，选择性 5- 羟色胺再摄取抑制剂（serotonin-selective reuptake inhibitor，SSRI）在该类患者中的研究最多，但其不能在短期内促进睡眠。在缺乏研究证据的情况下，从临床角度看，最可能的选择是在夜间给予米氮平 7.5 ～ 30 mg，同时监测心电图和实验室检查。此外，还可选择阿戈美拉汀（初始剂量 25 mg）。如果适应障碍发展为更严重的抑郁症，则首选 SSRI（参见第 5.7 部分）。由于相互作用最有利且副作用少，舍曲林目前被认为是心脏病患者的首选药物（Albus et al 2018）。对于 PTSD 患者，精神药物（如 SSRI）最多仅能发挥辅助作用（如治疗共病抑郁症），但不能取代心理治疗（Schäfer et al. 2019）。

5.6.6 家庭成员的负担（参见第 5.4 部分）

虽然最初只有患者才是科学界关注的焦点，但一段时间以来，特别是在高科技医学领域出现侵入性手术之后，亲属表现出比患者本身更高的压力水平和 PTSD 患病率。例如，Dew 等（2004）发现，在心脏移植患者的家庭照顾者中，22.5% 患 PTSD, 34.5% 患适应障碍。一项针对人工心脏移植后的随访研究显示，患者中没有出现 PTSD（共 36 例男性患者, 2 例女性患者），但 27% 的伴侣（共 26 例女性伴侣，1 例男性伴侣）患有 PTSD。在心律失常患者的伴侣中，焦虑、抑郁和适应障碍的患病率升高。因此，在长期护理慢性病患者期间，甚至在目睹重大事件（如心肺复苏、移植）或患者死亡后，单独询问亲属的精神状态，并在必要时向他们提供支持，是非常有意义的。

5.7 抑郁症

合并抑郁症在心脏病患者中很常见（Herrmann-Lingen and Buss 2002）。尽管抑郁症对病程有显著影响，但往往未被识别或治疗。然而，在常规躯体检查时早期发现抑郁症是有可能的。心脏康复措施、运动训练和基础心身护理有助于抑郁症的治疗。抗抑郁药和（或）专科心理治疗通常是必要的，在每种情况下都要考虑到心脏病患者的特殊性。

5.7.1 流行病学和临床意义

根据疾病的情况和严重程度，高达 50% 的心脏病患者存在抑郁情绪，女性报告的平均抑郁症状负担高于男性。在心肌梗死后早期，15% ～ 20% 的患者会出现重型抑郁障碍。近期的一项荟萃分析（Ladwig et al. 2018）甚至发现，在心肌梗死后的不同时期，抑郁症的平均比例为 24%，虽然急性期住院患者的抑郁症发生率（20%）略低于康复期患者（28%）。部分患者在心肌梗死前就已患有抑郁症。目前已经证实（Rugulies 2002；Wulsin and Singal 2003；Nicholson et al. 2006），抑郁症会使仍然健康的患者发生首次冠状动脉事件的风险增加约两倍，因此是一个与吸烟类似的危险因素。然而，即使是轻度抑郁症状也可显著增加冠状动脉疾病风险，其效应约等于被动吸烟。在心肌梗死患者中，这种轻度抑郁症状与更严重的抑郁症状一样常见。即使对于已知患有心脏病的患者，这些较轻的抑郁症状也会显著增加中期死亡风险。这可以通过抑郁症的行为效应和生理效应来解释：

伴有抑郁症的心脏病患者比非抑郁症患者更难积极采取康复措施和危险因

素控制。在心理生理自我调节方面，冠状动脉风险行为往往发挥着重要的抗抑郁作用。众所周知，烟草烟雾（尤其是尼古丁）具有抗抑郁作用，因此抗抑郁药安非他酮被纳入戒烟治疗作为替代药物。暴食和营养不良通常也具有抗抑郁功能（“情绪性进食”）。此外，抑郁症患者内驱力抑制和消极的世界观阻碍了采取促进健康措施（包括运动和坚持服药）的动力。

在生理学上，抑郁症不仅表现在大脑中，还表现在许多器官系统中，并导致与心血管疾病发病机制相关的各种变化（自主神经平衡紊乱，如心率变异性降低，从而更易出现心律失常；凝血活化，增加血栓形成的风险；应激激素轴改变；炎症反应，导致斑块不稳定和全身性炎症反应；内皮功能障碍，导致后负荷增大和灌注减少 / 缺血）。此外，抑郁情绪对于患者的疾病体验、生活质量、医疗服务的利用和残疾问题非常重要。

患者主观感受到的抑郁通常比可测量的心脏改变更难以承受。因此，相比于无抑郁症的心脏病患者，伴有抑郁症的心脏病患者报告的心脏主诉显著增多，生活质量明显下降。因此，他们使用了更多的医疗服务。潜在的抑郁状态通常没有被识别出来，而是开始进行躯体检查（可能反复进行），却没有任何突破性的发现。这在治疗上毫无意义，有时还会导致不恰当的（甚至是侵入性的）治疗尝试，并会强化患者与心脏相关的恐惧和经历的局限性。这也会产生较多医疗费用。

心理适应不良（特别是抑郁和焦虑）是导致心脏病患者提前退休的主要原因。据早期估计，约 1/2 的心脏病患者提前退休的原因并非器官损伤，而是其心理状况。

与心脏科医生普遍认为的相反，若不经过进一步的治疗，患者的抑郁症不会自发恢复（Herrmann-Lingen and Buss 2002）。约 50% 的抑郁症确实能通过有效的急性心脏病治疗和康复治疗得到改善。对预后有利的因素可能是较低的抑郁症严重程度（从抑郁性适应障碍的意义上讲）及良好的社交能力和社会支持。然而，目前尚不能明确预测哪些患者仅依靠躯体治疗和一般医疗管理就能克服抑郁症，以及哪些患者需要特定的抑郁症治疗服务。据统计，在疾病的慢性过程中，抑郁症状会增加，特别是随着心力衰竭的加重和手术治疗的临近。在心脏病发作后，高达 20% 的患者最初没有抑郁症，但在后期出现抑郁问题。

一方面，具有适应不良人格特征的患者（如 D 型人格）和在急性期已经潜移默化地增加了抑郁情绪的患者可能出现这种情况。另一方面，情境因素，如从“受保护的”医院环境回到日常生活后最初的否认消失、日常麻烦或过度要求、经历功能下降及焦虑的伴侣和家庭成员的过度保护，都会导致抑郁性失代偿（“返乡抑郁症”）。

这表明，如果有证据提示患者存在心理社会冲突和（或）持续的抑郁情绪，则应尽早识别抑郁症患者，并提供特定治疗。然而，即使是最初没有抑郁症的患者，也应始终考虑在治疗过程中新出现（或再次出现）抑郁症的可能性。

5.7.2 临床表现

根据 ICD-10，抑郁症的主要症状是情绪低落、缺乏兴趣和愉悦感，以及驱动力减弱。患者的疲劳感增加，活动受限。轻微活动即可出现明显的疲劳。通常合并睡眠障碍、食欲减退或偶尔增加。自尊和自信通常受损。即使是轻度抑郁症患者，也会产生内疚感或无价值感。抑郁情绪每天变化不大，对生活环境反应迟钝，可能伴有躯体症状（早醒、晨起情绪低落、精神运动性抑制或激越、食欲缺乏、体重下降、性欲减退）。特别是合并躯体疾病时，通常很难将抑郁症的躯体症状与躯体疾病症状区分开来。CHD 患者常出现的活力衰竭（一种异常疲劳、易怒、缺乏精力和意志消沉的状态）也与抑郁症有相当大的重叠，很难明确鉴别。特别是在严重抑郁发作时，还可能出现妄想症状（如内疚妄想或罪恶妄想）和自杀倾向。

根据目前的分类系统（如 ICD-10、ICD-11），不同类型的抑郁障碍主要基于描述性特征（抑郁症状的数量和严重程度、日常生活中功能损害的程度、疾病持续时间、单次或反复发作）来划分。不同严重程度的鉴别诊断流程可参考德国国家卫生保健指南单相抑郁症（DGPPN et al. 2015）等。ICD-10 仅对适应障碍做出了病因假设，即患者在发病前有足够严重的应激（如患者自身的严重疾病）（参见第 5.6 部分）。然而，存在诱发应激的情况并不一定会诊断（抑郁性）适应障碍，但也与更具体的抑郁症诊断相当吻合，其诊断通常以更严重的症状（抑郁发作）或更长的病程（心境恶劣）为前提。对于抑郁障碍，通常认为存在不同因素的组合，每位患者中单个因素的权重各不相同。重要的因素包括遗传倾向（如控制 5- 羟色胺代谢的基因的多态性），人格特质（如不安全依恋、D 型人格），生理易感性因素（如促肾上腺皮质激素应激轴失代偿和炎症反应），心理社会环境因素（如当前的冲突和其他应激源、缺乏社会支持）和疾病特有的压力（躯体症状和功能损害、对药物治疗的反应）。关于心肌梗死后抑郁症的心理动力学概念可参见第 8.7 部分。

具体来说，ICD-10 主要区分了抑郁症的不同类型（见下框）。ICD-11 也基本采用了这一分类方法。

5.7.3 诊断

根据 ICD-10（见下框），应在诊断性访谈（基于是否存在上述抑郁症状）的基础上做出诊断。然而，抑郁性适应障碍和轻度抑郁发作通常很难鉴别，而且与治疗几乎无关。同样，心境恶劣的发展可能直接源于长期的抑郁反应。目前尚无关于心脏病患者不同抑郁障碍的相对概率的可靠数据。然而，经验表明，适应障碍和轻度抑郁发作的患者人数最多。

其他抑郁相关临床特征（如器质性情感障碍、双相障碍中的抑郁发作）在心脏病患者中相对少见（Bankier et al. 2004）。然而，在心肺复苏或心脏手术后的器质性精神综合征中，抑郁症状偶尔会在临床上表现突出。心脏病患者有时也可在人格障碍或惊恐障碍的基础上出现抑郁症状。

分类诊断通常需要进行详细且耗时的心理诊断性访谈，此外，在许多情况下（如进行筛查和随访记录），使用维度自我评定或观察者评定量表也被证明是有用的。它们反映了抑郁症状负担的程度，但无法做出具体诊断（参见第 7.2 部分）。由于 ICD 诊断和抑郁症评定量表提供的病因关系、应对资源或特定治疗策略的信息很少，仔细询问生物-心理-社会既往史通常比准确询问 ICD 诊断标准更为重要。在病史访谈中，根据筛选问题可确定是否存在抑郁障碍。

根据 ICD-10 的抑郁症类型

F32	抑郁发作
F32.0	轻度抑郁发作
F32.1	中度抑郁发作
F32.2	不伴有精神病性症状的重度抑郁发作
F32.3	伴有精神病性症状的重度抑郁发作
F33.0	复发性抑郁障碍，目前为轻度发作
F33.1	复发性抑郁障碍，目前为中度发作
F33.2	复发性抑郁障碍，目前为不伴有精神病性症状的重度发作
F33.3	复发性抑郁障碍，目前为伴有精神病性症状的重度发作
F34.1	心境恶劣
F41.2	混合性焦虑和抑郁障碍
F43.2	适应障碍
F43.20	适应障碍伴有短暂抑郁反应
F43.21	适应障碍伴有长期抑郁反应
F43.21	适应障碍伴有焦虑抑郁反应
F06.3	器质性情感障碍
F31.3	双相障碍，目前为轻度或中度抑郁发作
F31.4	双相障碍，目前为不伴有精神病性症状的重度抑郁发作
F31.5	双相障碍，目前为伴有精神病性症状的重度抑郁发作

针对抑郁症的筛查问题（Whooley et al. 1997）如下：

- 在过去的 1 个月里，你是否经常感到情绪低落、沮丧或绝望？
- 在过去的 1 个月里，你是否经常感到兴趣减退或不快乐？

　→ 如果以上 2 个问题均回答“不是”：96% 没有抑郁症

　→ 如果至少有 1 个问题回答“是”：50% 患抑郁症

问卷筛查亦可提供初步诊断指征。然后，通常须由专科医生或心理治疗师做进一步的访谈诊断，特别是怀疑有自杀倾向或重度抑郁发作时。但是，如果是首次出现轻度抑郁障碍或适应障碍且无自杀倾向，更明确的诊断最初往往对治疗没有影响，对于根据患者的具体情况迅速制订治疗方案来说也是次要的。

5.7.4　医患关系的特点

常规心脏病学

在常规心脏病护理中，绝大多数抑郁症患者未被诊断。合并抑郁症的心脏病患者通常沉默寡言、不显眼，在查房时通常不会主动报告心理症状。他们（和医生）通常把缺乏驱动力与心脏相关的虚弱混为一谈。由最初非常频繁而真实的恐惧，以及心脏事件后基本适当的哀悼反应，到抑郁情绪的转变，往往会被忽视或被认为是“事件的正常进程”。除了否认的倾向外，尤其是心肌梗死患者，因自身经历的虚弱而产生的羞耻感也是一个原因。特别是具有高绩效导向（部分表现为与他人竞争）的患者，很难承受这种虚弱和对医生和护理人员的依赖。他们通过活动（床边的笔记本电脑、匆忙的自我动员），对护士的性暗示和表现出幸福感中寻求慰藉，因此仍然独自面对恐惧、悲伤和随之而来的抑郁。这也是因为他们不想“不必要地”给亲属增加负担，他们自己也很害怕。

心脏病患者通常很受欢迎，因为他们表面上很幽默且不太抱怨，这也可能使医生忽视其潜在的恐惧和抑郁。但是，即使是已经表现出来的抑郁也常被误解为单纯的沉默。因此，一般建议在急性期治疗时就对所有心脏病患者进行简短的筛查问卷调查，以记录最常见的心理症状和心理社会问题，最迟在康复治疗开始时进行，并在后续治疗过程中不定期进行筛查，任何阳性筛查结果都需要进行讨论。其目的是提供整体治疗，不仅考虑疾病的躯体和行为影响，还要考虑情感维度。即使是有条理地与患者沟通阳性筛查结果，也可能鼓励患者主动寻求进一步的帮助。此外，研究表明，没有后续行动后果的筛查是无用的。

关于患者健康状况的严肃问题应在查房中占据重要位置。重要的是要倾听患者的回答，并注意听那些往往被隐藏的谈及抑郁情绪的细微之处。“还可以”或“其实挺好的”通常意味着“我正在努力不让自己失望，但基本上我感觉不好”。从面部表情沮丧、精神紧张、食欲缺乏和动员过程缺乏合作中可以获得重要的迹象。在谈话中还应仔细了解护理人员根据要求报告或观察到的睡眠障碍情况。通常情况下，查房或在初次接诊并不能为深入探讨提供合适的框架。在任何情况下，患者都应被告知医生已经注意到他们的问题，并认真对待它。为了强调这一点，可以立即提出并安排下一次预约，以便进行详细讨论。

在接下来的访谈中，应详细询问精神症状和躯体症状，并在扩展的生物-心理-社会既往史中进行分类。轻度抑郁性适应障碍患者会感受到，仅是病史访谈和共同回顾生活成就所提供的高度关注，就已经给了他们相当大的鼓励，是他们走出抑郁危机的第一步。如果这些患者在心脏事件之前是心理健康的，那么通过这种方式建立的有益的医患关系、在就诊期间进行简短的持续讨论，并利用生活环境中的自身心理资源和心理社会资源，通常足以成功应对这些事件。对于中度及以上抑郁发作的患者，CHD 患者可根据现行指南建议使用抗抑郁药（参见第 5.7.5 部分）来作为支持性治疗。然而，对于心力衰竭患者，两项大型随机试验未能证实抗抑郁药的疗效（O’Connor et al. 2010；Angermann et al. 2016）。

在急性治疗阶段之后，不加判断地使用镇静剂或催眠药是有问题的，因为这些药物可能掩盖焦虑和抑郁症状，使抑郁症更难被识别，而它们没有足够的抗抑郁作用。

如果存在更明显的、反复或持续的抑郁症和（或）相关心理社会应激源或内心冲突，则需要进一步治疗。这应该理所当然地向患者提供或建议，就像治疗其他合并症（如糖尿病、高血压或肺炎）一样。患者是否愿意接受建议并视为积极治疗的机会的决定性因素是医生向他们提出建议时的态度。许多患者对医生“推开”他们的潜在冲动非常敏感，即使只是因为他们“棘手的”心理问题。这很容易导致拒绝医生的建议和心理纠结，以及可能出现躯体化行为，其目的（通常是无意识的）是不想失去作为照护者的医生。因此，在进一步的治疗过程中，心脏不适或无法从生理学角度充分解释的非特异性躯体症状也应引起医生的注意，并借此机会讨论可能存在的病理恐惧或抑郁症征兆。

与其他共病一样，医生们的任务是在其能力和资源范围内对共病抑郁症进行治疗，或以会诊或转诊的方式将患者介绍给合适的专科医生或心理治疗师。不言而喻，应事先与患者讨论，并在提供适当信息和征得患者同意后进行，除了极少数发生急性自我伤害的患者。在这种情况下，患者不会感到“因为精神疾病或类似疾病而被分流”非常重要。相反，应向他们明确指出，医疗责任仍然由以前的医生承担，医生仍然是联系人，但他们不具备解决特定问题的资质或资源，因此寻求合适的同事支持。这也可以成为一种模式，让患者接受自己的局限性，并在必要时寻求帮助，如在工作负担过重时。

在心理诊断、教育和治疗方面

在过去，心脏病患者通常被认为很难接受心理治疗。事实上，患有抑郁症的心脏病患者通常不愿被额外诊断为精神障碍。即使是让他们认识到必须与潜在致命的心脏病共存，也往往很难传达；但是，如果器质性疾病仍然被认为是既往（尽管被夸大了）愿意努力工作的“光荣”后果，那么承认与抑郁症诊断相关的弱点和偏离常规则侵犯了许多患者自我形象的核心方面。因此，应该让患者明确认识到，精神压力是心脏病的正常后果，抑郁症不是性格弱点，而是一种常见且容易治疗的疾病，减少由抑郁症引起的额外压力对于保护心脏非常重要，从而消除患者对自己现在也会“发疯”的潜意识恐惧。

这也有助于患者感到他们在心理或心身讨论中被认真对待，同时医生也会询问他们心脏病的细节，这通常是他们最关心的问题。遗憾的是，在与治疗躯体疾病的医生的讨论中，患者没有体验或理解其躯体疾病和治疗的核心方面，因此在面临改变其生活多个方面的任务时，他们会相对无助，这种情况是常规而不是例外。当然，访谈时可以（而且通常是必须）讨论这个问题；然而，如果开放性问题不仅能被理解，而且能被立即回答，患者通常会感到极大的宽慰。在这里，心理治疗师或心身医学科医生面临的问题是，在心理诊断或心理治疗的情况下，他们希望和能够实际给予多少信息。一般来说，重要的是在解释无助和以解决方案为导向的方式回答问题之间找到平衡点。因此，问题在于接受情况的真实部分，并在真实的层面上提供帮助，而不是忽视原发性或继发性神经症或躯体化问题，甚至通过夸张的表达方式来强化这些问题。

经常遇到的问题是，被患者详细的心脏病相关问题弄得焦头烂额或与治疗躯体疾病的医生争论最佳躯体治疗。这里唯一能给出的建议是，将具体问题交给心脏病专科医生或全科医生，并与他们保持良好的交流（参见下文和第 8.7 部分）。然而，这并不能取代对心脏病患者最重要的躯体问题的充分了解。这些知识往往是得到患者信任的关键，患者（通常是在其职业生涯中第一次）会感到自己作为一个完整的人被接受，并承受着精神痛苦和躯体痛苦，只有这样才能参与抑郁症的治疗。

在心理治疗中，与其他抑郁症患者一样，合并抑郁症的心脏病患者通常会产生关怀性反向移情和明显的无助感。他们一方面是抱怨和对护理的高要求，另一方面是贬低和拒绝有益的关系提供的建议，这可能会导致治疗师的挫折感和攻击性冲动。尽管积极的治疗态度通常是必要和明智的，至少在抑郁症的急性治疗阶段，但必须注意不要以未经反思的方式（如夸张的表达方式）表现出攻击性反向移情冲动，而是在一定程度上与患者一起忍受无助感和存在的不确定性。

5.7.5 治疗

根据相关指南（如 DGPPN et al. 2015），抑郁症的特异性治疗（同样适用于 CHD 患者）是基于心理治疗和抗抑郁药物治疗这两大支柱。以下心理治疗方法已被证明对抑郁症有效：

- 认知行为疗法（cognitive behavioural therapy，CBT）
- 人际心理治疗
- 短期心理动力学治疗

有证据表明，CBT 对患有抑郁症的心脏病患者有效，尽管报告的疗效比其他抑郁症患者组弱（参见第 8.7 部分）。在一项随机对照试验中，对照组也接受了心理治疗师的每周治疗，但人际心理治疗的早期阳性试验结果未能得到证实（Lespérance et al. 2007）。相反，虽然心理动力学治疗在德语国家常被用于这种适应证，但只有第一项针对患有抑郁症的心脏病患者的大型全国性多中心研究（SPIRR-CAD；Herrmann-Lingen et al. 2016；Söllner et al. 2018）显示其有效。目前尚无数据显示基础心身护理在这些患者中的作用。然而，特别是对于抑郁症状较轻但没有进一步心理治疗动机的患者来说，该治疗可能发挥重要作用。近期的几项研究表明，由心理治疗师或护士与患有抑郁症的心脏病患者定期进行低频谈话具有明显的效果，这间接证明了谈话的有效性。

对于中度以上和（或）复发性抑郁症的患者，应考虑使用抗抑郁药。虽然抗抑郁药对合并轻度抑郁症的心脏病患者没有明显的疗效，但中重度抑郁症患者似乎可获益于抗抑郁药，至少在定期就诊的同时可以获益。但是，其效果不会很显著。

由于其副作用特点更有利，目前首选 SSRI，特别是药物相互作用潜力低的 SSRI（如西酞普兰 / 艾司西酞普兰、舍曲林），因为它们与心脏药物的相互作用小于氟西汀和帕罗西汀等。在大多数研究中，SSRI 没有心脏副作用，并可能通过抑制血小板功能，在抗抑郁作用之外发挥有益心脏的作用。然而，近期证据表明，联用 SSRI 和双重抗血小板治疗的 CHD 患者的出血风险增加，应在治疗期间考虑这一点。必须注意关于西酞普兰和艾司西酞普兰的警告，其可导致 QT 间期延长和危及生命的心律失常（尖端扭转型室性心动过速）。因此，老年患者，特别是心力衰竭或急性心肌梗死后的患者，在使用这些药物时应受到限制。根据目前的认知，心脏病患者的首选 SSRI 是活性物质舍曲林，根据新研究结果（Kim et al. 2018），可能还包括艾司西酞普兰。

三环类抗抑郁药不应用于心脏病患者，因为它们具有不利的心脏副作用（抗胆碱能作用和Ⅰ类抗心律失常作用），且多项大型观察性研究显示其与心脏事件发生率升高相关。

根据临床经验，具有促睡眠作用的米氮平也可用于治疗抑郁症，根据初步研究结果，心脏病患者似乎对米氮平耐受良好（除经常出现体重增加），但其对心脏病的疗效，以及有时用于心脏病患者的其他抗抑郁药（如文拉法辛、阿戈美拉汀）的疗效，仍缺乏经验证据。

多项研究表明，非特异性康复措施、压力管理训练和运动治疗或体能训练也有助于减少抑郁症的加重；然而，这些措施通常不足以作为抑郁症的唯一治疗。

相比之下，在过去10年中，主要来自美国的几项研究利用协作干预治疗CHD患者的抑郁症状，取得了良好的效果（如Rollmanet al. 2009；Katon et al. 2010；Davidson et al. 2010，2013；Huffman et al. 2014）。在每项研究中，应考虑到患者的治疗偏好，采用定期讨论的方式，与患者共同决策，从而确定抑郁症的治疗方案，并在治疗过程中定期评估其效果。根据不同研究，患者会定期与护士或心理治疗师讨论，以获得自助支持，辅以阅读治疗（有针对性地阅读抑郁症自助书籍中的特定章节）或简短的问题-解决治疗。在美国医疗保健系统的条件下（心理治疗不是许多保险公司的标准福利），仅有少数患者接受更深入的心理治疗，且只有一小部分患者希望接受抗抑郁药物治疗（或对现有药物进行有针对性的调整）。在定期讨论中，还应与部分患者讨论减少心血管危险因素的问题。所有患者均应定期与多学科团队进行讨论，主治全科医生定期接收关于治疗过程和药物建议的反馈。在所有提到的研究中，患者的抑郁症状均显著改善。此外，部分患者的心血管危险因素和疾病的躯体症状方面也有所改善。这些研究结果也为德语国家提供了具有吸引力的模式，但在德国卫生保健系统的条件下，其有效性尚未得到证实（参见第8.7部分）。

5.8　焦虑症

鉴于心脏的重要性，心脏病通常会引起患者及其亲属的恐惧，这种恐惧最初预示着真实的危险，对及时寻求医疗帮助等至关重要。然而，即使是真实的恐惧也会给心脏病患者及其社会关系（包括医患关系）带来相当大的额外负担。任何原因引起的焦虑症都会通过伴随的自主神经反应而增加心血管系统的负担。由此导致的心率加快、血压升高和心律失常倾向会进一步加剧急性焦虑症，形成恶性循环。在器质性心脏病的情况下，如果心脏状况不稳定，这种恶性循环可能影响预后，如导致严重心律失常、缺血或泵功能障碍。然而，总体而言，在哪些心脏病患者中共病焦虑症与远期死亡率升高相关仍然是一个未解决的问题。多项荟萃分析研究了 CHD 或心肌梗死后患者焦虑症状或焦虑症增加的预后意义。在某些情况下，焦虑症患者的心脏事件发生率略有升高（Roest et al. 2010；Celano et al. 2015）。然而，研究结果并不一致：一方面，CHD 患者合并任何明确的焦虑症均未显示出明显的风险增加（Tully et al. 2014）。另一方面，在对可能的混杂变量进行统计学控制后，观察到的焦虑症对心脏预后的影响在很大程度上无法得到证实（Celano et al. 2015）。一些研究甚至显示出焦虑在普通人群（Mykletun et al. 2007）和冠状动脉介入治疗后的 CHD 患者（Meyer et al. 2015）中的保护性效应。研究结果的异质性可能可以通过焦虑和心脏病严重程度的相互作用来解释：在一项大型观察性研究中，对于无 CHD 证据或 CHD 病情稳定但无心肌梗死病史的患者，焦虑与预后较好相关，而仅在心肌梗死后伴有泵功能显著下降的患者中，焦虑与预后较差有关（Meyer et al. 2010）。

即使在惊恐发作时，大多数情况下也不会出现危及生命的心率加快和血压升高。向焦虑症患者强调这一点非常重要，否则他们可能会因为对焦虑产生恐惧而使症状慢性化（Köllner et al. 2011）。此外，焦虑发作偶尔会使先前受损的心血管系统出现心律失常和高血压危象（可能触发心脏失代偿或急性冠脉综合征），因此必须认真对待和充分治疗。特别是患者和医生经常存在的不确定性，使焦虑症成为心脏病学的核心鉴别诊断问题。

持续的焦虑会产生非常不利的影响，因为它会影响患者行为，如导致夸大的保护态度，避免有意义的身体检查（如性功能）和职业活动，从而对生活质量产生负面影响。因此，最初真实的恐惧会在疾病过程中变得功能失调，成为一种由心脏病引起的独立的继发性焦虑症。此外，在心脏病学诊断中发现，无器质性疾病的患者的焦虑症是功能性心脏病的主要原因（参见第 6.1 部分）。在日常生活中，通常很难区分功能性心脏病患者的躯体形式障碍和焦虑症。一般来说，焦虑症更关注焦虑的感觉，而躯体形式障碍则更关注躯体症状。然而，由于患者常以不同的强度描述这两种症状，因此很难鉴别焦虑症和躯体形式障碍（参见第 6.1 部分）。目前尚不能确定 ICD-11 将在多大程度上在实践中更准确地描述这些疾病。既往存在的焦虑症最终可能与心脏病长期共存，并阻碍疾病管理。

5.8.1 流行病学和临床意义

恐惧的程度在一定程度上随着所受威胁的强度而变化。因此，对死亡的恐惧是心肌梗死的典型症状之一。在心脏病发作的急性治疗阶段，在进行电生理检查或心导管检查、冠状动脉介入治疗或心脏手术等侵入性操作之前，恐惧很常见。在高达 50% 的患者中，恐惧在短时间内可达到临床相关水平，因此临时镇静剂长期以来是常规心肌梗死治疗的一部分。在接下来的治疗过程中，约 20% 的心脏病患者在问卷调查中的焦虑评分较高。

一项关于 CHD 患者中诊断焦虑症的比例的荟萃分析（Tully et al. 2014）显示，总体而言，15.5% 的患者（至少）患有 1 种焦虑症，且通常伴有抑郁症。

焦虑症常被误以为是反复发作的心脏不适，尤其是在已知患有心脏病的患者中，并可能导致频繁的重复体检。因此，报告的数字可能低估了真实的患病率。在反复面对主观感受到的、可能是真实的疾病威胁的患者（如反复出现心律失常或 ICD 电击）中，焦虑症的发病率较高。此外，在心脏病诊断中发现，没有器质性病变的心脏病患者的焦虑症患病率较高。

5.8.2　临床表现

除了真正的焦虑症和作为多种精神障碍症状的焦虑外，还可以区分出多种形式的独立焦虑症。ICD-10 首次区分了恐怖障碍和其他焦虑症（见下框）：恐怖障碍的特征是在特定情况下反复出现焦虑。在这些情况下，通常会出现严重恐惧，并伴随剧烈的自主神经反应，如心悸、呼吸急促、颤抖、出汗、胃肠道不适等。在焦虑发作的间歇期，患者会担心再次发生焦虑发作，从而回避诱发焦虑的情境。如果引起焦虑的情境是家庭以外的活动（如广场恐惧症）或人群（如社交恐惧症），这可能导致广泛的退缩行为。因此，生活和自尊均会受到影响，从而在焦虑症状的基础上出现抑郁症状，或焦虑症转化为抑郁发作。心脏恐惧症（也可能是继发性心脏恐惧症）是一个特殊情况。在这种情况下，恐惧症的发作是由对自己心跳的感知引发。在惊恐障碍中，伴有躯体症状（通常与心脏有关）的剧烈的焦虑发作也会独立于特定的诱发因素而发生，并导致患者对恐惧的明显恐惧。此外，在广泛性焦虑症中，重点是自由浮动性焦虑或过度担忧生活各个方面的倾向，以及持续升高的心理-自主神经张力水平。根据 Tully 等（2014）的荟萃分析，惊恐障碍（根据 DSM- Ⅳ诊断）占 3.4%，广场恐惧症占 3.2%，广泛性焦虑症占 6.8%，社交恐惧症占 4.6%，强迫症占 1.8%，特定恐惧症占 4.3%。

在 ICD-10 中，与心脏有关的特定恐惧没有专门的类别。如果存在器质性疾病，则不能归类为疑病症。在这方面，将其归类为特定恐惧症（F40.2）或其他恐怖障碍（F40.8）更合适，因为具有情境回避行为的症状符合恐怖障碍。

ICD-10[a] 中的主要焦虑症

F40.0	广场恐惧症
F40.00	不伴有惊恐障碍
F40.01	伴有惊恐障碍
F40.1	社交恐惧症
F40.2	特定恐惧症
F40.8	其他恐怖障碍
F41.0	惊恐障碍
F41.1	广泛性焦虑症

[a] 上述焦虑症在 ICD-11 中有新的编码，但基本没有变化。

5.8.3 诊断

病理性焦虑症状可见于许多精神障碍中。然而，明显的或报告的焦虑最初并不是病理性的。但是，这种焦虑应被注意并讨论。应在病史访谈中明确询问焦虑症状。除了焦虑的心理感受（通常被患者否认或归咎于躯体原因），一般的内心不安和紧张也可能提示存在焦虑问题。特别是对于焦虑症患者，可以从医生自身的反向移情中获得重要的鉴别诊断信息：焦虑症患者通常表现出纠结、痛苦，然后会引起愤怒或自身的恐惧，如担心自己忽略了严重的发现。其他患者则可表现为因恐惧而吓呆、胆小和退缩。然而，男性惊恐发作患者也可能倾向于完全分离他们的恐惧，只经历躯体症状（所谓的非恐惧性惊恐发作），并积极要求对其进行侵入性诊断性检查。

为了诊断特定的焦虑症，重要的是要询问焦虑的发生和诱发情况，并区分伴有或多或少的无症状间歇期的惊恐发作和慢性焦虑症加重。区分单个焦虑症的关键问题包括：

- 你是否经常因为害怕（再次）心脏病发作而痛苦，导致生活受限？（心脏恐惧症：重点是与心脏有关的焦虑发作，随后回避可能导致心率加快的活动；疑病症：重点是对自己未来患病风险的焦虑关注）
- 你是否患有焦虑症，特别是在感到呼吸困难或难以离开的地方或环境中（如就诊时）？你是否避免去这些地方？（如人群、拥挤的商店、公共交通工具、电梯；广场恐惧症）
- 你是否经常突然感到恐慌？（惊恐障碍）
- 你是否避免在陌生人面前说话？或经常害怕让自己难堪？（社交恐惧症）
- 你是否每天花很多时间过度担心很多事情？（广泛性焦虑症）

标准化的观察者评分和多种有效的自我评估工具可用于量化焦虑症状（参见第 7.2 部分）。然而，这些工具本身并不能做出诊断。德语版心脏焦虑问卷是在代表性人群样本上进行标准化的，专门用于记录心脏相关焦虑（Fischer et al. 2012）。

原则上，只有当焦虑本身的严重程度及其对日常生活的影响与真实的威胁不成比例，且焦虑不仅仅是短暂的情况时，才能做出焦虑症的特定诊断。

5.8.4　医患关系的特点

如上所述，焦虑症患者的焦虑、纠结或强迫行为会引发愤怒和负担过重的感觉，以及医生自身的恐惧，如担心误诊或治疗失误（及其背后的失败或自身死亡）。通过安排不必要的、可能有风险的检查和治疗来安抚［和（或）“惩罚”］患者和（或）减轻自己的良心负担，从而使烦恼和不安全感交织在一起。这往往会导致焦虑、功能性心脏病主诉、重复检查（如心电图、心导管检查）和治疗（如冠状动脉介入治疗）的恶性循环（参见第 6.1 部分）。此外，不应不加批判地安抚患者，因为这样会让他们感觉真实的焦虑程度没有被认真对待，并且心脏状况恶化（如不稳定型心绞痛）也可能被错误地归类为（已知的）焦虑症的症状，因此没有得到充分的治疗。重要的是要接受患者的焦虑，明确诊断其真实的组成部分，并提供帮助，以克服病理性焦虑。

5.8.5　治疗

治疗开始时，医生会与患者讨论可能产生的恐惧。这能使焦虑具体化（既往只能通过自主神经反应而模糊地感受焦虑），从而使其更易控制。当用“焦虑”这个词来命名患者症状时，他们偶尔会感到惊讶。患者通常会欣然接受，因为他们深受焦虑之苦，但由于羞耻或情感分化能力差而不喜欢或无法主动说出焦虑。还有一些患者最初拒绝接受“焦虑”这个词，并试图保持冷静。对于这些患者，可以选择“紧张”或“内心紧张”进行讨论。

坦率地询问焦虑，就像这是心脏病患者常见的症状一样（必要时也可以明确告知患者），从而消除焦虑的威胁性。通过这种方式，患者可以认识到恐惧绝非罕见，从而不将其作为命运的沉重打击或危重疾病的预兆。同时，他们还能了解到，额外的“病耻感”意味着他们既不是找不到同伴的特殊患者，也不会因为心脏病和焦虑症的双重威胁而在医患接触中孤立无援。这可以让情况变得正常一些，使其更容易控制。惊恐发作被认为危险性很高，因为它们是在没有任何明显外部原因的情况下突然发生，从患者的角度看，这显然与心理诱因相悖。惊恐恶性循环的心理生理学概念（Margraf and Schneider 1990）已被证明对患者的教育和培训是有用的（图 5.1）。

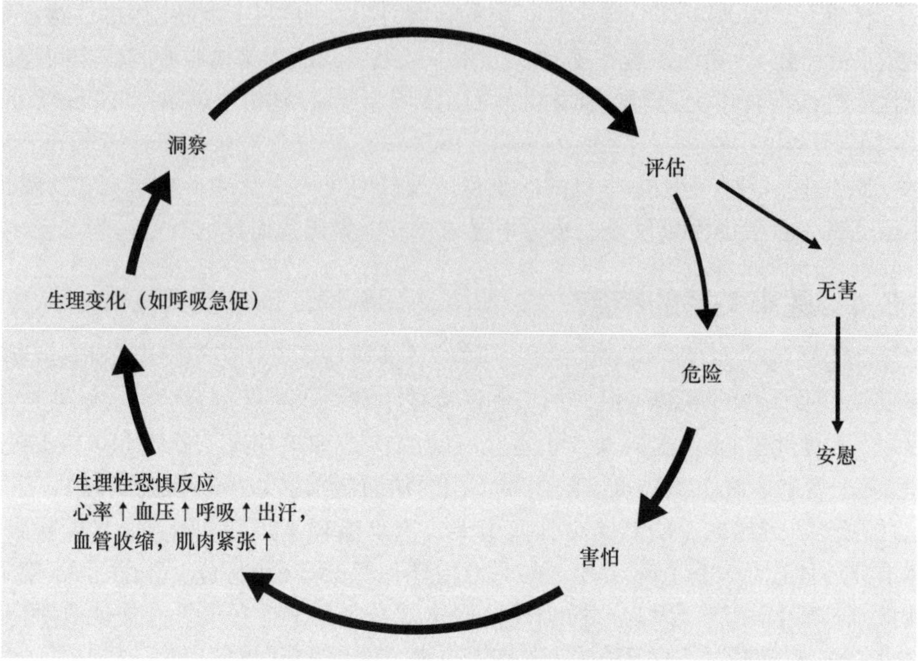

图 5.1　惊恐发作的心理生理恶性循环

建议在一张白纸上列出每个患者自己的恶性循环。出发点是患者首先感觉到哪些躯体症状及他们如何评价这些症状。无害的心脏症状通常被评估为威胁事件（“心脏病发作”）的征兆，从而引发恐惧，然后通过迷走神经失活和（或）交感神经系统的激活，导致广泛的躯体症状加重。该解释模型具有 3 个优点：

1. 它从患者经历的躯体主诉出发，将其作为起始问题，即从他们当前所处的位置入手

2. 焦虑可被解释为患者对躯体感觉的自然反应（“如果你认为自己心脏病发作，你不害怕才是疯了……”），从而有助于接受这种感觉

3. 由于它假设了心理–生理相互作用，因此省去了关于主诉是心理的还是躯体的这一令人厌倦的争论

如果患者接受了恶性循环作为其主诉的解释模型，则能通过可理解的方式获得治疗策略（评估变化、通过耐力训练等习惯心脏感觉）。如果病史中有明确的惊恐发作期间过度通气的征象（头晕、眼前闪烁、刺痛性感觉异常），则过度通气测试有助于让患者相信心理生理概念：要求患者过度通气 1 ～ 2 min（建议先作为模型参与测试）。如果出现了患者在发作时熟悉的症状，这不仅有利于进一步推断，还能让患者重新获得控制感：以前认为不可预测的症状现在可以被

主动诱发。在惊恐障碍共病 CHD 的患者中，与患者一起制订区分焦虑症状和 CHD 症状的策略至关重要。案例描述详见 Köllner et al. 2011。

对合并焦虑症的 CHD 患者进行小组心理治疗的经验表明，仅仅是与同样受心脏病和焦虑症影响的患者进行交流，就已经使患者感到如释重负。特别是具有高绩效理想的“典型心脏病患者”，如果他们能体会其他“严重”患者（如那些在工作、家庭和社会中取得成功的人，在出现心脏病症状后也产生了焦虑），那么就更容易接受焦虑症患者这个角色。在这些群体中，对医生的家长式管理的恐惧、药物副作用或其他对无能或失控的情况发挥着一定的作用，因此患者或多或少会产生一些合理的补偿机制（如退缩、多动、酒精滥用），这些都可以在小组讨论中加以解决。但对于失代偿性恐惧，也可以在小组成员的帮助下制订替代解决方案。

从心理动力学角度讲，恐惧一方面可以被理解为经历创伤的结果，另一方面也可以部分地被理解为转移的愤怒情绪。因此，伴有愤怒调节障碍（通常在发病前就已经存在）的心脏病患者可能倾向于在真实的心脏威胁下抑制攻击性情绪，以免因愤怒引发新的心肌梗死。然而，通过这种方式，他们失去了在社交场合中坚持自我的能力，从而失去了控制局面的能力，这可能导致（最初现实的）与心脏有关的恐惧扩展到广场恐惧症或社交恐惧症的情况中。因此，心理动力学治疗注重发展适当的情感或攻击调节能力，增强自我意识和社交技能，并解决现有的（可能是无意识的）冲突。

Michal 等（2017）还建议对存在焦虑的心脏病患者采取以情感为中心的方法来处理焦虑症状。他们将焦虑分为适应性（如在出现急性危及生命的症状的情况下及时寻求帮助）和适应不良性（如在没有充分的外部或躯体诱发因素的情况下进行螺旋式沉思）。适应不良性焦虑往往掩盖了其他威胁性情绪，如愤怒。更好地接触这些情绪有助于接受适应性恐惧成分并处理适应不良性恐惧成分（案例研究见 Michal et al. 2017）。

行为和认知行为干预（如对灾难化倾向的认知再评估和恐惧暴露训练）在焦虑症的治疗中非常重要。对于恐怖障碍，暴露是最有效的治疗形式（Bandelow et al. 2014）。目前还没有关于 CHD 患者在暴露疗法中或合并心脏病的惊恐障碍患者在惊恐状态下的心率变化的研究。然而，基于在健康个体中的心理生理学发现，可以假设暴露可以在的心脏稳定的状态下进行，因为暴露期间心率的总体增幅较小，平均值为 10 ～ 20 次 / 分。为了自身安全，心脏病患者的暴露疗法可通过脉搏手表记录心率来控制，这是运动治疗和运动训练中的常见做法。即使脉搏略有增加也会引发强烈的焦虑，这种情况并不少见，如果患者为了不面对这种诱发焦虑的刺激而避免测量脉搏，就会导致在主观上高估脉搏。在这种情况下，行为治疗的目标是先暴露于引起焦虑的刺激（即测量心率或血压），然后在医疗条件允许的情况下，根据时间进行焦虑刺激。暴露疗法辅以认知重建的方法，目的是对这些价值观的微小变化进行适当评估。因此，通过脉搏手表同时记录心率进行暴露可以产生心理教育效果，支持去灾难化策略（现实控制），并有助于找到最佳的暴露策略。此外，患者应在治疗期内学会对心率的真实感觉。此外，有些患者会出现夸张的安全行为，持续佩戴脉搏手表或频繁地自行测量脉搏和血压，并焦虑地观察数值的细微波动。在这种情况下，暴露的原因可能是忽略了唯一可以保证安全的测量工具，以及由此引起的恐惧。这个例子表明，每一次行为治疗前必须仔细分析个体行为，因为由于环境不同，相同的行为对于不同个体来说可能是功能性的或功能失调的。

尽管建议进行暴露疗法，但对于不稳定型冠状动脉疾病、心脏泵功能不全或心律失常的患者，必须警告其不要过度暴露（在最高焦虑水平下立即大量暴露）。此外，如果观察到因情绪紧张或既往暴露而出现血压显著升高、心率明显加快或心律失常，则应谨慎治疗。对于这些患者，不应进行最大限度的暴露，或至多在密切监测心律和血压的情况下进行。因此，心脏状况不稳定的焦虑症患者应由临床经验丰富的心理治疗师负责，不应在门诊接受治疗，而应作为日间病房患者或住院患者在医院或专门为这类患者配备的康复诊所接受治疗。

除了专业的心理治疗外，在基础心身护理框架内提供可靠的医疗支持也发挥着重要作用，因为它不仅能提供支持，还有助于在谈话中将焦虑症和心脏症状相互联系起来，并逐步更真实地评估心脏状况所构成的威胁，并再次扩大活动半径。耐力训练在焦虑症管理中发挥发挥着重要作用。它能使患者定期暴露于既往避免的内部刺激中（如心悸），并帮助他们恢复对自己身体的自信（Huber and Köllner 2013）。心脏锻炼小组提供了医疗检查的安全性，也提供了社会支持的影响因素。然而，要动员心脏恐惧症患者进行耐力训练，通常需要大量的劝说工作。

根据目前关于焦虑症治疗的 S3 指南（Bandelow et al. 2014），SSRI 类抗抑郁药也可用于治疗焦虑症，但必须遵守第 5.7 部分提到的限制。由于可能产生依赖性，在急性期开始使用的所有镇静剂均应迅速停用。用酒精进行自我治疗的情况并不少见（尽管经常被否认或轻描淡写），对于治疗焦虑症，这与长期使用镇静剂一样都是过时的做法，应被合适的治疗方案取代。

参考文献

Abbas CC, Schmid JP, Guler E, Wiedemar L, Begré S, Saner H, Schnyder U, von Känel R (2009) Trajectory of posttraumatic stress disorder caused by myocardial infarction: a two-year follow-up study. Int J Psychiatry Med 39:359–376

Albus C, Herrmann-Lingen C (2017) Koronare Herzkrankheit: Biopsychosoziale Aspekte zur Ätiologie und Pathogenese einer Volkskrankheit. In: Köhle K, Herzog W, Joraschky P, Kruse J, Langewitz W, Söllner W (eds) Psychosomatische Medizin, 8th edn. Elsevier, München, pp 865–876

Albus C, Köhle K (2017) Krankheitsverarbeitung und Psychotherapie nach Herzinfarkt. In: Köhle K, Herzog W, Joraschky P, Kruse J, Langewitz W, Söllner W (eds) Psychosomatische Medizin, 8th edn. Elsevier, München, pp 877–887

Albus C, Kruse J, Wöller W (2018) "Hätte ich die Beschwerden nicht, wäre alles gut". Patienten mit somatoformen Störungen. In: Wöller W, Kruse J (eds) Tiefenpsychologisch fundierte Psychotherapie – Basisbuch und Praxisleitfaden, 5th edn. Schattauer, Stuttgart, pp 397–408

Allan R, Scheidt S (1996) Heart & mind, the practice of cardiac psychology. American Psychological Association, Washington

Angermann CE, Gelbrich G, Störk S, Gunold H, Edelmann F, Wachter R, Schunkert H, Graf T, Kindermann I, Haass M, Blankenberg S, Pankuweit S, Prettin C, Gottwik M, Böhm M, Faller H, Deckert J (2016) Ertl G effect of escitalopram on all-cause mortality and hospitalization in patients with heart failure and depression: the MOOD-HF randomized clinical trial. JAMA 315:2683–2693

Bandelow B, Wiltink J, Alpers GW, Benecke C, Deckert J, Eckhardt-Henn A, Ehrig C, Engel E, Falkai P, Geiser F, Gerlach AL, Harfst T, Hau S, Joraschky P, Kellner M, Köllner V, Kopp I, Langs G, Lichte T, Liebeck H, Matzat J, Reitt M, Rüddel HP, Rudolf S, Schick G, Schweiger U, Simon R, Springer A, Staats H, Ströhle A, Ströhm W, Waldherr B, Watzke B, Wedekind D, Zottl C, Zwanzger P, Beutel ME (2014) Deutsche S3-Leitlinie Behandlung von Angststörungen. www.awmf.org/leitlinien.html

Bankier B, Januzzi JL, Littman AB (2004) The high prevalence of multiple psychiatric disorders in stable outpatients with coronary heart disease. Psychosom Med 66:645–650

Bardé B, Jordan J (2003) Psychodynamische Beiträge zu Ätiologie, Verlauf und Psychotherapie der koronaren Herzkrankheit. In: Jordan J, Bardé B, Zeiher AM (eds) Statuskonferenz Psychokardiologie, vol 9. VAS, Frankfurt a. M.

Barth J, Bengel J (2003) Interventionen zur Raucherentwöhnung bei kardiovaskulären Erkrankungen. In: Jordan J, Bardé B, Zeiher AM (eds) Statuskonferenz Psychokardiologie, vol 6. VAS, Frankfurt a. M.

Bjarnason-Wehrens B, Held K, Hoberg E, Karoff M, Rauch B (2007) Deutsche Leitlinie zur Rehabilitation von Patienten mit Herz-Kreislauferkrankungen (DLL-KardReha). Clin Res Cardiol Suppl 2:1–54

Bjerkeset O, Nordahl HM, Mykletun A, Holmen J, Dahl AA (2005) Anxiety and depression following myocardial infarction: gender differences in a 5-year prospective study. J Psychosom Res 58:153–161

Bourassa KJ, Sbarra DA, Ruiz JM, Karciroti N, Harburg E (2019) Mismatch in spouses' anger-coping response styles and risk of early mortality: a 32-year follow-up study. Psychosom Med 81: 26–33

Celano CM, Millstein RA, Bedoya CA, Healy BC, Roest AM, Huffman JC (2015) Association between anxiety and mortality in patients with coronary artery disease: a meta-analysis. Am Heart J 170:1105–1115

Chida Y, Steptoe A (2009) The association of anger and hostility with future coronary heart disease: a meta-analytic review of prospective evidence. J Am Coll Cardiol 53:936–946

Craig CL, Marshall AL, Sjöström M, Bauman AE, Booth ML, Ainsworth BE, Pratt M, Ekelund U, Yngve A, Sallis JF, Oja P (2003) International physical activity questionnaire: 12-country reliability and validity. Med Sci Sports Exerc 35:1381–1395

Culic V, Eterovic D, Miric D (2005) Meta-analysis of possible external triggers of acute myocardial infarction. Int J Cardiol 99:1–8

Davidson KW, Rieckmann N, Clemow L, Schwartz JE, Shimbo D, Medina V, Albanese G, Kronish I,

Hegel M, Burg MM (2010) Enhanced depression care for patients with acute coronary syndrome and persistent depressive symptoms: coronary psychosocial evaluation studies randomized controlled trial. Arch Intern Med 170:600–608
Davidson KW, Bigger JT, Burg MM, Carney RM, Chaplin WF, Czajkowski S, Dornelas E, Duer-Hefele J, Frasure-Smith N, Freedland KE, Haas DC, Jaffe AS, Ladapo JA, Lesperance F, Medina V, Newman JD, Osorio GA, Parsons F, Schwartz JE, Shaffer JA, Shapiro PA, Sheps DS, Vaccarino V, Whang W, Ye S (2013) Centralized, stepped, patient preference-based treatment for patients with post-acute coronary syndrome depression, CODIACS Vanguard Randomized Controlled Trial. JAMA Intern Med 173:997–1004
Dew MA, Myaskovsky L, DiMartini AF, Switzer GE, Schulberg HC, Kormos RL (2004) Onset, timing and risk for depression and anxiety in family caregivers to heart transplant recipients. Psychol Med 34:1065–1082
DGPPN, BÄK, KBV, AWMF (eds) (2015) für die Leitliniengruppe Unipolare Depression. S. 3-Leitlinie/Nationale VersorgungsLeitlinie Unipolare Depression – Langfassung, 2. Auflage. Version 5. https://doi.org/10.6101/AZQ/000364
Ditzen B, Germann J, Meuwly N, Bradbury TN, Bodenmann G, Heinrichs M (2019) Intimacy as related to cortisol reactivity and recovery in couples undergoing psychosocial stress. Psychosom Med 81:16–25
Edmondson D (2014) An enduring somatic threat model of posttraumatic stress disorder due to acute life-threatening medical events. Soc Personal Psychol Compass 8:118–134
Edmondson D, Richardson S, Falzon L, Davidson KW, Mills MA, Neria Y (2012) Posttraumatic stress disorder prevalence and risk of recurrence in acute coronary syndrome patients: a meta-analytic review. PLoS ONE 7:e38915
Einsle F, Kraft D, Köllner V (2012) Accurately diagnosing post-traumatic stress disorder (PTSD) in cardiology and oncology – which diagnostic tools should be used? J Psychosom Res 72:434–438
Falkai P, Wittchen HU (eds) (2015) Diagnostisches Statistisches Manual Psychischer Störungen DSM-5. Hogrefe, Göttingen
Fichter MM (2008) Prävalenz und Inzidenz anorektischer und bulimischer Essstörungen. In: Herpertz S, de Zwaan M, Zipfel S (eds) Handbuch Essstörungen und Adipositas. Springer Medizin, Heidelberg, pp 38–43
Fischer D, Kindermann I, Karbach J, Herzberg PY, Ukena C, Barth C, Mahfoud F, Einsle F, Dannemann S, Böhm M, Köllner V (2012) Heart-focused anxiety in the general population. Clin Res Cardiol 101:109–116
Fosbøl EL, Peterson ED, Weeke P, Wang TY, Mathews R, Kober L, Thomas L, Gislason GH, Torp-Pedersen C (2013) Spousal depression, anxiety, and suicide after myocardial infarction. Eur Heart J 34:649–656
Frasure-Smith N, Lespérance F, Prince RH, Verrier P, Garber RA, Juneau M, Wolfson C, Bourassa MG (1997) Randomised trial of home-based psychosocial nursing intervention for patients recovering from myocardial infarction. Lancet 350:473–479
Goldstein I (2000) Male sexual circuitry. Working group for the study of central mechanisms in erectile dysfunction. Sci Am 283:70–75
Grande G, Romppel M, Barth J (2012) Association between type D personality and prognosis in patients with cardiovascular disease: a systematic review and meta-analysis. Ann Behav Med 43: 299–310
Grewen KM, Grewen KM, Girdler SS, Amico J, Light KC (2005) Effects of partner support on resting oxytocin, cortisol, norepinephrine, and blood pressure before and after warm partner contact. Psychosom Med 67:531–538
Guina J, Rossetter SR, DeRhodes BJ, Nahhas RW, Welton RS (2015) Benzodiazepines for PTSD: a systematic review and meta-analysis. J Psychiatr Pract 21:281–303
Hank P, Mittag O (2003) Zur Bedeutung von Ärger und Ärgerausdruck für die Entstehung und Prognose der koronaren Herzkrankheit. In: Jordan J, Bardé B, Zeiher AM (eds) Statuskonferenz

Psychokardiologie, vol 12. VAS, Frankfurt a. M.
Haustein KO (2001) Tabakabhängigkeit. Deutscher Ärzte-Verlag, Köln
Herpertz S (2008) Psychische Komorbidität bei Adipositas. In: Herpertz S, de Zwaan M, Zipfel S (eds) Handbuch Essstörungen du Adipositas. Springer Medizin, Heidelberg, pp 292–295
Herrmann-Lingen C, Buss U (2002) Angst und Depressivität im Verlauf der koronaren Herzkrankheit. In: Jordan J, Bardé B, Zeiher AM (eds) Statuskonferenz Psychokardiologie, vol 5. VAS, Frankfurt a. M.
Herrmann-Lingen C, Beutel ME, Bosbach A, Deter HC, Fritzsche K, Hellmich M, Jordan J, Jünger J, Ladwig KH, Michal M, Petrowski K, Pieske B, Ronel J, Söllner W, Stöhr A, Weber C, de Zwaan M, Albus C (2016) for the SPIRR-CAD Study Group. A stepwise psychotherapy intervention for reducing risk in coronary artery disease (SPIRR-CAD): results of an observer-blinded, multicenter, randomized trial in depressed patients with coronary artery disease. Psychosom Med 78:704–771
Huber G, Köllner V (2013) Bewegung und Ausdauertraining. In: Senf W, Broda M, Wilms B (eds) Techniken der Psychotherapie. Thieme, Stuttgart, pp 202–206
Huffman JC, Mastromauro CA, Beach SR, Celano CM, DuBois CM, Healy BC, Suarez L, Rollman BL, Januzzi JL (2014) Collaborative care for depression and anxiety disorders in patients with recent cardiac events: the management of sadness and anxiety in cardiology (MOSAIC) randomized clinical trial. JAMA Intern Med 174:927–935
Jenkins KR, Ofstedal MB (2014) The association between socioeconomic status and cardiovascular risk factors among middle-aged and older men and women. Women Health 54(1):15–34
Jordan J, Titscher G, Kirsch H (2011) Behandlungsmanual zur Psychotherapie von akuten und posttraumatischen Belastungsstörungen nach ICD-Mehrfachschocks. Herzschr Elektrophys 22: 189–201
Kaluza G (2012) Gelassen und sicher im Stress. Springer, Berlin
Karasek RA, Theorell T (1990) Healthy work. Stress, productivity, and the reconstruction of working life. Basic Books, New York
Katon WJ, Lin EH, Von Korff M, Ciechanowski P, Ludman EJ, Young B, Peterson D, Rutter CM, McGregor M, McCulloch D (2010) Collaborative care for patients with depression and chronic illnesses. N Engl J Med 363:2611–2620
Kim JM, Stewart R, Lee YS, Lee HJ, Kim MC, Kim JW, Kang HJ, Bae KY, Kim SW, Shin IS, Hong YJ, Kim JH, Ahn Y, Jeong MH, Yoon JS (2018) Effect of escitalopram vs placebo treatment for depression on long-term cardiac outcomes in patients with acute coronary syndrome: a randomized clinical trial. JAMA 320:350–358
Köllner V (2013) PTSD bei körperlichen Erkrankungen und medizinischen Eingriffen. In: Maercker A (ed) Posttraumatische Belastungsstörungen, 4th edn. Springer, Heidelberg
Köllner V, Einsle F, Rüddel H (2011) Angst, Herzkrankheit und Verhaltenstherapie. Psychotherapie im Dialog 12:23–28
Kravdal O, Grundy E, Keenan K (2018) The increasing mortality advantage of the married: the role played by education. Demogr Res 38:471–512
Ladwig K, Baumert J, Marten-Mittag B, Kolb C, Zrenner B, Schmitt C (2008) Posttraumatic stress symptoms and predicted mortality in patients with implantable cardioverter-defibrillators: results from the prospective living with an implanted cardioverter-defibrillator study. Arch Gen Psychiatry 65:1324–1330
Ladwig S, Zhou Z, Xu Y, Wang X, Chow CK, Werheid K, Hackett ML (2018) Comparison of treatment rates of depression after stroke versus myocardial infarction: a systematic review and meta-analysis of observational data. Psychosom Med 80:754–763
Lambertus F, Herrmann-Lingen C, Fritzsche K, Hamacher S, Hellmich M, Jana Jünger J, Ladwig KH, Michal M, Ronel R, Schultz JH, Vitinius F, Weber C, Albus C (2018) Prevalence of mental disorders among depressed coronary patients with and without Type D personality. Results of the multi-center SPIRR-CAD trial. Gen Hosp Psychiatry 50:69–75

Lespérance F, Frasure-Smith N, Koszycki D, Laliberté MA, van Zyl LT, Baker B, Swenson JR, Ghatavi K, Abramson BL, Dorian P, Guertin MC (2007) Effects of citalopram and interpersonal psychotherapy on depression in patients with coronary artery disease: the Canadian cardiac randomized evaluation of antidepressant and psychotherapy efficacy (CREATE Investigators) trial. JAMA 297:367–379

Levine GN, Levine GN, Steinke EE, Bakaeen FG, Bozkurt B, Cheitlin MD, Conti JB, Foster E, Jaarsma T, Kloner RA, Lange RA, Lindau ST, Maron BJ, Moser DK, Ohman EM, Seftel AD, Stewart WJ (2012) American Heart Association Council on Clinical Cardiology; Council on Cardiovascular Nursing; Council on Cardiovascular Surgery and Anesthesia; Council on Quality of Care and Outcomes Research. Sexual activity and cardiovascular disease: a scientific statement from the American Heart Association. Circulation 125:1058–1072

Lorenz A, Bachem R, Maercker A (2016) The adjustment disorder – new module 20 as a screening instrument: cluster analysis and cut-off values. Int J Occup Environ Med 7:215–220

Mackenbach JP, Stirbu I, Roskam AJ, Schaap MM, Menvielle G, Leinsalu M, Kunst AE (2008) Socioeconomic inequalities in health in 22 European countries. The European Union Working Group on socioeconomic inequalities in health. N Engl J Med 358:2468–2481

Madsen IEH, Nyberg ST, Magnusson Hanson LL, Ferrie JE, Ahola K, Alfredsson L, Batty GD, Bjorner JB, Borritz M, Burr H, Chastang JF, de Graaf R, Dragano N, Hamer M, Jokela M, Knutsson A, Koskenvuo M, Koskinen A, Leineweber C, Niedhammer I, Nielsen ML, Nordin M, Oksanen T, Pejtersen JH, Pentti J, Plaisier I, Salo P, Singh-Manoux A, Suominen S, Ten Have M, Theorell T, Toppinen-Tanner S, Vahtera J, Väänänen A, Westerholm PJM, Westerlund H, Fransson EI, Heikkilä K, Virtanen M, Rugulies R, Kivimäki M (2017) IPD-Work Consortium. Job strain as a risk factor for clinical depression: systematic review and meta-analysis with additional individual participant data. Psychol Med 26:1–15

Margraf J, Schneider S (1990) Panik: Angstanfälle und ihre Behandlung. Springer, Heidelberg

Marmot M, Bosma H, Hemingway H, Brunner E, Stansfeld S (1997) Contribution of job control and other risk factors to social variations in coronary heart disease incidence. Lancet 350:235–239

Meyer T, Buss U, Herrmann-Lingen C (2010) Role of cardiac disease severity in the predictive value of anxiety for all-cause mortality. Psychosom Med 72:9–15

Meyer T, Hussein S, Lange HW, Herrmann-Lingen C (2015) Anxiety is associated with a reduction in both mortality and major adverse cardiovascular events five years after coronary stenting. Eur J Prev Cardiol 22:75–82

Michal M, Ghaemi Kerahrodi J, Beutel ME (2017) Todesangst und Brustschmerz – Affektfokussierter Zugang zu Herzpatienten. Psychotherapeut 62:513–519

Molloy GJ, Stamatakis E, Randall G, Hamer M (2009) Marital status, gender and cardiovascular mortality: behavioural, psychological distress and metabolic explanations. Soc Sci Med 69(2): 223–228

Moon JR, Glymour MM, Subramanian SV, Avendaño M, Kawachi I (2012) Transition to retirement and risk of cardiovascular disease: prospective analysis of the US Health and Retirement Study. Soc Sci Med 75:526–530

Mostofsky E, Maclure M, Sherwood JB, Tofler GH, Muller JE, Mittleman MA (2012) Risk of acute MI after death of a significant person in one's life: the determinants of mi study. Circulation 125: 491–496

Mykletun A, Bjerkeset O, Dewey M, Prince M, Overland S, Stewart R (2007) Anxiety, depression, and cause-specific mortality: the HUNT study. Psychosom Med 69:323–331

Nicholson A, Kuper H, Hemingway H (2006) Depression as an aetiologic and prognostic factor in coronary heart disease: a meta-analysis of 6362 events among 146 538 participants in 54 observational studies. Eur Heart J 27:2763–2774

O'Connor CM, Jiang W, Kuchibhatla M, Silva SG, Cuffe MS, Callwood DD, Zakhary B, Stough WG, Arias RM, Rivelli SK, Krishnan R (2010) SADHART-CHF Investigators. Safety and efficacy of sertraline for depression in patients with heart failure: results of the SADHART-

CHF (Sertraline Against Depression and Heart Disease in Chronic Heart Failure) trial. J Am Coll Cardiol 56:692–699
Parkes CM (1969) Broken heart: a statistical study of increased mortality among widowers. Br Med J 1(5646):740–743
Peregrinova L, Hamann B (2017) Eye Movement Desensitization and Reprocessing im psychokardiologischen Setting – Traumaspezifische Verarbeitung des Schocks durch den implantierbaren Kardioverter-Defibrillator. Psychotherapeut 62:520–527
Piepoli MF, Hoes AW, Agewall S, Albus C, Brotons C, Catapano AL, Cooney MT, Corrà U, Cosyns B, Deaton C, Graham I, Hall MS, Hobbs FD, Løchen ML, Löllgen H, Marques-Vidal P, Perk J, Prescott E, Redon J, Richter DJ, Sattar N, Smulders Y, Tiberi M, van der Worp HB, van Dis I, Verschuren WM (2016) European guidelines on cardiovascular disease prevention in clinical practice: The Sixth Joint Task Force of the European Society of Cardiology and Other Societies on Cardiovascular Disease Prevention in Clinical Practice (constituted by representatives of 10 societies and by invited experts)developed with the special contribution of the European Association for Cardiovascular Prevention & Rehabilitation (EACPR). Eur Heart J 37:2315–2381
Pietromonaco PR, Collins N (2017) Interpersonal mechanisms linking close relationships to health. Am Psychol 72:531–542
Reid J, Ski CF, Thompson DR (2013) Psychological interventions for patients with CHD and their partners: a systematic review. PLoS ONE 8:e73459
Robert Koch-Institut (ed) (2015) Gesundheit in Deutschland. Gesundheitsberichterstattung des Bundes. Gemeinsam getragen von RKI und Destatis. RKI, Berlin
Roest AM, Martens EJ, Denollet J, de Jonge P (2010) Prognostic association of anxiety post myocardial infarction with mortality and new cardiac events: a meta-analysis. Psychosom Med 72:563–569
Rollman BL, Belnap BH, LeMenager MS, Mazumdar S, Houck PR, Counihan PJ, Kapoor WN, Schulberg HC (2009) Reynolds CF3. Telephone-delivered collaborative care for treating post-CABG depression: a randomized controlled trial. JAMA 302:2095–2103
Rosengren A, Hawken S, Ounpuu S, Sliwa K, Zubaid M, Almahmeed WA, Blackett KN, Sitthi-amorn C, Sato H, Yusuf S (2004) Association of psychosocial risk factors with risk of acute myocardial infarction in 11119 cases and 13648 controls from 52 countries (the INTERHEART study): case-control study. Lancet 364:953–962
Rosman L, Cahill JM, McCammon SL, Sears SF (2014) Sexual health concerns in patients with cardiovascular disease. Circulation 129:e313–e316
Rozanski A, Blumenthal JA, Davidson KW, Saab PG, Kubzansky L (2005) The epidemiology, pathophysiology, and management of psychosocial risk factors in cardiac practice. J Am Coll Cardiol 45:637–651
Rugulies R (2002) Depression as a predictor for coronary heart disease. A review and meta-analysis. Am J Prev Med 23:51–61
Rugulies R, Siegrist S (2002) Soziologische Aspekt der Entstehung und des Verlaufs der koronaren Herzkrankheit. In: Jordan J, Bardé B, Zeiher AM (eds) Statuskonferenz Psychokardiologie, vol 4. VAS, Frankfurt a. M.
Sbarra DA (2015) Divorce and health: current trends and future directions. Psychosom Med 77:227–236
Schäfer I, Gast U, Hofmann A, Knaevelsrud C, Lampe A, Liebermann P, Lotzin A, Maercker A, Rosner R, Wöller W (eds) (2019) S3-Leitlinie Posttraumatische Belastungsstörung. Springer, Berlin
Schlicht W, Kanning M, Bös K (2003) Psychosoziale Interventionen zur Beeinflussung des Risikofaktors Bewegungsmangel. In: Jordan J, Bardé B, Zeiher AM (eds) Statuskonferenz Psychokardiologie, vol 10. VAS, Frankfurt a. M.
Schneiderman N, Saab PG, Catellier DJ, Powell LH, DeBusk RF, Williams RB, Carney RM,

Raczynski JM, Cowan MJ, Berkman LF, Kaufmann PG (2004) Psychosocial treatment within sex by ethnicity subgroups in the enhancing recovery in coronary heart disease clinical trial. Psychosom Med 66:475–483

Schroth S, Köllner V (2018) Anpassungsstörungen: Eine schwierige Diagnose. PSYCH up2date12: 399–409

Schultz WM, Kelli HM, Lisko JC, Varghese T, Shen J, Sandesara P, Quyyumi AA, Taylor HA, Gulati M, Harold JG, Mieres JH, Ferdinand KC, Mensah GA, Sperling LS (2018) Socioeconomic status and cardiovascular outcomes. Circulation 137:2166–2178

Shor E, Roelfs DJ, Bugyi P, Schwartz JE (2012) Meta-analysis of marital dissolution and mortality: reevaluating the intersection of gender and age. Soc Sci Med 75:46–59

Siegrist J (1996) Soziale Krisen und Gesundheit. Hogrefe, Göttingen

Siegrist J (2009) Gratifikationskrisen als psychosoziale Herausforderungen. Arbeitsmed Sozialmed Umweltmed 44:574–579

Smith TW (2019) Relationships matter: progress and challenges in research on the health effects of intimate relationships. Psychosom Med 81:2–6

Söllner W, Müller MM, Albus C, Behnisch R, Beutel ME, de Zwaan M, Fritzsche K, Hellmich M, Jordan J, Jünger J, Kraiss A, Ladwig KH, Michal M, Petrowski K, Ronel J, Stein B, Weber C, Weber R, Herrmann-Lingen C (2018) Attachment styles predict the course of depression in coronary artery disease patients: a secondary analysis of the stepwise psychotherapy intervention for reducing risk in coronary artery disease (SPIRR-CAD) observer-blinded, multicenter, randomized trial. J Psychosom Res 108:39–46

Spallek J, Razum O (2009) Erklärungsmodelle für die gesundheitliche Situation von Migrantinnen und Migranten. In: Bauer U, Bittingmayer UH, Richter M (eds) Health inequalities. VS Verlag, Wiesbaden, pp 271–274

Stanton SCE, Selcuk E, Farrell AK, Slatcher RB, Ong AD (2019) Perceived partner responsiveness, daily negative affect reactivity, and all-cause mortality: a 20-year longitudinal study. Psychosom Med 81:7–15

Steinke EE, Mosack V, Hill TJ (2014) Cardiac comorbidities and sexual activity predict sexual self-perception and adjustment. Dimens Crit Care Nurs 33:285–292

Steptoe A, Kivimäki M (2013) Stress and cardiovascular disease: an update on current knowledge. Annu Rev Public Health 34:337–354

Tan RS, Pu SJ (2003) The interlinked depression, erectile dysfunction, and coronary heart disease syndrome in older men: a triad often underdiagnosed. J Gend Specif Med 6:31–36

Titscher G, Schöppl C (2000) Die Bedeutung der Paarbeziehung für Genese und Verlauf der koronaren Herzkrankheit. In: Jordan J, Bardé B, Zeiher AM (eds) Statuskonferenz Psychokardiologie, vol 1. VAS, Frankfurt a. M.

Tully PJ, Cosh SM, Baumeister H (2014) The anxious heart in whose mind? A systematic review and meta-regression of factors associated with anxiety disorder diagnosis, treatment and morbidity risk in coronary heart disease. J Psychosom Res 77:439–448

Vilchinsky N, Ginzburg K, Fait K, Foa EB (2017) Cardiac-disease-induced PTSD (CDI-PTSD): a systematic review. Clin Psychol Rev 55:92–106

von Känel R, Barth J, Princip M, Meister-Langraf RE, Schmid JP, Znoj H, Herbert C, Schnyder U (2018) Early psychological counseling for the prevention of posttraumatic stress induced by acute coronary syndrome: the MI-SPRINT randomized controlled trial. Psychother Psychosom 87:75–84

Waltz M (1987) Bedeutung der Familie bei der Infarktbewältigung. In: Badura B, Kaufhold G, Lehmann H, Pfaff H, Schott T, Waltz M (Eds.) Leben mit dem Herzinfarkt. Eine sozialepidemiologische Studie. Springer, Berlin

Wamala SP et al (2000) Job stress and the occupational gradient in coronary heart disease risk in women. The Stockholm Female Coronary Risk Study. Soc Sci Med 51:481–489

Whooley MA, Avins AL, Miranda J, Browner WS (1997) Case-finding instruments for depression. Two questions are as good as many. J Gen Intern Med 12:439–445

Williams V, Williams RB (1997) Life skills. Times Books, New York

Wulsin LR, Singal BM (2003) Do depressive symptoms increase the risk for the onset of coronary disease? A systematic quantitative review. Psychosom Med 65:201–210

Xu T, Magnusson Hanson LL, Lange T, Starkopf L, Westerlund H, Madsen IEH, Rugulies R, Pentti J, Stenholm S, Vahtera J, Hansen ÅM, Virtanen M, Kivimäki M, Rod NH (2019) Workplace bullying and workplace violence as risk factors for cardiovascular disease: a multi-cohort study. Eur Heart J 40:1124–1134

Xue B, Head J, McMunn A (2017) The associations between retirement and cardiovascular disease risk factors in China: a 20-year prospective study. Am J Epidemiol 185:688–696

心脏病学中的其他重要临床表现及干预措施 6

Christian Albus，Christoph Herrmann-Lingen，Volker Köllner，Georg Titscher
刘华彤 译 张睿智 审校

目 录

6.1　功能性心脏不适

“功能性心脏不适”这一术语历史悠久，其中部分命名可追溯至 19 世纪。最为人熟知的命名包括达科斯塔（Da Costa）综合征、疲劳综合征、心脏神经症或心脏恐惧症。早期的描述试图将一系列较为复杂且异质的症状（如心悸、刺痛、烧灼感、心前区紧缩感和死亡恐惧）归为同一种疾病，这些症状使患者频繁怀疑自己患有心脏病。然而，由于症状的多样性，这种归类并不容易，ICD-10 将其定义为心血管系统的躯体形式自主神经功能失调（F45.30），但这种情况并未得到根本改变。在第 5 版《精神障碍诊断与统计手册》（DSM-5；Falkai and Wittchen 2015）中，美国精神病学协会大幅简化了分类体系，将“功能性心脏不适”与所有其他“躯体形式障碍”合并归入“躯体症状障碍”。

尽管如此，该病极为常见且与临床高度相关，其治疗给以躯体治疗为主的医生和心理治疗师带来了巨大的挑战。

6.1.1　流行病学和临床意义

心脏相关不适在普通人群中很常见。10% ～ 25% 的成人报告至少偶尔会出现心悸或心前区疼痛等症状。即便考虑到冠心病（CHD）也是一种常见病，仍必须认识到大多数此类症状并非源自器质性疾病。然而，这种情况与其他功能性症状相似，很多有症状的个体并不确定自己是否真的患有心脏病，只有极少数人会因这些症状而就诊（Albus and Herrmann-Lingen 2009）。

尽管如此，功能性心脏不适的患者在内科及心脏病学门诊中占据了相当大的比例。据统计，即使经过细致的诊断性检查，多达 30% 出现心悸或胸痛等症状的就诊者，仍然未能发现任何实质性器官病变，从而推测其病因可能属于功能性的范畴。在医患沟通中，相当一部分患者倾向于频繁更换医生（即所谓“走马灯式就医”），这通常会造成大量重复且不必要的检查，降低治疗效率。这种极其适应不良的应对方式——不仅来自患者，也可能源自医生——的结果是病情很容易趋于慢性化，总体预后不佳，也会给整个医疗体系带来沉重的成本压力。

然而，研究显示，功能性心脏不适似乎不会导致心脏病的死亡率升高；相反，部分研究表明（心脏）焦虑与心脏病发作死亡风险之间呈负相关。这些发现的潜在机制尚不明确；有人认为，焦虑可能使个体更好地控制心血管危险因素，或由于经常在心脏病专科就诊，反而可以更早地被诊断出心脏病。

6.1.2　临床表现

根据 ICD-10，心血管系统的躯体形式自主神经功能紊乱包括以下症状：

- 自主神经刺激症状持续存在且令人困扰，尤其是心跳加速（“心悸 / 心动过速”），有时还可能伴随（良性）心律失常（“心脏短暂停搏”）
- 其他与心脏相关的主观症状，如左侧胸部出现“刺痛”“灼热感”或“牵拉感”，并可能伴有间歇性呼吸短促
- 患者对可能存在器质性心脏病深感忧虑，尽管医生一再释疑解惑并确保其身体健康，也无法让患者彻底打消疑虑
- 经过详细检查，未发现心血管系统结构或功能的明显异常，无法完全解释患者不适症状的性质和程度

如前所述，DSM-5 将所有躯体形式障碍统一归类为“躯体症状障碍”。诊断标准如下（Falkai and Wittchen 2015）：

（A）至少存在 1 种痛苦的或严重影响日常生活能力的躯体症状。

（B）患者对躯体症状及相关健康问题表现出过度关注，表现在以下几个方面：①持续且不恰当地放大症状的严重性；②长期处于对自身健康或症状的高度警觉和担忧之中；③在应对症状和关注自身健康上耗费了过多时间和精力。

（C）尽管个体的躯体症状并不一定始终存在，但症状引起的痛苦状态通常持续超过 6 个月。

此外，依据 DSM-5，还需判定症状是以疼痛为主还是以其他症状（如自主神经症状）为主，且该障碍是否持续存在（即病程是否超过 6 个月），以及其严重程度［轻度（满足 B 类诊断标准中的 1 项）、中度（满足 B 类诊断标准中的

2项及以上）和重度（满足B类诊断标准中的2项及以上，且有多种躯体症状或1种非常严重的症状）]（Falkai and Wittchen 2015）。ICD-11则提出了类似的诊断类别“躯体痛苦障碍”，但这一概念的确切定义尚未公布。

功能性心脏不适的临床表现多样，且与抑郁症、焦虑症或其他躯体形式障碍存在交叉，因此鉴别诊断通常较为复杂，同时可能需要诊断精神和（或）躯体共病情况。更多相关内容将在第6.1.4部分中进一步阐述。

6.1.3 病因和发病机制

在多数患者中，详细询问病史后会发现其心脏相关症状的最初显现与生活应激事件有关（Albus and Herrmann-Lingen 2009）。这可能是因为失去或害怕失去亲密关系（心脏在依恋或分离问题中的象征意义！），更常见的原因是职业危机，伴随或不伴随（担心）失业、降职等问题。此外，躯体疾病（有时仅为轻度）也会诱发心脏相关症状的首次出现。Richter和Beckmann在1973年的研究中将心脏神经症可能的诱因划分为以下几种：

遭遇周围环境中的意外事故、疾病或死亡（尤其是心脏相关的情况）。

- 对自身身体产生令人不安的感知（无实际疾病价值）
- 医疗诊断的诱导性（对大多无害的体检结果过于重视，医源性心脏病）
- 心理（分离）冲突

然而，该疾病的本质与严重程度只能结合其他诸多因素才能全面解释，下文将进一步阐述这些因素。

一般来说，人们对于特定诱因的敏感度会增加。在此背景下，生物应激因素[如情感忽视和（或）躯体虐待]尤为重要，因为这些因素可能导致不安全感或混乱的依恋模式和（或）自恋脆弱性增加。面对这些诱因相当于面临一场心理灾难，需要特别的防御机制来应对。

相较于抑郁或焦虑症状，功能性心脏不适的独特之处在于，患者往往难以察觉或强烈否认其症状与诱发因素之间的联系。该特质反映了一种情感感知功能失调的现象，其被认为是躯体化症状病因的核心。这种现象[又被称为述情障碍（即无法恰当描述自身情绪）]意味着在自主神经系统兴奋时患者通常难以觉察或完全无法感知潜在的情绪或情感；患者只能感知到躯体变化（如心率加快），这或多或少会让他们感到不适。

在临床实践中可以观察到，功能性心脏不适患者与未就医人群的另一个关键区别在于，前者会对躯体变化产生强烈的焦虑情绪。这些患者普遍存在认知错误观念（如“天哪，肯定是心脏出问题了！”“我要心脏病发作了！”），这些错误观念通常受到社会角色模型（如父母患有心脏病）、患者自身的躯体疾病（如CHD）或伴随的抑郁焦虑症状的显著影响。此外，这在很大程度上属于无意识的心理防御机制，实际上有助于保证患者寻求社会帮助（“毕竟我真的有心脏方面的问题!”），从而满足在精神危机状态下被大规模激活的潜意识依恋需求。

患者常伴随对部分正常生理现象的过度敏感（如躯体感觉放大），这种过度自我觉察会触发恶性循环：自我觉察愈发强烈，负面情绪随之攀升，症状亦随之加剧，这主要源于对心脏相关问题的过度恐惧及伴随的抑郁情绪。同时，恐惧心理通常导致患者采取防御性行为（如避免运动），而这种行为又会导致身体机能退化，使个体即使在轻微活动时也会出现症状。

病情慢性化的主要原因包括因病获益（如作为“心脏病患者”受到关注、获准病假或提前退休）和不当的医疗行为。特别是未经审慎评估即做出多个诊断，以及未基于明确躯体指征而开具心血管药物处方，这些做法会反复强化患者关于其症状源于器质性疾病的观念。此外，医生草率地和（或）不恰当地解释疾病的功能性病因（如“都是心理作用！”）会破坏医患关系，进而导致频繁更换医生的现象。

综上，功能性心脏病的病因和发病机制涉及多因素过程，Herrmann 和 Rüger（1999）以示意图（图 6.1）进行了精炼概括。

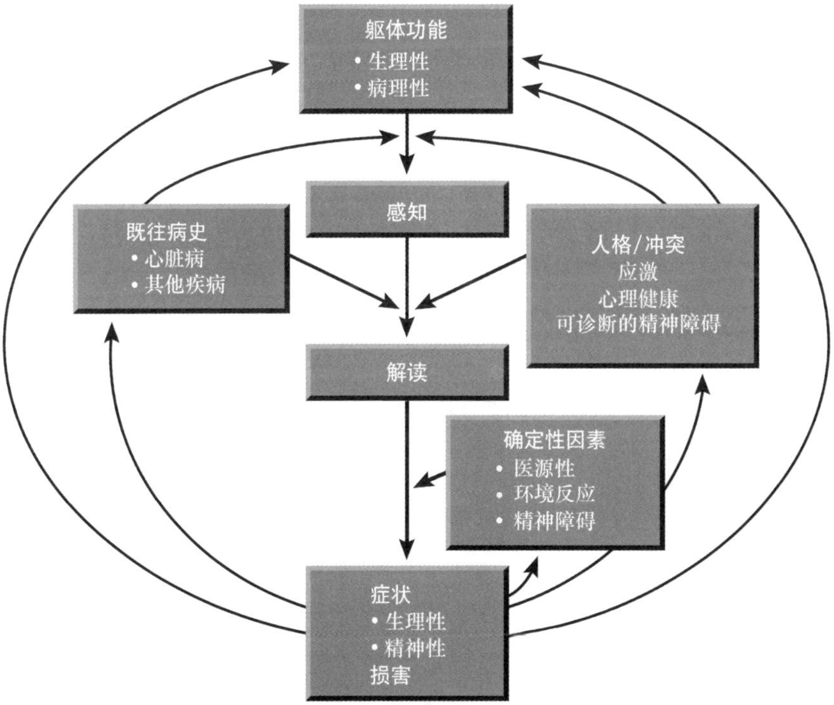

图 6.1　功能性心脏不适的整合模型（Herrmann and Rüger 1999）

6.1.4 诊断

在诊断功能性心脏不适时，医生不仅要依据客观体征，更应特别关注患者的病史。尽管必须通过躯体诊断方法排除或评估器质性疾病，但只有详细询问病史才能提供必需的证据，以支持功能障碍（如心理社会因素）的判断，否则将无法就症状达成共识，也无法制定有针对性的治疗策略。然而，对这类患者进行病史采集对医生提出了很高的要求，而医生所接受的培训并不能使他们对此方面做好充分准备。下文旨在帮助改善这一问题。

医生在诊断阶段应遵循以下步骤：

1. 病史采集：遵循生物-心理-社会模式进行详细询问；先通过开放式问题理解患者的躯体和心理症状；必要时辅以目标导向性提问，但避免过早确认或否定患者对其诊断的先入之见。

2. 器官诊断：遵循当前关于合理使用侵入性检查的建议，以症状为导向，逐步进行躯体诊断；获取所有初步检查结果；避免无指征的重复检查。

3. 结果沟通：以患者能理解的方式清楚地解释检查结果；合理评价临界检查结果；强调虽然症状严重，但其反映的是功能性障碍而非威胁生命的器官损伤（“……没有证据表明存在危及生命的器质性疾病……”）。

在基于生物-心理-社会模式的病史采集过程中，除了讨论躯体症状和心理不适外，还应涵盖患者的社交环境及主观疾病观念。以下问题可能有所帮助：

- **精神状态：**您近期情绪如何？过去 1 个月是否经常感到情绪低落或绝望？是否经常缺乏兴趣或郁郁寡欢（抑郁症，参见第 5.7 部分）？是否经常感到紧张、焦虑（焦虑症，参见第 5.8 部分）？是否有其他不明原因的功能紊乱，如腹泻或疼痛？过去是否经历过情绪应激期？
- **心理社会因素：**首次出现症状前，您的生活中是否发生了重大事件？例如，是否发生特定的家庭或职业变动？您当时是如何应对的？目前的生活状况（人际关系、工作）如何？
- **主观疾病观念：**您认为可能是什么导致了您的不适症状？您是如何得出这个结论的？您了解还有哪些因素可能导致心悸吗？
- **家族史 / 周围人群心脏病情况：**您的直系亲属或朋友中有人患有心脏病吗？

第一步是关注患者通过言语及非言语传达的所有信息。在描述器官症状时，也应注意伴随的情感问题（如过度恐惧、暗示性描述等）。探讨心理社会因素时，可以谨慎指出患者所回避的压力（如“您这段时间确实经历了很多困难”）而不会使其面临“丢脸”的风险。任何情况下都不应过早提出功能性障碍的诊断。但在解释必要的躯体检查时，应明确指出，器质性疾病和功能性障碍（如自主神经对器官的异常调控）均可能引起患者所描述的症状。有关医患关系的复杂议题，将在下文中进一步探讨。

如第 6.1.2 部分所述，按照 ICD-10 标准，心血管系统躯体形式自主神经功能紊乱的临床表现包括 3 组症状（自主神经兴奋性增高、其他主观症状及心脏恐惧倾向），且无明确证据表明存在可解释的器质性疾病。然而，在临床实践中，该病与抑郁症、焦虑症及其他躯体形式障碍存在广泛重叠。主要的鉴别诊断及其鉴别要点如下：

- **惊恐障碍**：患者表现为剧烈的自主神经性发作，伴有心悸、气促、出汗和害怕晕厥；继发性心脏相关恐惧，如担心发生心脏病发作。然而，在躯体形式障碍中，这些症状必须出现在非典型发作时
- **疑病症**：患者的关注点在于担心患有心脏病，而非心脏病本身的症状。相反，躯体形式心脏不适则主要关注身体感觉
- **广泛性焦虑症（generalized anxiety disorder，GAD）**：心脏相关症状并非 GAD 患者的主要关注点，而是嵌入在普遍升高的焦虑和整体紧张状态中
- **躯体形式疼痛障碍**：在该病中，（心脏相关）疼痛是主要症状，不存在自主神经兴奋性增高的征象。多数患者还伴有多部位疼痛
- **躯体化障碍**：患者的临床主诉不仅涉及心脏，还涉及多个器官系统，有时呈快速交替出现
- **抑郁发作**：抑郁症状（无助感、绝望感、快感缺失、睡眠障碍等）非常显著，疼痛体验普遍增强，不仅限于心脏相关

若同时满足躯体形式心脏不适和其他精神疾病的诊断标准，根据 ICD-10 应诊断为心理共病。临床经验表明，这种情况尤其可能发生在抑郁障碍中。然而，在鉴别诊断存在不确定性的情况下，除非患者（至少原则上）承认存在心理症状负担或外部压力，否则不应急于请精神科医生会诊。

在心脏病学领域，功能性心脏不适与躯体疾病（如 CHD 或严重心律失常）共存的情况尤为重要。对此，医生需慎重考量二者间可能的交互作用，特别是存在需要干预的躯体疾病时，这对医生来说难度较大。对于疑诊患者，医生应对所有新增症状给予诊断。此时，对患者的细致观察和体格检查至关重要，必要时辅以无创性检查。应避免开具无明确指征的多项检查，因为这不仅会增加风险和经济负担，还可能使病情迁延不愈。

6.1.5 医患关系的特点

心脏病学日常诊疗中的医患关系

前文已介绍了医患关系的部分特点，以下将进一步展开论述。

首次接诊患者通常是在紧急情况下，如内科急诊收治或经医生转诊进行短期检查。在接诊过程中，患者会表现出高度恐惧感，但这种恐惧感通常在随后的检查过程中很快得到缓解。从表面看，患者并未表现出明显的临床重症，但却显得过分焦虑和依赖；在大部分检查结果未见器质性异常的情况下，这种印象愈发强烈。例如，当医生向患者明确表明不存在心脏病发作时，患者明显感到释然，这使得医生在最初会产生一种掌控全局的满足感。

当患者仅隔数日便再次因紧急情况就诊时，医生的这种满足感会发生明显变化。患者“遗忘”了医生关于不存在心脏病发作的保证，他们的恐惧感一如既往。相应地，医生也开始感到烦躁，想尽快摆脱患者。虽然再次进行躯体检查能够暂时缓解患者的焦虑，但他们并不认同症状是由心理因素造成的。

在下一次急诊接诊中，如果医生更为“明确”地拒绝患者要求的重复检查，患者会愤怒和失望。此时，心脏相关症状可能会被“遗忘”，患者愤然离去。大多数情况下，医患关系至此便告一段落。然而，躯体化与焦虑情绪并未就此结束，患者只是以同样的方式与另一位医生重复这一循环。

在医患关系层面，这会导致一种典型的适应不良模式，即由于无法“解读”和表达自己的情感，患者无意识的心理痛苦被完全表现为躯体化症状。同时，由于焦虑情绪不断加剧，会出现强烈的依恋需求，然而这些需求仅能通过充当“保护者”角色的医生得到部分且短暂的满足。相反，患者与医生共同（重新）上演了一场彼此失望的创伤性场景，导致关系破裂。

然而，打破这一困境只能依靠医生采取行动，因为基于此类疾病的特殊性，我们无法期望患者自行洞察其心理因素及相应治疗的意义。通过运用基本心身医学技术，医生可以成功稳定患者病情，或在症状层面实现改善。通过这种方法，部分患者会选择接受心理治疗，从而进一步改善预后。

心理诊断、心理教育和心理治疗中的医患关系

必须先指出，仅有小部分功能性心脏不适患者会接受心理治疗；多数患者因坚信自己患有器质性疾病而仅接受内科治疗。在这种情况下，基于医患关系，患者可能获得病情稳定（极少治愈）或长期陷入上述疾病慢性化循环。

即便是那些愿意接受心理治疗的患者，也会被心理治疗师视为“棘手”和“乏味”。他们对疾病的认识摇摆不定，始终倾向于“器质性”解释，对病情进行“无休止”的症状描述；对冲突性生活情境的主动-个人共创性认识及对改变的明确意愿通常只能达到初步水平。此外，患者往往担忧心理治疗师“不够理解自己”，并寻求更多以躯体为导向的医生，以求“最终查明”所谓的“心脏病”。这可能导致心理治疗师产生挫败感，甚至感到无助和绝望。治疗提前终止或单方面中止的情况并不罕见。

因此，上述医患关系问题与心脏病学日常诊疗中的情形极为相似，同样需要心理治疗师采取积极行动来解决。对心理治疗师来说，这类患者的诊疗与抑郁症等疾病患者截然不同，下文将介绍针对功能性心脏不适的特定心理治疗建议。

6.1.6 治疗

功能性心脏不适的治疗基于三大支柱，其中前两个尤为重要（Albus and Herrmann-Lingen 2009；Albus et al. 2018；DKPM et al. 2018）：

- 基础心身护理
- 针对患者特定需求的心理治疗
- 药物治疗

基础心身护理是治疗功能性心脏不适的基础，也是最重要的量化组成部分。鉴于功能性心脏不适和功能性不适的高患病率，每位医生都应掌握基础心身护理。基础护理原则（建立良好的医患关系、对生物-心理-社会方面同等关注、运用支持性干预措施）具有普遍适用性，其具体内容参见第 8.2 部分和第 9 章。

功能性心脏不适的基础心身护理基本原则可以概括为以下步骤：

- 将患者的躯体不适作为情绪困扰的表现，并给予高度重视
- 给予足够的耐心，倾听患者对症状的描述，明确表示理解患者的痛苦
- 从询问躯体病史过渡至心理社会病史时，需要保持敏感性
- 尊重患者的主观疾病观念，避免草率地提出心理因素
- 详细告知诊断流程的必要性，力求达成共识
- 清晰反馈所有检查结果；详尽讨论微小发现或躯体共病，直至患者理解其意义
- 阐释另一种疾病模型（如一般应激模型、焦虑循环），回顾对躯体感觉的失调 / 灾难化评价模式
- 仔细地将症状与生活状况 / 生活方式联系起来
- 鼓励患者减少保护性和回避性行为
- 无论有无症状，均应定期复诊（如每 2 周 1 次）
- 避免多重诊断！尽管如此，反复进行体格检查并解释检查结果是有用的，这可以增强患者被认真对待的感觉，且不会对患者造成伤害
- 若症状在 3 个月内未显著改善，且患者病假超过 4 周或存在心理共病（如抑郁症、焦虑症），则应鼓励其接受专科心理治疗

因此，从本质上讲，应先通过积极关注来促进正向移情，因为只有在此基础上才能形成足够稳定的工作关系。考虑到所描述的潜在心理危机，功能性不适患者常说的医生是他们“最后的希望”这句话也是正确的。然而，医生必须认识到，这些患者除了“大声呼救”寻求医疗帮助之外，无法用其他方式表达

自己的痛苦。认识到这一点可以让医生明显感到放松，并避免自己产生愤怒和失望的情绪。

如果患者明显增强了信心，至少暂时摆脱了对严重器质性心脏病的担忧，在详细讨论上述关系（如保护性行为、去适应作用）后，建议其进行规律、适度的体育锻炼（如步行、慢跑）。除了体育锻炼可能带来的直接抗焦虑效果外，体验到伴随心率升高和体能恢复的正常状态也有助于进一步缓解焦虑。

医生的治疗目标是将病情稳定在一个更好的水平，而不是使症状完全消失。然而，如果没有持续的支持性医患关系，患者的巨大痛苦通常会使他们反复返回急诊科等科室。定期进行与症状无关的复诊可以防止这种情况发生。将症状与医疗处理脱钩的主要目的是让患者认识到，即使没有“症状产生”也能获得定期、有益的医患接触。这将极大地满足患者的依恋需求，并有助于其更轻松地接受或处理心理社会背景。

然而，这种相对耗时的方法并不符合心脏病学实践常规，后者通常在完成器官诊断后即结束诊疗过程。此外，医生常会抱怨这种形式的“谈话式医疗”报酬很低。唯一可以反驳这一观点的事实是，上述方法已有充分的经验支持，并且是目前唯一已知对患者后续临床病程产生有利影响的机会。因此，医学界有责任从政治层面推动合理报酬的实现。在此之前，只能希望尽可能多的医生出于自身职业满足感而转向基础心身护理。

如果要动员患者接受心理治疗，就会涉及治疗环境（门诊 *vs.* 住院）和方法（心理动力学治疗 *vs.* 认知行为疗法）的问题。关于治疗环境，如果患者症状不是特别严重，原则上首选门诊治疗。对于高度焦虑、明显的回避行为（如无法独自离家）及频繁就诊于心脏急诊科的患者，住院治疗更为可取。支持首选住院治疗的其他标准包括严重的心理或躯体共病，因为只有医院和康复诊所才能满足对治疗密度和复杂性的相关要求。

有充分证据表明，心理治疗可在中短期内有效改善胸痛症状，其中认知行为疗法的相关证据最为充分（Kisely et al. 2012）。然而，在临床实践中，基本治疗导向对结果的影响似乎不如坚持特定的基本治疗态度重要，以下将对此进行详细讨论。

心理治疗（特别是在初期阶段）的要求与基础心身护理没有显著差异。许多患者感觉自己是被全科医生“转诊”的，甚至是被“打发走”的。因此，“建立关系优先于解释”的原则同样适用于心理治疗师。采取松散的观望态度反而会适得其反；相反，医生应积极并充满兴趣地接诊患者。对躯体症状和既往诊疗经历的细致探究会向患者传递出“我很重视你”的信号，这有助于引导封闭、多疑的患者敞开心扉，开口交谈。同时，认真观察患者的肢体语言和伴随情绪有助于心理治疗师深入了解患者的内心世界、情感状态及依恋行为。过早解读回避的冲突反而会引发偏执反应、退缩及关系破裂。治疗初期的重点应是治疗师对所有症状均给予认真对待，并明确认同患者的痛苦。鉴于躯体化障碍患者普遍存在依恋问题，这种方式有利于建立正向移情关系，而这正是后续治疗步骤的核心前提。

下一步治疗应致力于促进患者对症状相关心理社会因素的理解。为此，探索患者的主观疾病观念至关重要，这主要属于躯体性质。先从患者角度出发，谨慎地向生物-心理-社会模型拓展。选取贴近患者生活经验的日常实例（如羞愧时脸红）有助于引入更复杂的关联（如应激下的心血管反应、悲伤时的“心碎”）。若患者至少在原则上认同心理社会因素的可能性，使用症状日记有助于在主观上将生活情境与症状的出现联系起来（症状-情境分析）。

如果功能性心脏不适伴有器质性心脏病，这一过程同样至关重要。在这种情况下，从心脏病的角度看，区分相应症状并识别诱发因素（如体力超负荷时的典型心绞痛；与重要的人发生冲突时的“心脏刺痛”）也十分重要，因为治疗效果差异显著。在此背景下，心理治疗师需要掌握基本的心脏病学知识，以评估整体情况（参见第 1 章）。同时，应与全科医生 / 心脏病学专家建立三角治疗关系，确保所有诊疗步骤协调一致。否则，可能导致医患关系破裂和再次更换医生的风险。

基于生物-心理-社会模型，下一步应着力将躯体相关症状体验与无意识的情感联系起来。这种方法旨在关注述情障碍，如前所述，该现象被认为是发生功能性障碍的核心模式。面对可能存在的潜在情感，治疗师需要反过来发挥积极的“帮助自我”功能，提供看似“有效”的个人情感。但是，应谨慎地避免使患者负担过重，否则可能导致严重焦虑或偏执移情反应。

此过程通常需要很长时间，在此期间，心理治疗师的挫败承受力常面临极大挑战。治疗中断或经历新的心理社会压力后，情感感知的进步时常“付诸东流”。然而，保持持续的注意是对抗患者退行倾向的唯一途径。但是，一旦心理治疗取得成功，对心理社会压力或冲突的进一步处理将遵循心理动力学治疗或认知疗法的一般原则。这同样适用于合并抑郁症、焦虑症或其他心理共病的治疗。治疗方法的选择不仅受理论因素和患者偏好的影响，还取决于实际可行性。

功能性心脏不适患者通常不能很好地使用放松技巧（如自主训练、渐进式肌肉放松）。原因在于，在自我意识增强的情况下，患者可能出现大量躯体化症状（尤其是弥漫性紧张感）。然而，与每位患者讨论适应证并提供试验性治疗（同时避免心脏特异性指导）可能是有价值的。但是，如果放松技巧没有很好地融入一般心理治疗概念中，就不能期望其特别有效。

非言语方法和躯体导向方法已被证明具有极高价值。非言语方法（如音乐疗法、创造性疗法）为患者提供了一个替代空间来体验和表达无法用语言表达的情感状态，进而帮助命名和区分这些情感状态。躯体导向方法（如功能放松）也采取类似方法，在实践中也会对躯体化情感产生积极影响。此外，瑜伽、按摩和物理治疗也可作为有益补充。

功能性心脏不适尚无特异性药物治疗。在初级照护中常用 β 受体阻滞剂（即部分阻断交感神经的应激反应），但主要问题是它可能导致患者固执于器质性心脏病（β 受体阻滞剂常被用于治疗 CHD 等疾病）。尽管 β 受体阻滞剂可用于缓解心悸等症状，但需确保患者知晓该药并非治疗心脏本身，而是针对其心身应激反应。

尽管镇静剂和苯二氮䓬类药物常被用于“缓解”功能性不适，但其并不适用。对于功能性心脏不适患者，这两类药物的疗效与可能的副作用（尤其是运动障碍或成瘾）明显不成比例。因此，它们仅应在专科医生监督下用于治疗特定精神障碍（如精神病性症状、重度焦虑症）。

合并重度抑郁症或焦虑症的患者可使用抗抑郁药。合并心脏病时，选择性 5- 羟色胺再摄取抑制剂（serotonin-selective reuptake inhibitor，SSRI）或 5- 羟色胺去甲肾上腺素再摄取抑制剂（serotonin-noradrenalin reuptake inhibitor，SNRI）应作为首选药物，因为三环类抗抑郁药和四环类抗抑郁药由于其副作用（特别是增加心律失常风险）而需特别谨慎使用。

综上所述，功能性心脏不适患者的治疗对医生和心理治疗师提出了特殊要求，但在基础心身护理或心理治疗框架内，通过特定技术可以成功应对。药物治疗尤其适用于存在心理共病的情况。

6.2 高血压

在原发性高血压的发生发展中，多种因素在不同层面发挥作用（马赛克理论）。其中主要包括遗传倾向、躯体改变、行为、社会条件、环境因素及心理因素。关于原发性高血压的定义、流行病学及病因学，参见第 1.2 部分。

原发性高血压（以下简称高血压）被认为是一种典型的心身疾病，即心理因素导致的疾病。早在 20 世纪中叶，人们就基于精神分析研究尝试寻找高血压的心理因素。最重要的是，某些人格特质或冲突（如攻击性与冲突回避）被认为具有致高血压的特性，该特性在病例报告中给人留下深刻印象，但在实证研究中并未得到证实。

从发育生物学角度看，应激引起的血压升高是应对紧急情况的合理适应机制（Cannon 应急反应）。心理生理学研究及关于社会行为的动物实验（如高人口密度下的领土争斗）已经证实了这些机制在高血压发病中的作用。

应激引起的自主神经系统中枢活动增强或外周交感神经敏感性增加在高血压的发生中发挥一定作用（Jacob et al. 2000）。如果个体长期反复暴露于这种应激状态，自主血压调节阈值（压力感受器反射）会逐渐上调，使得血压调节在更高的水平进行（设定点调整）。目前尚不清楚这是反调节功能耗竭还是一个学习过程，即高血压通过压力感受器刺激迷走神经，从而缓解压力和疼痛（习得性高血压的概念）（Dworkin 1988；Rau and Elbert 2001；al'Absi 2018）。在青少年中，血压水平较高与健康状况较好和心理困扰程度较低有关（Berendes et al. 2013）。据此，通过应激诱导的血流动力学和神经内分泌机制，认为高血压患者抑郁症的风险较低（Patel et al. 2018）。流行病学研究发现，收缩压升高患者的心理健康生活质量更高，抑郁症状较少，感知的压力水平较低（Hassoun et al. 2016；Herrmann-Lingen et al. 2018）。血压较高与情绪相关情感知觉减弱和情绪反应性下降有关，尤其是男性，导致情绪反应性减弱（情感抑制假设；McCubbin et al. 2018）。对不良健康后果的评价较差可能会导致风险行为增加。

临床上，高血压的心身因素有以下 3 点需要注意：

1. 在部分患者中，心理过程可直接导致血压升高（如对应激或愤怒的处理不当）。

2. 几乎在所有原发性高血压患者中，行为因素对血压水平均发挥决定性影响，相应的行为改变有助于血压恢复正常。此时，行为干预尤为有效，其能够帮助患者做出适当的改变（如减轻体重）（Köllner and Broda 2005；Waller et al. 2017）。此外，其他心理因素（如抑郁、急性应激增加或童年期创伤 / 忽视）或社会因素（如倒班工作、获取健康信息的途径）对行为改变是否成功有显著影响。

3. 几乎没有任何其他疾病像高血压一样，其理论上的循证药物治疗与实际应用之间存在巨大差距。例如，在德国奥格斯堡地区（KORA 研究）或梅克伦堡-前波莫瑞州（SHIP 研究）进行的系统性调查中，仅有 16% 的高血压患者得到了有效控制，47% 的高血压患者治疗不足或未接受治疗，而 37% 的患者并不知晓患有高血压（Middeke 2007）。造成这种现象的原因之一是高血压在很大程度上是无症状的，但药物治疗却可能带来诸多副作用。因此，培养患者持久的治疗动机对医患关系和沟通提出了特殊要求。

6.2.1　高血压的特点

通常情况下，疾病会通过一些症状引导患者就医。然而，高血压却常在偶然情况下被发现，或在出现症状前已经存在了很长时间。许多高血压患者可能在数年内毫无症状，即使出现症状也往往不典型（如疲劳、头痛），这些症状不仅会在健康人群中出现，而且可能是高血压并发症（如 CHD、心力衰竭）的表现。

诊断高血压时，医生需依据多次测量的血压升高值，患者通常不会感知到血压升高，所以对患者来说，高血压的概念较为抽象、难以理解。与糖尿病对比，高血糖症状通常更明显，且与日常饮食联系起来更容易理解。治疗高血压的疗效无法直观感受，只能通过测量的血压值来判断。

高血压只能通过排除性诊断来确定，这种诊断方法在医学上并不可靠。此外，尚不清楚高血压是否为单一疾病；更可能的情况是，不同机制的多种疾病导致了血压升高。

高血压是一种可治疗但通常难以治愈的慢性疾病，其治疗包括指导患者服用药物和改变生活习惯（参见第 1 章）。这意味着医患关系至关重要。

6.2.2 高血压发生发展中的心理因素

收缩压和舒张压会在一天中（在较小程度上）持续变化，并且与身体和精神紧张或应激有明显的相关性。由于外周血压可通过无创方法测量，且无需复杂技术，这一关联很早就被发现并进行了科学研究。F. Alexander（1939）曾对高血压患者进行了心理分析检查和治疗，并推测他们的攻击倾向与对被攻击对象的内在依赖之间存在"非特异性冲突"。尽管这一假设未能得到实证支持，但它在相当长一段时间内影响了人们对高血压的认识。

在同一时期，H. Selye 研究了下丘脑-垂体-肾上腺轴在应激反应中的重要性。研究发现，多种刺激均能诱发该系统的类似激活，随后提出了"全身适应综合征"这一术语，其中也包括血压升高。von Eiff 等（1967）进一步探讨了个体对应激反应的敏感性在高血压的发生和维持中的重要性。同时，有实验发现，不同的应激源也会导致下丘脑-垂体-肾上腺皮质轴的不同激活。

Von Uexküll 和 Wick（1962）成功证明了情绪紧张对高血压患者和血压正常人群血压的影响。他们将由情绪触发的血压升高现象称为"情境性高血压"。他们还认为，这是"紧急情况"下合理适应的一部分，是由生理应激诱导的血压升高。反调节机制能确保血压升高保持在一定范围内，并在应激后恢复正常。例如，"白大衣高血压"就是一种情境性高血压：在 30% ～ 80% 的高血压患者中，医生或护士测量的血压高于自我测量时的血压或 24 h 血压监测结果。在单纯白大衣高血压的情况下，仅在医生测量时才会出现血压升高，故无须治疗。这被认为是由医生触发的焦虑反应。

因此，"高血压性格"无法得到实证支持，在治疗高血压患者时，这种假设相当具有阻碍性，它容易让医生简单地将患者归类，而不是试着寻找影响高血压的个体因素，并与患者一起探讨如何进行调整。

研究最为深入的是愤怒与血压升高的关系（Hank and Mittag 2003）。这种相关性在正常血压人群和高血压患者中均存在。愤怒会导致去甲肾上腺素释放增多、心输出量增加及外周血管收缩。然而，这些观察结果与高血压的相关性并未得到证实（Waller et al. 2017）。

6.2.3 医患关系的特点

患者依从性和应对机制

在高血压的治疗中，患者的合作意愿和治疗依从性对病程发挥着关键作用。患者愿意并能够遵守医生商定或规定的措施［这是对“顺从性（compliance）”的定义，该术语已被“依从性（adherence）”或“一致性（concordance）”所取代；参见第 8.1 部分］对高血压治疗至关重要，但这一点仍然被低估了。依从性研究表明，高血压患者在长期治疗过程中仅服用了 1/2 的处方药。如果医生没有意识到患者根本没有服用全部的处方药物，可能导致处方剂量增加，甚至误诊为顽固性高血压。

对于高血压患者，遵从医生建议主要有 3 个主要原因（Svensson 2000）：对医生的信任、对高血压后果的恐惧及控制血压的愿望。

心身医学的观点有助于理解患者依从性差的原因和机制，而了解这些是有效治疗高血压的前提。一种有益的方法是，不要消极地看待合作水平低，而是将其视为患者试图控制病情的一种应对机制。理解这种应对方式的关键概念是否认。这里是指有意识或无意识地拒绝接受某个事件的意义，从而缓解焦虑或其他不愉快的情绪。对于高血压患者（和 CHD 患者），否认是一种常见的应对机制。对此有几种解释：由于缺乏症状，高血压很容易被否认。此外，在生理需求较高的情况下，健康个体的血压偶尔也会升高，这使得患者更容易否认疾病的严重性。对许多高血压患者来说，生病意味着什么也做不了，使他们毫无价值。这种恐惧可以通过轻视或否认来缓解。另一种常见的恐惧是依赖（如对医生和药物的依赖），但这种恐惧需要避免。这就是所谓“药物假期”的原因，即患者通过暂时停止服药来证明尚未产生药物依赖，或实际上并不需要药物。仅在就诊前几天和就诊后服用药物的情况并不少见。

依从性差的一个重要原因是抗高血压药导致的主观健康状况变差，这不仅是因为副作用，更重要的是因为血压降低后患者会感到不适应，可能导致头晕、疲劳、虚弱感和焦虑。另一个解释是“习得性高血压”模型（参见第 6.2.1 部分），该模型认为高血压是一种旨在减少应激的自我调节机制。当“需要”高血压时，血压降低会引起其他问题，因此患者依从性较差。

另一个不容忽视的原因是患者害怕长期用药产生的副作用。这通常是由阅读药品说明书所致，而说明书的作用更多是制药厂的法律保障，并非是为患者提供信息。同时，患者普遍认为长期服药会导致体内残留，即慢性中毒。在医患沟通中应询问患者关于疾病和健康的主观认知及相应观念，认真对待他们的担忧，并通过富有同情心的沟通来消除这些疑虑。

部分患者比较特殊，他们的依从性很好，但无法耐受副作用。不同作用机制的药物会产生多种副作用，使医生不得不频繁更换药物。对这类患者进行更深入的心理心脏病学观察，往往会发现他们对服药有着强烈的抵触情绪，并极度害怕失去控制。面对这些要求苛刻的患者，医生只能配合他们而频繁更换药物，却无法讨论服药的必要性和伤害最小的解决方案。

通常情况下，人们对依从性和顺从性这两个概念的理解都过于片面，普遍将它们视为患者对医生建议的适应过程。然而，从心身医学的角度看，医生与患者应该是相互关联、相互合作的伙伴关系。这在术语“一致性”和“共同决策”（参见第 8.1 部分）中得到了更好的体现。

性格特质对医患关系的影响

关系医学［巴林特（Balint）］在高血压的治疗中非常重要。持久的医患关系有助于应对长期治疗的困难，并促进医患一致性。

虽然高血压患者没有特定的关系组合，但上述心理动力学和行为模式会产生一些典型的关系组合。许多高血压患者无法表达他们对药物的担忧、期望或不满，而是默默地不服药、“忘记”带血压记录或不参与随访。这种现象可以理解为，一些高血压患者起初的顺从行为给医生留下容易相处的印象，但在治疗过程中却变成了“难缠”的患者。

但是，医生方面的因素也会导致医患沟通困难。如果医生坚持强调其权威角色的重要性，他们可能会用傲慢的态度来掩饰自身的不安全感，并倾向于期待患者毫无异议地遵从其指示，从而解决患者的内心冲突。

心理心脏病学的一个基本观点是接受患者的主观现实，这可能与医生的看法大相径庭。在高血压的治疗中，这种差异通常涉及对药物的态度。对医生来说，服用药物是理所当然的，但对患者来说，这意味着每天都要面对自己不健康或无法掌控身体的事实。关系中的依赖问题可能表现为患者害怕对药物产生依赖或认为药物会伤害和“毒害”身体。

6.2.4 治疗

自从有效药物问世以来，高血压的治疗几乎完全依赖于药物。一般降压措施已经失去了其重要性，虽然这些措施满足了许多患者对非药物治疗的需求，也确实可以达到与药物相当的效果。制药业为开发更有针对性的抗高血压药所做出的努力、这些药物的可用性和高血压治疗实践中的实际成功率之间存在着巨大的差距。

调查发现，几乎 100% 的受访者表示自己了解血压升高的意义，但只有 50% 的受访者知道自己的血压值（Hyman and Pavlik 2001）。2/3 的确诊高血压患者没有得到适当的治疗。究其原因，一方面是上述的疾病特点，另一方面是医患关系的特殊性。

医患关系和包容性互动方式对于激发患者的积极性和建立患者的信心具有重要意义，这一点在多个协会指南中得到了认可（DGK/Deutsche Hochdruckliga 2018）。因此，治疗过程中心理心脏病学的考虑因素主要涉及医患关系的设计（参见第 8.1 部分），以及一般措施和个别情况的心理治疗流程。事实证明，让患者参与其中的对话方式（Núñez et al. 2018）和动机访谈技术（参见第 8.8 部分）是有益的。

了解高血压的心身医学方面有助于改善医患关系。特别是性格特质、自我调节问题、权威冲突的可能性、关系动态和冲突回避，以及对健康和疾病的主观理论，这些在与高血压患者的互动中发挥着重要作用。

伙伴关系而非家长式关系

医患之间的权力差距越小（横向互动而非纵向互动），医生与高血压患者之间的冲突就越少。如果医生承担提供信息和咨询的职能，而不去决定必须要怎么样，他们就能避免具有破坏性的（隐蔽的）权力斗争，使患者更容易接受必要的生活方式改变。

家长式关系（纵向互动）和伙伴关系（横向互动）在责任分配方面也有所不同。在“父母、父亲”或“母亲”关系中（这种角色与性别无关，因此也可以由男医生或女医生担任），医生自动地（无意识地）承担主要责任。同样，患者也会自动承担较少的责任，因此建设性活动也较少。一方面，这可能会导致医生责备并敦促患者（“你必须减肥，……多做运动，……戒烟”）。另一方面，患者变得越来越被动，寻求更多帮助，越来越多地推动医生采取行动，要求也越来越高（“给我开一些能更好耐受的药物”“情况没有好转，我该怎么做”）。

在以伙伴关系为基础的医患关系中，责任分工更加明确，患者采取更加积极主动的态度，这也满足了他们的控制需求，而医生则承担提供信息、咨询和支持的任务。

以下主要是关于在伙伴关系的基础上切实落实医患关系的建议。

提供信息

信息交流不是单向的，而是一个双向过程。医生给患者提供的信息应与从患者那里接收到的信息相关。以下是从患者那里获取或询问的相关信息：

- 患者既往是否有与高血压相关的经验（自己、家人、朋友）

- 这些经验是令人鼓舞还是引发焦虑
- 疾病对个人的影响有多大？例如，如果患者经历过父母中任意一方罹患卒中，当患者出现高血压时会感到非常恐惧，尤其是对需要被照顾的恐惧（依赖问题！）
- 患者对健康和疾病有哪些模式化概念（主观疾病观念）
- 诊断高血压时，患者的生活状况如何
- 诊断高血压对患者有何影响（标签现象）
- 患者对疾病的未来有哪些幻想

了解这些患者信息对于做出以患者为导向的解释至关重要。医生会借鉴患者的解释模式，使用的隐喻来自患者（而非自己）的想象世界。

信息可提供安全感，减少焦虑，满足患者的控制需求，并促进患者的依从性。然而，以患者为导向的沟通还包括为患者提供适当的信息量。在紧张的就医环境中，患者吸收信息的能力下降，很容易不知所措。这也是信息无法被“接收”的主要原因之一。一种解决办法是首先集中精力回答对患者而言最重要的问题，然后再逐步提供更详细的信息（如必要检查、药物治疗等的相关信息）。

事实证明，有关抗高血压药的沟通尤为重要：医生应向患者解释他们在用药后可能会比未用药时出现更多的症状，或用药前没有任何症状但用药后首次出现症状。这证实了许多患者的猜想，但他们始终将症状归咎于药物治疗。因此，在服药前必须告知患者，在机体适应之前，单纯降压可能会引起不适。如果患者不了解这一点，那么他很可能会停止用药。

在向患者提供药物信息时，应以绝对（而非相对）风险降低为基础，向他们说明药物的优缺点。为此，目前已开发出教学辅助工具，如“事实框（fact box）”，即使是没有接受过医学培训的人也能快速掌握做出决策所需的知识（Schwartz and Woloshin 2013）。“事实框”是一份单张信息表，其核心元素是总结了随机试验数据的表格。表格包含两列，从中可以看到服用药物和安慰剂时不同临床结果（如心脏病发作或卒中的风险，也包括副作用）的概率。研究表明，这种形式易于直观理解，即使是对于知识有限的患者，且相比于仅显示相对风险变化等方式，“事实框”更能准确评估药物效果。

包容性互动方式

在提出问题时，患者就已经参与到了决策过程之中（如“您认为您的高血压问题出在哪里？”“您觉得您的高血压是什么原因导致的？”）。这类提问有助于医生了解患者对于主观疾病观念的认识。重要的是要鼓励患者表达他们的观念与想象，认真对待并理解他们不切实际却真切存在的恐惧。目标是构建一个医患双方达成共识的疾病理论，得出易于理解且切实可行的结论，并就如何实践展开讨论。若医生与患者对于病因的看法存在显著分歧，则患者不太可能遵循医生的建议。例如，患者认为工作压力是高血压的病因，而医生却将高血压归咎于肥胖，那么减重的建议就会收效甚微。在给出医疗建议时，需征得患者的认可（如“我建议……这对您是否可行？”）。对话结束时，医生应与患者达成具体协议，即共同制订的明确目标（如“您希望实现……为此，首先……会很有帮助。”）。这一目标会在后续的复诊中被再次提及，应确定复诊时间（如“您愿意再来就诊吗？”“您认为我们何时安排下一次就诊比较合适？”），同时跟进患者在实施计划过程中的进展（如“您在努力改善的过程中进展到哪一步了？”“您在……计划中处于什么阶段？”）。

一旦与患者达成共识，将高血压视为相关健康问题并进行治疗，第一步先列举治疗方案是很有帮助的（Waller et al. 2017）：

- 药物治疗
- 定期运动，如每周 5 天进行至少 30 min 的中等强度有氧运动
- 控制体重［尽可能使 BMI ＜ 25 kg/m^2，男性腰围＜ 102 cm，女性腰围＜ 88 cm；每减少 1 kg 体重，收缩压平均下降 2 mmHg，舒张压平均下降 1 mmHg］
- 减少酒精摄入量，男性最多 20 ～ 30 g/d，女性最多 10 ～ 20 g/d
- 限制盐摄入量至 5 ～ 6 g/d
- 增加蔬菜、水果和低脂乳制品的摄入

然而，目前尚无充分证据支持向患者普遍推荐学习压力管理技巧。仅让患者知道有多种治疗可供选择就能产生缓解作用。第二步，可以与患者一起探讨哪些治疗方案适合他们，以及他们愿意从何入手。特别是在新发现的临界高血压病例中，医生有足够的时间与患者一起制订高血压治疗策略。第三步，与患者制订具体的改变步骤，让他们在下次就诊前实施这些步骤。此时，应重新评估以判断所选策略是否可行或是否需要寻找替代方案。关键是让患者了解，尝试某项措施（药物、耐力训练或饮食调整）并不意味着要终身坚持。这有助于提高他们迈出第一步的可能性。

鼓励患者

慢性病的治疗往往涉及生活方式的调整，需要患者（以及医生）具有较高的积极性。与糖尿病相同，通过增强患者的个人责任感来提高其积极性是非常重要的（参见第 6.2.3 部分）。通常情况下，即使与医生的优先项不符，也应加强患者的积极态度。为了获得患者的认同，治疗措施必须与患者对疾病的认知相一致。设定的目标应具有现实性、具体性和可实现性。例如，频繁建议患者

减轻压力既非建议也非目标，因为它过于模糊。压力的概念可作为心理社会层面谈话的良好起点，但应由患者来定义（“压力对您意味着什么？”“您认为什么是压力？”）。然后，医患双方可以将压力重新定义为时间紧迫、愤怒、不能拒绝等类似表述，并据此设定目标，例如“每周有一天（周末）不工作”或“下次……拒绝”。应为计划制订一个共同的时间表，避免给患者带来额外的压力。医生可以帮助患者从积极的角度看待他们对自己施加的压力（“我必须改变……”），并将其转化为积极的改变动力（“我想改变……”）。

自测血压是衡量合作程度的一项重要指标。它增强了患者对疾病的控制感，为患者提供了自行检查药物疗效的机会，并有可能在与医生协商的框架内参与决定药物剂量。此外，自测血压还提供了识别和讨论血压升高与某些情况之间关联的机会。如果患者获得了充分的信息和陪伴，就不用担心会出现过度关注测量值而导致神经质的情况。然而，测量频率是衡量患者焦虑程度的一个良好指标；不进行测量可能表明患者拒绝合作。对于特别焦虑的患者，如有必要，可以约定每日测量的最大次数。对于如何处理血压升高，医患双方达成明确的协议（如尝试放松、必要时按需用药）也会对患者有所帮助。在评估自我测量记录时应谨慎。有些患者不愿记录高值（高达 40% 的测量值未被记录）。患者通常只在空闲时（即休息时）测量血压，而不在工作或时间紧迫的情况下测量血压，这会让人感觉血压控制良好。因此，询问患者是否记录了所有测量值并在测量前将活动记录在案是很有用的。

焦虑在血压控制中的重要性

高血压引发的焦虑问题同样体现在自我监测血压的过程中。值得注意的是，对自我监测血压的依从性低很可能与其他方面的依从性问题有关。在这种情况下，功能失调的过度焦虑可能会产生两种影响。

1. 部分患者因为害怕血压值升高而不去测量血压。这些患者时刻意识到这种恐惧并深受其苦。当被问及时，他们能够明确说出原因（“我只是太害怕测出不好的数值……”）。在这种情况下，在医生指导下进行诊室内自我测量及进一步的心理教育 / 患者教育可能有所帮助。当焦虑被压抑或否认时，患者更可能给出未规律测量的模糊理由，并且主观上不再感受到焦虑。例如，参加培训小组（见下文）可以起到减轻焦虑的作用，因为从其他患者的示范中学习如何控制高血压有助于缓解焦虑。

2. 另一部分患者常因恐惧而过度测量，甚至对轻微升高或略高于正常范围的血压值感到恐慌。这可能导致恐惧与血压值升高之间的恶性循环。对此，医生必须反复向患者强调，即使单次血压值显著超出正常范围，也并不代表危险。因此，没有必要反复复查升高的数值（除非出现高血压危象）。相反，应敦促这类患者只在约定的时间进行测量，如有必要，应暂停自我测量一段时间。但是，这需要建立稳定且互信的医患关系，以及增加随访频次。

在极少数情况下，患者可能会发展为真正的“高血压恐惧症”，特别是在初次诊断和调整治疗期间。这些患者会完全陷入对高血压、血压值及其可能后果的过度关注中，长时间陷入功能紊乱的忧虑之中。焦虑与血压测量值升高之间的恶性循环可能导致惊恐发作，继而伴随血压显著升高。因此，焦虑实际上会使血压控制变得更加困难，形成一种自我实现的预言。尤其是在初始治疗需要多药联合且需要一段时间才能使血压值降至正常范围时，患者可能出现抑郁性应对方式（如“我的血压无法调整，我快卒中了……”）。这类患者在基础心身护理的基础上接受密集、适时的谈话治疗会受益匪浅，他们可以在谈话中讨论自己的恐惧，并通过医生反复的安抚，了解血压轻度升高并无急性危险，良好的血压控制通常需要一些耐心。应尽快加用抗高血压药，因为正常血压值具有缓解焦虑的效果。在严重情况下，患者需要住院进行血压控制；如果患者能暂时放下对控制高血压的责任，则会产生缓解效果。只有极少数患者需要短期使用（无药物依赖风险）苯二氮䓬类药物，以打破焦虑与高血压之间的恶性循环。但是，大多数情况下，通过谈话就可以实现。

一般措施

一般措施通常是指生活方式调整。包括减压，饮食建议（低盐饮食、减重），定期运动，戒烟及减少饮酒等。

许多心脏病学学会和高血压学会（如德国高血压学会和德国抗高血压联盟）建议，对于无其他危险因素及合并症的轻度高血压患者，应将生活方式调整作为初始治疗手段。这一点尤其适用于青少年和年轻成人。只有在生活方式调整 6 个月后血压仍未发生变化时，才考虑使用抗高血压药。

这些措施的目的不仅在于降低血压，还在于降低整体心血管风险。关于非药物治疗的更多信息参见第 1 章。

本章介绍的方法既可用于简短的个体讨论，也可用于结构化的团体患者培训。表 6.1 列举了一个此类培训项目的顺序，培训项目最好由多学科团队领导。

心理治疗

由于高血压是由多种因素引起的，治疗方案应尽可能涵盖多个病因层面。然而，在常规药物治疗中，往往对心理层面的重视不够，甚至未曾考虑过心理治疗。更糟糕的是，一些患者对心理治疗的积极性很低，并将心理病因误解为对自我认识的贬低。已有证据表明，心理治疗可以降低血压，其对基线血压值中度升高患者的疗效与药物治疗相似（Boulware and Daumit 2001；Linden

表 6.1 高血压患者培训课程示例（12 次课程，每次 90 min，8 ～ 10 名学员）

第 1 课	相互认识与组织事项
第 2 课	高血压：病因、症状、后果
第 3 课	高血压治疗的五大支柱
第 4 课	高血压的治疗
第 5 课	压力与血压（第 1 部分）
第 6 课	运动与血压（第 1 部分）
第 7 课	压力与血压（第 2 部分）
第 8 课	运动与血压（第 2 部分）
第 9 课	饮食与血压
第 10 课	总结与告别
第 11 课	转移到日常生活中：3 个月后的加强课
第 12 课	转移到日常生活中：6 个月后的加强课

引自 Köllner et al.（2010）

2003）。可以通过强调压力的作用和改善压力管理对血压控制的重要性来建立沟通的桥梁。对于伴有明显精神障碍的高血压患者，必须进行心理治疗。然而，心理治疗是否对血压控制具有积极影响，目前尚未得到充分的实证研究。

所有心理治疗方法的基本假设是，特定心理状况会导致紧张或兴奋状态，从而导致血压升高。针对这些心理因素进行治疗可使患者采用其他应对方式，预防此类紧张状态的发生，从而实现血压下降。

主管医生肩负着引导患者接受心理治疗的重要职责。随之产生的问题是：何时应向患者推荐心理治疗？哪些心理治疗方法可用于治疗高血压？哪种方法对哪类患者尤为适用？

高血压心理治疗的适应证

- 患者能够通过自我测量等方式理解压力情境与血压升高之间的明确关联（情境性高血压）
- 情绪诱发显著高血压患者的血压峰值
- 在依从性和医患关系方面存在特殊问题
- 反思能力较好但在生活行为方面存在问题（如工作困难）
- 在疾病背景下存在人际关系问题（如伴侣问题）
- 高血压带来的心理压力后遗症（如焦虑）
- 心理共病

已被证明对高血压有效的心理治疗方法（参见第 8.7 部分）

- 运动和放松技巧（自我暗示训练法、渐进式肌肉放松、瑜伽、生物反馈）：这些方法通常以小组形式进行。其对高血压的疗效已得到证实（Herrmann 2002；Linden 2003）。许多患者认为，血压升高与紧张和放松之间的不匹配有关。他们常自述压力是疾病的原因。对于许多没有准备好接受心理治疗的患者，可鼓励其参加放松小组。这些小组也已被证明是进一步心理治疗干预的良好起点
- 认知行为疗法基于人类行为的学习理论模型，即假定高血压患者已经学会了不恰当的应对方式，如攻击性。认知行为疗法旨在改变这些行为。患者可从明确且可验证的治疗目标中获益。许多压力管理项目是遵循这一模式进行的
- 深度心理治疗基于幼年时期神经化过程中产生冲突的理念，这种冲突阻碍了情感（尤其是愤怒）以符合当前情境的方式表达。心理动力学模型尤其适用于有自我调节障碍或攻击性抑制患者的个体或团体治疗。然而，其对于高血压患者的具体疗效并无实证依据
- 多模态模型包含信息、放松技巧、压力管理项目［包括愤怒管理和生活方式调整（如戒烟、饮食、运动）］和心理动力学方法等多种手段的组合。从心理心脏病学角度讲，这些方法最适合高血压涉及的多因素过程，并且受到患者的广泛接纳。关键是要尽可能根据患者的个人需求定制方案，而不是强制患者按照规定模式完成

高血压患者心理治疗中的具体策略与问题

高血压患者的心理治疗建议与其他心身疾病患者相同（参见第 8.4 和 8.7 部分）。下文将介绍心理治疗师经常遇到的困难及合理的处理方法。

如果高血压患者寻求心理治疗援助，那么在初次咨询时应特别详细地探讨其求助动机。以下几点可能有所帮助：

- 患者是否存在心理困扰？
- 患者是否存在明显的矛盾冲突（如婚姻关系、家庭问题、工作压力）？
- 患者是否有心理共病（如抑郁症、焦虑症、边缘型人格障碍等）？
- 患者是否为“被推荐”而来，是否因为不想让转诊医生失望或不敢拒绝就医？
- 患者对自身疾病的认知是怎样的？
- 患者为自己设定的治疗目标是什么？

这些患者通常很难制订具体的心理治疗目标，这意味着心理治疗师要有明确的治疗任务。患者反复提出的治疗目标之一是减少抗高血压药的剂量。另一

个目标可能是学会与疾病共存，接受高血压诊断及由此产生的损害（如接受药物治疗）。

在初次接诊时，心理治疗师的首要任务是向通常持怀疑态度的患者阐明谈话的意义，并激励他们合作。可与患者探讨的话题包括合理的心理–躯体关联和不依赖药物的干预手段。

在初次接诊时，高血压患者通常对心理治疗师持观望态度。在这种情况下，治疗师可能产生反移情反应，判定患者“缺乏动力”“不适合接受治疗”，从而拒绝接纳或建议患者放弃治疗。实际上，患者能否接受心理治疗取决于早期建立医患关系期间能否激发患者的治疗动机。

在初始阶段，投入大量精力建立医患关系至关重要（与所有心身疾病相同），避免被动或对抗，而是共情地做出回应（Albus et al. 2005）。患者通常会以看似无情绪、自我远离的方式谈论药物副作用、就医经历和日常琐事。对心理治疗师而言，很难倾听这些描述并理解其潜在含义，也很难在不进行心理分析或解读的情况下承受这些信息。此时，与患者探讨是否存在需要协助应对的压力源或困扰很有意义，还可以探讨阻碍健康生活方式的可能因素。

不能对患者的期望一概而论，而必须认真对待患者的期望。许多高血压患者希望从心理医生 / 心理治疗师那里了解一些有关他们为什么会患高血压及应该做些什么的信息。根据患者的需要提供有关血压调节的心理生理机制或情绪对高血压发展的重要性的信息，可以提高患者的积极性和促进融洽的医患关系。治疗师不应透露与患者生活状况有关的具体信息，但患者本人应了解这些信息。

在治疗过程中，重点可能会从躯体转移到心理。然而，治疗师应始终关注血压问题，并积极应对，以避免支持患者的否认态度或否认疾病。

只有当治疗关系变得稳固而持久，且治疗过程取得进展时，才能进一步解决可能存在的问题。这些问题包括与权威之间的关系，如患者对治疗师作为引导、决定，以及惩罚、责备和贬低权威的期待。与此相关，患者会产生各种移情情感，包括希望、钦佩、爱意，但也可能是愤怒、失望、疏远和自卑。患者对全能的、能创造身份认同的、能减轻焦虑的父母的渴望对治疗师来说可能是一种诱惑，这也能满足他们自己对全能的自恋幻想。在反移情过程中，他们可能会试图遵从患者的意愿。在很长一段时间内，双方都会对此感到满意，但迟早会遇到问题；最晚出现的情况是，由于某些微不足道的原因，患者对治疗师的（幻想的或真实的）限制性、压迫性和压倒性权威的攻击性占了上风。如果患者能够公开表达自己的愤怒，而治疗师在反移情中也没有受到冒犯，那么这种情况就能以一种对治疗过程有意义的方式得到解决。

如果患者不能很好地用语言表达冲突，而是回避对抗，那么在心理治疗中会表现为频繁失约，甚至最终无理由地终止治疗。因此，在治疗过程中，治疗师应反复探讨患者在遭遇冲突情境时可能产生的情绪，最初可从治疗室外的情境入手，如在工作场所与上司间的互动（“我想那件事让您非常生气吧”）。如果能从中提炼出一个重点（如致力于培养一种社会认可的愤怒表达方式）将大有裨益。只有在此基础上才可能与患者进一步澄清移情与反移情现象。当患者体验到自己能够在没有负面影响和恐惧的情况下进行直接对抗时，治疗就会取得巨大的成功。当患者先与治疗师一起体验到治疗师在他们生气时不会退缩或中断关系时，就有可能实现这一目标。之后，他们就能在家庭和职业环境中获得类似的体验。

必须再次强调的是，心理治疗没有适用于所有情况的一般适应证。每个个案均应具体分析（适应证详见上文），并与患者共同决策。

6.3　心律失常、起搏器、除颤器

6.3.1　定义、流行病学和病因

与将心脏视为严格按节律定时的血泵的机械论不同，健康的心脏节律几乎从来都不是完全一致的。相反，由窦房结产生的心脏生理节律会出现零星的节律性波动，这主要受体液和神经调节机制的影响。尽管窦性心律具有一定的规律性，但它的可变性是一种有益的适应机制。在机体需氧量增加（如体力劳动或发热）或运输能力下降（如贫血或血容量不足）时需要加快心率（心动过速）。相反，在神经性厌食症等慢性营养不良的情况下，窦性心律减慢（心动过缓）有助于限制机体的能量需求，从而确保在能量短缺时维持生命。除了因机体需求而导致的中长期平均心率变化外，心搏序列也会因呼吸（呼吸性窦性心律不齐）等引起的心脏充盈变化而发生短暂的适应性变化，以代偿自发性血压波动。这些短期波动被称为心率变异性。这种变异性可能非常明显，尤其是在健康的年轻人中，给人一种规律性受到干扰的印象，进而偶尔引起焦虑。然而，这是一种对预后有利的健康调节模式，而非心律失常。

当生理上相对规律的窦性心律由于电生理激动或传导紊乱或异位起搏（即在正常冲动产生和传导系统之外发生的电活动）而暂时或永久中断时，即心律失常。对于众多类型的心律失常及其伴随的躯体疾病，以及相应的躯体治疗方法，请参见第 1 章。

心悸（心律紊乱的主观感觉）在大多数情况下都找不到心电图的相关异常，应与心律失常区分开来，因为心律失常在心电图中可以被检测到。

6.3.2 心律失常的临床表现

症状、病程和诊断

许多心律失常患者完全没有症状。患者在触摸脉搏时可能会发现漏跳、过快或过慢、过强或过弱，或搏动不均匀。偶尔也会感觉到“心跳骤停”或“心跳加速”。明显的心动过速或心动过缓可能会影响血流动力学（血压和心输出量下降），并伴有虚弱、气短、头晕和晕厥；持续数秒的心脏停搏或心室颤动会导致循环衰竭，引起昏迷，甚至心源性猝死。在阵发性心房颤动中，胸痛并不少见。长时间的心房颤动会形成心房血栓，导致动脉栓塞，这是卒中的常见原因。

心悸通常会让患者感到非常不愉快和恐惧，但这种感觉与客观存在的心律不齐之间没有明确的关系。心悸患者通常无异常心电图表现，但心理症状却很明显。

心律失常的病程变化极大，取决于潜在心脏病的性质、代谢和精神状况，以及心律失常的类型。上述决定因素都可能存在，使病程从无危害、轻微发作到持续数年的慢性病程（如慢性心房颤动），再到猝死。心律失常的预后意义也不尽相同。尤其是严重的室性心动过速，其是 CHD 患者死亡率的独立预测因素。

在进行鉴别诊断时，应将心电图记录到的心律失常与无心电图异常的心悸区分开来。由于治疗方法不同，还需对各种快速性心律失常和缓慢性心律失常进行区分。为此，可采用多种非侵入性和侵入性检查方法（参见第 1 章）。测定传导时间和（或）程序性心室刺激的侵入性电生理检查会在主观上对患者造成较大压力。电生理检查旨在重现临床观察到的心律失常。恶性心律失常可能危及生命，若不及时治疗可能导致严重后果。如有必要，这些恶性心律失常在电生理检查室中可通过除颤等手段进行有效终止。然而，这种除颤手段常导致患者对死亡和失控的极度恐惧。

躯体治疗方案

如果可以记录到相关疾病，躯体治疗的重点就是针对潜在疾病。

对于心律失常及其并发症的治疗，有多种药物、手术、介入治疗及基于器械的手段可供选择（参见第 1.5 部分）。其中，起搏器治疗和植入 ICD 尤为重要。此外，导管消融术的应用［尤其是针对心房颤动（“肺静脉隔离”）、心房扑动和折返性心动过速］已十分普遍。

由于基础疾病、心内电传导及装置功能可能会随时间发生变化，安装起搏器或 ICD 的患者应定期接受检查。在这些检查中，可通过专用设备透过完好皮肤来检查装置的功能状态，必要时重新程控，可以早期发现电池容量即将耗尽的情况，并给出更换装置的提示。在这种情况下，电极通常保留在体内，而是替换带有电池和电子控制单元的装置。

与一些患者的认知不同，起搏器或除颤器几乎肯定能防止由心律失常引起的心源性猝死，但不能阻止基础心脏疾病的进展、老化或死亡的发生。即使起搏器功能正常，患者仍可能因感染性休克、出血性休克、心脏泵衰竭或电机械脱偶联（尽管有电兴奋但心肌收缩力丧失）而死亡。对于植入 ICD 的患者，在个别情况下可能出现终末期难治性心室颤动，这时 ICD 在多次除颤失败后可能停止运作。

6.3.3 心理因素

心律失常的心理因素和诱因

长期以来，大量病例报道指出，心理压力会促进心律失常的发生，甚至引发心源性猝死。近几十年来，大量精心设计的流行病学研究也显示，在足够大的人群样本中，遭受严重急性应激源（如自然灾害或恐怖袭击）可显著增加心源性猝死或室性心律失常（Lampert 2016）。情绪诱因也被认为与心房颤动有关（Lampert et al. 2014）。慢性压力、焦虑症和抑郁症与室性心律失常（Whang et al. 2005）、初诊心房颤动（Kivimäki et al. 2017）或复发性心房颤动（Lange and Herrmann-Lingen 2007；McCabe 2010）的风险增加有关。对室性心动过速特别易感也被认为是合并抑郁症的心肌梗死患者死亡率升高的原因之一。其机制通常是自主神经系统功能失调，降低了心律失常的阈值（Carney et al. 2005）。这可能是因为心脏交感神经系统单侧激活，导致复极异质性增加，从而促进环路电信号的形成。因此，随机发生的期前收缩可能导致持续性心动过速。

尽管恶性心律失常的确切心理生理学机制尚未完全清楚，但无害性心悸（如等同于生理焦虑）的心理因素通常较为明显。在这种情况下，生理上或客观上无意义的心搏不规律会被更加强烈地感知到。这些感受随后被赋予了主观意义，成为潜在威胁的信号。这会激发恐惧，继而引发自主神经反应，导致室上性心动过速或窦性心动过速，而这反过来又加剧了恐惧，形成恶性循环（参见第 5.8 部分）。

心律失常的心理社会影响

心律失常引起的心理反应差异很大。在重度焦虑症患者中，即使是无害的期前收缩也会导致巨大的痛苦，他们会担心患有严重心脏病，并频繁就医。对于阵发性室上性心动过速患者，其因果关系通常不明确。这些患者的焦虑症通常很明显，有时可以推断焦虑症是心动过速的（共同）诱发因素。心脏病学病例不无恶意地报道了一些心理治疗失败并最终由旁路消融“治愈”的病例。此外，也有一些明显以精神症状为主的患者，多年来反复接受侵入性治疗，但均未成功，其焦虑症也未得到明确解决。副作用有时也相当大，如发生医源性房室传导阻滞时需要植入起搏器。

尽管心房颤动是最常见的需要治疗的心律失常，但其相关的心身医学数据相对较少。平均来说，心房颤动患者的生活质量会受到显著影响（Kirchhof et al. 2016）。除了潜在心力衰竭的严重程度外，心房颤动的阵发性发作（难以预测和控制）通常与难以决策是否进行侵入性治疗有关，这可能会导致强烈的不确定性。相比之下，许多永久性心房颤动患者在适应心律失常方面比较成功，他们往往完全感知不到心律失常的存在，或至少不再觉得它会对生活造成影响，这可能导致他们不能坚持长期抗凝治疗。

与预后良好的心律失常患者的严重焦虑症不同，尽管室性心动过速预后不良，但持续时间较短的室性心动过速最初可能并没有明显症状，不会对心理健康造成影响。然而，在已知患有恶性心律失常或经历过心源性猝死的患者中，高达 50% 的人出现焦虑症和（或）（反应性）抑郁症的症状。特别是心肺复苏后的患者，经常会出现创伤后症状，这些症状偶尔会达到创伤后应激障碍的程度（参见第 5.6 部分），可能对预后产生负面影响（Ladwig et al. 2008）。

抗心律失常治疗中的应对难题

在抗心律失常治疗的过程中，应特别注意伴随的相关问题。患者难以理解抗心律失常药物的致心律失常作用，即被寄予厚望的治疗（可能危及生命）心律失常的药物反而可能加剧心律失常。这会导致患者感到极大的不确定性和对医生判断的依赖，而医生的判断已超出患者的理解能力。长时间在监护病房接受治疗和监测也会产生依赖感。在程控心室刺激过程中，患者对医生的依赖感会达到顶峰，在此过程中，医生“为了患者的最大利益”，将患者置于一种只能通过医生干预才能控制的危及生命的紧急状态，而患者则感到无能为力，甚至有时会短暂失去意识，成为电“遥控”对象。这种无力感和依赖感往往会随后延伸到植入的起搏器或除颤器上，对原本就存在依赖问题的患者来说，这可能导致他们难以接受这些装置。

起搏器和除颤器治疗中的应对难题

部分患者最初会抗拒植入不可控制的“有生命”的异物，这会使他们感到不安。当装置出现故障时，无论是立即显示误发电击还是通过媒体途径发布警告，都可能强化这种疑虑。持续心律监测可以给患者带来安全感，但也会让患者产生失去自主权与控制权的感觉。许多患者（尤其是老年患者）及其家属会好奇在生命终结时如何与植入的起搏器共存。此外，有关恶性心律失常随时可能致命的医学信息会引起生存焦虑。针对这种情况，患者普遍认为植入起搏器或除颤器是必然的、“最合理”的“技术”解决方案；但回过头来看，仍有少数患者经历了相当大的适应问题。

身体意象的改变可能导致患者再次渴望摆脱植入的装置，特别是在其益处没有立即显现出来时。在这方面，首次（适当）的除颤电击有利于解决这一问题，其说明了装置在正常工作，并证明了植入除颤器的必要性。然而，频繁电击通常会引发严重的焦虑症和抑郁症。如果在意识清醒状态下经历这些电击，患者通常会将其描述为像触碰家用电源插座或牧场围栏一样。特别是，电击的不可预测性和电击前数秒的先兆症状是一个典型的应激模型，可导致习得性无助状态，并引发继发性（即由心脏病和除颤器电击引起的）广场恐怖症、惊恐障碍，以及完全或部分创伤后应激障碍。这些疾病会给患者的日常生活造成长期限制，他们会越来越多地避免某些活动，甚至可能避开所有活动，希望这样能使情况得到控制并阻止更多电击的发生。此外，这也会对患者的性伴侣关系造成相当大的干扰。伴侣们也常感到非常不安，担心如果要求或接受性行为等身体接触是否会将患者置于再次遭受电击的风险之中，尤其是在亲密接触时，自己也可能意外受到电击。

在植入 ICD 前就存在焦虑或抑郁症状的患者在频繁遭受电击后尤其容易出现应对问题。由除颤器故障或装置程控不当导致的不适当电击会使患者非常痛苦，因为他们无能为力。在这种情况下，患者无法理解电击的明确目的，因此会感觉特别沮丧。对于针对并非立即危及生命的心律失常的电击（如复发性心房颤动时由心房除颤器发出的电击），患者通常难以耐受。因此，这种治疗方式并未得到广泛接受，在没有在现行治疗指南中发挥作用。为了提高患者控制感知，人们曾尝试在电击前通过除颤器的信号音来预警，以减轻电击带来的心理压力，但这些尝试不得不被放弃，因为这些提示音导致患者对当今无处不在的电子提示音产生了普遍的惊吓反应，从而进一步加剧了患者的焦虑情绪。

除电击外，起搏器和除颤器的其他并发症也可能增加患者的心理困扰。鉴于这些装置的电池寿命有限（仅能维持数年）且由电极断裂或移位导致的技术故障随时可能发生，患者会对这种可能性产生焦虑情绪，并继发神经质特征。患者在客观和主观上对装置的依赖性越强，这种观念的威胁性就越大。电极外绝缘层缺损或抗心动过缓（或可能是抗心动过速）起搏脉冲幅度过高时可能出现的肌肉抽搐也会让患者烦躁，这会不断提醒患者装置的存在和心脏病的存在。

植入装置所带来的心理压力可以被患者主观体验上的积极反应所抵消。因此，在成功融入身体意象后，起搏器和除颤器通常能被患者视为几乎不造成干扰的“生命守护者”或“守护天使”。植入最先进且昂贵的装置所带来的自恋满足感也有助于患者接纳这些装置。制造商已通过“Phylax（守护者）”或“Jewel

（宝石）”等装置名称解决了这些心理层面的问题。在除颤器治疗的早期阶段，患者有时会将其比喻为“我的奔驰”，因为它的价格与奔驰相当。患者可能会认为可以减少或避免抗心律失常药物及其副作用，并能感受到心率恢复正常所带来的血流动力学改善。具有生理刺激模式的起搏器（如心房控制系统或双心室起搏器）和能根据循环需求变化（如在体育活动期间）而调整频率的起搏器都能提高患者的生活质量。在除颤器方面，随着心律失常检测技术的改进及尽可能多地通过抗心动过速起搏终止心动过速，对电击的需求已逐渐减少。低能量除颤器的开发有望进一步减轻每次电击带来的躯体和心理负担，这方面的进步正备受期待。

心身关系

心律失常与压力之间的相互依存关系在心律失常的情况下表现得尤为明显。这不仅见于原发性心因性心动过速（见上文），还可能形成一个恶性循环，导致通常难以确定心理压力是心律失常的原因还是结果。对于已知患有恶性心律失常且反应性不确定的患者，这种机制尤其令人困扰，因为在没有辅助的情况下，往往难以区分无害的窦性心动过速和危及生命的室性心动过速。这种不确定性会因除颤不充分而加剧。此外，以焦虑的方式应对躯体性为主的心动过速可能通过自主神经兴奋等机制降低心房或心室颤动阈值和提高除颤阈值，从而促使其持续存在。心理压力较大的患者复发的频率也更高。个别情况下，植入除颤器的患者可能在短时间内经历一连串反复的心动过速及随后的电击（即电风暴），并伴随惊恐反应，这种情况只有在深度镇静时才能中断，并会在许多患者中导致持久的创伤后症状。

6.3.4 医患关系的特点

鉴于突发晕厥和心源性猝死这一特殊［现实的和（或）臆想的］威胁，许多心律失常患者对医生寄予了极高的期望。由于许多患者难以理解病因和治疗之间的关联，他们可能会产生一种“盲目”的医患信任，也可能表现出焦虑和依赖行为。患者通常很难将自己视为医生的合作伙伴，并在对话中与医生共同做出决策。特别是在急性心律失常时，在需要心肺复苏的极端情况下，医患关系极为不对等。此外，医生掌握着救命技术（可能由医生植入患者体内）的控制权，这使得医生拥有对患者非同寻常的影响力。通过植入的装置，患者仿佛时刻携带着既有帮助又具有监控作用的医生，同时，他们极度依赖心脏病学专家及其技术设备，如植入物的维护和程控。最终，他们对挽救了他们生命并将在未来挽救其生命的医生或医疗体系深感愧疚。这种愧疚感和因昂贵设备而欠下的物质上的债务，进一步阻碍了患者成为自信、平等的合作伙伴。此外，试图帮助患者摆脱这种依赖和愧疚感的做法常适得其反，因为患者可能会通过不遵守医嘱（如不顾医生禁止而坚持开车）或要求移除装置（尽管存在相关风险）来危及自己和他人的安全。

心肺复苏后存在的缺氧性脑损伤和认知功能障碍可能会影响交流，如患者处理医疗信息的能力下降并反复要求解释。尤其是年轻患者，他们往往难以克服这种脑器质性损害及其带来的严重日常影响，这可能导致他们自我怀疑和绝望。随后，在与命运抗争的过程中，患者也可能责备医生，认为医生应对此负有部分责任，因为医生未能阻止这种情况的发生。

有时，患者会产生一种对生活感到厌倦的潜在情绪，并责备医生通过心肺复苏或植入挽救生命的装置而无视他们求死的意愿。这里必须理解的是，这种责备从根本上是针对患者所承受的残酷命运，这让他们感觉自己永久地被生活抛弃。因此，医生不应将这种愤怒与失望误解为人身攻击，也不应以辩解或反驳来回击。相反，医生应耐心接受患者的抱怨，并帮助他们应对被严重打乱的生活。

对于过度依赖或要求过高的心悸患者或心因性室上性心动过速的患者，情况则有所不同。这些患者需要与功能性心脏不适患者（参见第 6.1 部分）类似的治疗方法。

6.3.5　治疗的注意事项

针对精神障碍背景下出现的心悸，建议采用心理治疗手段来处理其潜在的焦虑或躯体形式障碍。在此过程中，同时使用 β 受体阻滞剂可能暂时有助于打破恶性循环。详细内容请参见第 5.8 和 6.1 部分。

对于有躯体疾病的患者，心脏病学专家、全科医生、心理治疗师及精神科医生之间的紧密合作至关重要。例如，对于室上性心动过速患者，关键是不要过早确定某种发病机制，因为如上所述，这可能导致错误的治疗。同时进行躯体和心理社会诊断有助于确定躯体易感性、心理社会诱因和（或）心动过速的后果之间的相对重要性，并在理想情况下形成跨学科治疗方案。这可能包括旁路消融和心理治疗，必要时辅以抗焦虑药。如果治疗期间症状持续存在，则需要重新评估，并在必要时扩大治疗范围。一方面，这适用于躯体治疗后症状仍然存在的患者，因此应进行心身医学鉴别诊断；另一方面，对于在接受心理治疗期间仍反复出现心悸的情况，可能需要从心脏病学角度进一步解释。重要的是，医生既不能过早表现出基于焦虑的反移情，也不能在没有全面诊断和形成整体治疗方案之前过于固执地相信自己治疗方法的成功。

对于患有严重、慢性或危及生命的心律失常患者，也应进行定向心理评估。在采集生物-心理-社会既往史时，除了解疾病在患者生命历程中的主观意义外，还应注意患者对疾病的观念、信息缺失和误解，以及既往存在或由疾病引发的精神障碍。对于曾接受心肺复苏治疗的患者，还需记录可能的脑器质性损害情况。

根据评估结果，除了由心脏病学专家、内科医生和（或）全科医生提供的医疗管理外，还可能需要考虑心理教育、心理治疗及药物治疗等措施（Ladwig et al. 2004）。无论如何，不同治疗提供者之间的良好沟通都是这些患者的结构性护理质量的一个要素。

关于心律失常的类型、原因、诊断、治疗和预后，以及日常生活中必要的应对措施的信息，应向患者及其亲属（必要时）传达并讨论。即使是看似不合理的疾病观念也应认真对待，并共同制订一个现实的疾病模型。这还包括充分讨论药物的可能性与局限性，以及可能需要植入心脏起搏器或除颤器。此外，在初次交谈中通常无法解答所有问题。特别是对于植入除颤器的患者，如果使用期间出现疑问，能够在短时间内获得医生建议（必要时通过电话）通常至关重要。有研究表明，护士的电话随访对这些患者大有裨益（Dougherty et al. 2005）。关于植入 ICD 的患者的心脏病治疗与心理社会治疗的综合建议，可参考欧洲心律协会（European Heart Rhythm Association，EHRA）的共识文件（Braunschweig et al. 2010）。

约 1/3 植入 ICD 的患者表示对加入支持小组感兴趣。因此，医生可以鼓励患者加入现有的支持小组或自己成立小组。由患者和家属、心脏科医生、全科医生和心理治疗师参与的医患研讨会是启动这一过程的契机。这些研讨会旨在提供信息、开展讨论、介绍自助小组的工作模式，并组织第一次小组活动（最初可能需要由专业主持人引导）。

放松技巧（可能作为基础心身护理的一部分）和短期认知行为疗法有助于患者应对除颤器电击产生的心理压力。作为综合治疗方案的一部分，激活性的物理治疗可以打断过度的焦虑的保护行为。这不仅对心血管系统有积极影响，还能通过逐步暴露焦虑情境来促进焦虑管理。此外，对于既往已存在或由除颤器引发的心理合并症，通常需要采用经认可的方法进行长期心理治疗。相关的认知功能障碍应通过精神科评估并辅以相应治疗。在这种情况下，也可考虑职业治疗等方法。由多次 ICD 电击导致的创伤后应激障碍患者可在心理心脏病学病房接受眼动脱敏与再加工（eye movement desensitizaiton and reprocessing，EMDR）治疗，且不会导致过高的心脏并发症风险（Peregrinova and Jordan 2017）。

惊恐障碍和抑郁症均对抗抑郁药有反应。特别是在心律失常患者中，药物选择需格外谨慎。根据针对 CHD 患者的研究证据和在严重心律失常患者中的临床经验，主要推荐使用 SSRI 类药物舍曲林，因为它与心脏病治疗药物的相互作用较少，且相比于目前常被推荐的西酞普兰，舍曲林导致 QT 间期延长和心律失常（尖端扭转型室性心动过速）风险增加的概率较低。然而，在针对心力衰竭患者（在植入 ICD 的患者中也常见）的两项较大规模研究中，未能证明舍曲林（O'Connor et al. 2010）或艾司西酞普兰（Angermann et al. 2016）的疗效优于安慰剂。在严重焦虑症伴早期睡眠障碍时，可短暂给予苯二氮䓬类药物，直至抗抑郁药起效，尤其是为了打破频繁电击造成的心理生理恶性循环。此外，根据临床经验，也可选用米氮平、阿戈美拉汀或文拉法辛，但心律失常患者禁用三环类抗抑郁药。尽管上述抗抑郁药在治疗剂量下几乎不会导致心律失常，但每次开始使用或更换抗抑郁药时均应进行心电图和实验室检查。若心律不稳定，可能需要进行动态心电图监测。住院患者在初始治疗阶段可能需要持续心电监护。

6.4　心导管检查、冠状动脉介入治疗和旁路移植术

6.4.1　概述

在过去的 50 年，侵入性手术的引入在许多方面改变了心脏病学。例如，既往对 CHD 的诊断主要基于病史和细致的临床检查，而如今，心导管检查（冠状动脉造影）已成为诊断的金标准。同时，它为心脏病学专家提供了机械扩张冠状动脉的可能性，通常仅需一次经皮冠状动脉介入治疗（percutaneous coronary intervention，PCI）即可处理血管狭窄（参见第 1 章）。绝大多数患者的心绞痛会在介入手术后立即消失，这就患者而言成效显著，也让医生非常满意。因此，心脏病学专家的角色已从“保守型”转变为能够直接干预的“介入型”医生，这是革命性的进步。

早期，PCI 后超过 30% 的再狭窄（血管再次出现狭窄）风险给人们的兴奋情绪蒙上了阴影，这通常需要在初次手术后的 6 个月内再次进行干预。如今，得益于支架（扩张后保持血管腔开放的金属网），再狭窄风险已显著降低（＜ 10%）。该手术被认为是安全有效的，其初次成功率超过 90%，且并发症发生率极低（参见第 1 章）。

有了这些成功经验，已经问世约 30 年的 PCI 成为广泛应用的手术方法；仅在德国，手术数量就从 1984 年的不到 3000 例增长到 2015 年的约 32.5 万例（Deutsche Herzstiftung 2018）。然而，也有批评者指出，介入心脏病学专家存在“眼-狭窄反射”，即过于关注狭窄本身，而忽视了致病过程的根本原因。批评者根据大规模前瞻性研究认为，PCI 虽能迅速改善心绞痛症状和患者的生活质量，但不能延长生存期。因此，他们呼吁更加重视保守性防治措施，包括健

康行为调整措施和优化药物治疗（参见第 1 章）。这一观点得到了强有力的证据支持，即在评估侵入性心脏介入治疗的短期有效性时，必须始终考虑心绞痛症状受安慰剂效应显著影响的可能性，这也使得 PCI 短期效果需要被更加客观地看待。例如，一项随机对照试验比较了 PCI 与 PCI 假手术（Al-Lamee et al. 2018），结果显示，PCI 假手术（安慰剂）组与 PCI 组患者在症状、生活质量及运动耐力的改善方面几乎相同，差异无统计学意义。

历史上最古老的冠状动脉介入治疗是旁路移植术（通过动脉 / 静脉血管桥接绕过狭窄的动脉；参见第 1 章），这一心脏外科治疗方法在 40 多年前被引入。虽然旁路移植术在早年间是唯一的冠状动脉介入手段，但在过去的 10 ～ 20 年间，随着创伤性更小的 PCI 的发展，旁路移植术已被部分取代。因此，尽管 CHD 的患病率持续上升，自 2000 年以来旁路移植术的绝对数量却在下降。2017 年，德国约 3.6 万例患者单纯行旁路移植术，约 4.8 万例患者同时行心脏瓣膜手术（Deutsche Herzstiftung 2018）。即使在严格遵循证据标准的情况下，对于某些类型的 CHD（尤其是左主干狭窄、三支血管病变），旁路移植术在预后方面似乎仍优于 PCI，因此手术医生认为未来对旁路移植术仍有巨大需求。

6.4.2 冠状动脉介入治疗围手术期的心理症状

在面对急性心肌梗死等危及生命的重大疾病或仅高度怀疑患有严重 CHD 时，绝大多数患者会感受到心理压力，甚至出现危机样反应（参见第 5.6 部分）。因此，多达 50% 的患者，尤其是在等待 PCI 或旁路移植术期间，对手术本身或疾病后续进展有着明显的恐惧。年轻患者和女性患者尤其容易受到影响。在进行 PCI 前，对手术失败及可能需要进行旁路移植术的恐惧尤为显著；女性患者还会担心手术过程中的疼痛及医护人员可能的疏忽（Lazanowski and Jordan 2003；Albus et al. 2018）。

在 PCI 过程中，危机反应似乎并不常见。这是因为医护人员和非医护人员的持续在场具有减轻焦虑的效果。此外，对手术流程、设备及手术过程中可能出现的感觉（如压迫感、疼痛）进行解释说明也有助于让患者安心（Lazanowski and Jordan 2003；Albus et al. 2018）。然而，根据临床经验，面对意外症状（如严重心绞痛、心律不齐等）或并发症（如心肌梗死、心肺复苏等）时，个别患者可能会出现严重焦虑或急性适应障碍，甚至导致创伤后应激障碍（见下文）。

PCI 术后，约 80% 的患者对治疗结果给予了正面评价，主要原因包括原有的心绞痛迅速消失或显著缓解、运动耐力提高及情绪改善（焦虑缓解）。因此，大多数患者的生活质量在术后第 1 个月内就会显著提升，尤其是相比于术前高度紧张的阶段。在这方面，PCI 似乎优于旁路移植术：后者的术后生活质量改善较慢，约 1 年后才能达到与 PCI 相当的水平（Lazanowski and Jordan 2003；

Albus et al. 2018)。

然而，患者对 PCI 结果的正面评价并非没有问题：一方面，它反映了患者对这种治疗措施有效性的高度信任，这有助于减轻焦虑（也是上述安慰剂效应的主要决定因素之一）；另一方面，鉴于远期预后不良的可能性，这种评价至少在一定程度上是一种过度否定的表现，可能会对健康行为的改变产生负面影响（参见第 2.5 和 5.2 部分）。在这种情况下，只有小部分患者在 PCI 术后接受了适当的康复治疗，至少部分原因可能是心脏病学专家的“眼-狭窄反射”，导致其向患者提供了片面的信息（“现在血管已经修复好了”），但也可能是受到康复治疗适应证标准的影响。

旁路移植术后，有相当比例的患者会出现心理症状，部分症状是直接由手术引起，但也有一些症状是由躯体预测因素和心理社会预测因素独立决定的（参见第 6.4.2 和 6.4.3 部分）。因此，尽管手术技术有所改进，但仍有多达 1/3 的患者会出现短暂的（即持续数小时至数天）器质性精神障碍症状，主要表现为谵妄（意识障碍、定向障碍、幻觉、活动过少或过多、睡眠障碍、噩梦等过渡性综合征），当意识恢复后，这些症状可能诱发应激记忆，如对幻觉的记忆。多达 50% 的患者在随后数月至数年内可检测到轻度认知缺陷、情绪不稳定和记忆障碍（Albus et al. 2018）。这种情况可能难以与常见的抑郁症状（参见第 5.6 和 5.7 部分）相鉴别。

旁路移植术后，不足 5% 的患者可能出现创伤后应激障碍的症状（参见第 5.6 部分），特别是在重症监护病房治疗较长时间后（Albus and Köhle 2017；Albus et al. 2018）。一些治疗环境中的刺激（如监护仪的信号音）可能导致大量带有恐惧色彩的记忆闪现（闪回），引起患者明显的回避行为。这些症状常伴随抑郁症和（或）易激惹。这种严重的临床表现会导致显著的功能损害，通常需要专业的心理治疗。

6.4.3　围手术期健康状况的心理社会预测因素

心理社会因素不仅对心理症状的发生有显著影响，也可能显著影响躯体状况，甚至可能影响手术效果（包括再狭窄率）。因此，年龄较小、女性和 PCI 前 3 周明显焦虑似乎都是 PCI 前高度焦虑的良好预测因素。术前的抑郁症状、社会支持不足和明显的成就导向是 PCI 后抑郁症状的良好预测因素，但年龄和性别则不是。然而，与健康相关的生活满意度似乎更多地取决于 CHD 的病程或侵入性手术直接和持续成功（Lazanowski and Jordan 2003；Albus et al. 2018）。

接受旁路移植术的患者的情况也类似，但也有证据表明，抑郁症对健康相关的生活满意度和社会心理功能水平有负面影响。此外，术前的心理症状似乎与术后神经心理障碍的增加有关。手术后，长期的过渡性综合征易引起后续心理障碍的发生，尤其是创伤后应激障碍（Albus et al. 2018）。

既往研究中提到的职业过度承诺、消极应激管理、抑郁应对方式或敌对与再狭窄率之间的关联在当今的“支架时代”是否仍然成立，目前尚无法确定。然而，可以肯定的是，这些心理因素及其他心理社会因素对 CHD 病程（如心肌梗死复发率、心源性死亡率）具有一定影响（详见第 5.1 至第 5.4 部分和第 5.7 部分）。

6.4.4 治疗

治疗方法包括基础心身护理层面的干预、专业心理治疗和精神药物治疗（在特定情况下采用）。特别是，PCI 前的基础心身护理和特定心理社会干预已得到相对充分的评估，因此可以提出具体建议。

基础心身护理

在 PCI 前及手术过程中，医护人员和非医护人员采取积极的、富有同情心的关怀方式，对于提高患者满意度、缓解焦虑、使患者更好地应对手术具有持久的积极影响。但是，这一流程不应仅限于简单地与患者交流相关信息或签署知情同意书（Lazanowski and Jordan 2003；Albus and Köhle 2017）。适当的流程应针对患者的认知和语言水平进行调整，能详尽告知患者进行干预的原因及相关流程，以及有关 PCI 期间可能出现的症状，使患者不会因心绞痛或其他不适而感到惊讶和困扰。重要的是让患者充分了解手术的原因和流程，并相信医生能够很好地控制 PCI 期间的任何症状。在这种情况下，除了医患沟通外，使用专门设计的手册或短视频也会很有帮助（Lazanowski and Jordan 2003；Albus and Köhle 2017）。

在基础心身护理中，应特别关注患者主观疾病观念或关于诊断和治疗过程的想法。在这种情况下，医生应先采取接受性（即倾听）的态度，询问患者的想法（如“您知道为什么要进行左心导管 /PCI/ 旁路移植术吗？”）。应特别注意夸大性认知（“全都堵了”“切开心脏”）或轻视性想法（“这只是个小问题”），医生应针对这些问题进行处理并行相关检查。关于病因的抑郁性认知（“无能为力”）也会增加焦虑水平，应加以处理。基于患者当前的认知，应使用额外的视觉信息逐步拓展患者的知识。总的来说，应给予患者足够的提问机会。

让患者感受到医生和 PCI 期间心导管室的整个团队的关注与支持对于预防和缓解焦虑至关重要。对许多患者来说，进行心脏病学 / 心脏外科干预意味着要面对生命危险的感受，而鉴于必然存在的失控感，只能通过建立支持性与控制性的持久关系来解决。具有不安全依恋模式的患者特别容易陷入这种危机，并且特别依赖于积极的关注（Albus and Köhle 2017）。

然而，心脏病学 / 心脏外科干预的必要性也引发了一些患者对不受欢迎的依赖性的恐惧，因为他们认为这是一种威胁。此时，医疗措施会调动患者的防御过程和自我保护的冲动，甚至导致攻击行为。医生不应因此而感到被冒犯或受到挑战而采取攻击行为，而是应该理解患者忍受自身依赖的处境并不容易，应在医学责任范畴内允许患者调整自己的状况（如检查时间、联合用药）（Albus and Köhle 2017）。

向患者家属提供适当的信息和支持也很有帮助，这样他们就能在围手术期发挥稳定患者的作用。心脏手术后，亲属所感受的情绪压力有时甚至可能超过患者，特别是在重症监护病房长期住院期间（Albus et al. 2018）。然而，亲属的过度保护行为也可能增加患者的焦虑。过度保护行为可能源于对失去亲人的恐惧和内疚感。伴侣关系中的矛盾态度、与疾病进展有关的自我批评、对感觉被抛弃的伴侣即将离世的强烈失望都会导致这些内疚感。如果发现有过度保护行为的迹象，应积极与家属沟通，理解他们的痛苦，并建议他们如何以适当的方式对待患者（Albus and Köhle 2017）。

心脏手术后，患者在重症监护病房进行持续监护时出现危急情况并不少见。从医护人员的角度看，患者此时已经得到了照护，可以独处。然而，患者在麻醉恢复阶段和之后的数小时中经常会感到极度焦虑，他们迫切需要有人陪伴。因此，最初需要有一名团队成员（也可能是一名家属）留在患者身边，或至少反复到患者身边探视。在任何情况下，应以易于理解的方式解释床旁各种设备的监护功能和发生误报的可能性（Albus and Köhle 2017）。

对患者来说，从重症监护病房转到普通病房意味着失去了医生和护士的持续服务和监测。这可能导致再次出现恐惧。因此，在转病房时进行谈话，强调已发生的改善或已消除的威胁，并讨论患者对转病房的恐惧，这样可以安抚患者，并有助于减少转回重症监护病房的次数（Albus and Köhle 2017）。

虽然当今的临床总体情况是时间紧迫，但在治疗前、治疗期间及治疗后立即对患者进行类似的心理关怀等流程十分重要。即使在紧急干预（如在急性冠脉综合征的情况下）中，鉴于焦虑患者的风险增加，采取基础心身护理措施更为紧迫。

尽管大多数患者的症状在治疗后早期可得到改善，但医生应在干预前，特别是在干预后，向患者强调 PCI/ 旁路移植术并不能“消除”CHD，其主要是缓解急性症状，这对于患者的长期预后非常重要。因此，应明确指出，进一步的健康状况主要取决于是否采取适当的预防措施。关于如何进行预防的建议详见第 8.4 部分和第 8.8 部分。

特殊心理治疗和药物治疗

目前已有多项关于心脏病学 / 心脏外科干预前各种特殊心理教育 / 心理治疗的研究。这些干预措施包括持续数小时的多媒体节目、放松训练或关于如何应对疾病的心理治疗讨论。绝大多数接受 PCI 的患者经历了焦虑和紧张的显著减少（Lazanowski and Jordan 2003；Albus et al. 2018），但在接受旁路移植术前的患者中，研究结果并不一致。近期，德国的一项试验研究了简短心理干预（旨在让患者对旁路移植术后的健康状况有切合实际的预期）的有效性（Rief et al. 2017）。与单纯减压干预相比，接受简短心理干预的患者的躯体和心理健康在术后 6 个月得到改善（Rief et al. 2017）。因此，应考虑向有心理压力的患者提供心理社会干预（Albus et al. 2018）。

这说明了一个情况，一方面，除了固定模式治疗外，在 PCI/ 旁路移植术前没有提供特殊心理治疗。另一方面，目前尚无令人信服的证据支持这些干预措施优于优化的基础心身护理。因此，鉴于现代医院的治疗条件，在基础心身护理的基础上开展这些干预措施似乎是最可行的，且所有心脏病学专家 / 心脏外科医生均应采用。

当基础心身护理无法充分缓解焦虑症状时，建议使用强效苯二氮䓬类药物[如劳拉西泮 0.5 ～ 1（0.5 ～ 2）mg，2 ～ 3 次 / 日]。用药剂量必须根据患者的个体情况确定，最好按照固定时间表给药，而不是按需给药，以防止焦虑高峰和相应的心理生理激活。应向患者详细解释药物的作用并根据放松需求合理用药。在向患者仔细说明药物的益处和可能的副作用后，应获得患者的明确同意。这在很大程度上避免了镇静作用被认为是不良 / 焦虑的衰弱，从而导致恶性循环（激越–增加药物剂量–激越增加等）。

在出现抑郁症状时，进行侵入性手术前应审慎地评估药物治疗。一方面，在干预前的短时间内药物无法产生相应的抗抑郁效果；另一方面，必须考虑到三环类抗抑郁药和四环类抗抑郁药可能产生的心脏副作用（参见第 5.7 部分）。如果患者对现有抗抑郁药的耐受性良好，则不应停药，以避免进一步使患者不稳定。然而，在干预后，应咨询心身医学或精神病学专家，讨论是否换用风险较低的药物（如 SSRI）。

理想情况下，基础心身护理应通过针对一般心理社会危险因素（参见第 7 章）的适当筛查措施和心身医学会诊–联络服务框架内的专业服务来进行补充，但遗憾的是，并非所有医院都能提供这些服务。针对症状和情境调整的特殊心理治疗和危机干预参见第 8.3 部分。

关于旁路移植术后的抗抑郁治疗，参见第 5.7 部分和第 8.7 部分。

6.5　心力衰竭和心脏移植

6.5.1　定义、流行病学和病因

心力衰竭是许多心脏病和部分非心脏疾病的共同最终阶段。心室收缩功能障碍和（或）舒张功能障碍可导致静息状态下心输出量减少或在压力下心输出量无法增加。这会导致机体的氧气和营养物质供应减少及液体潴留，并产生相应症状（参见第 6.5.2 部分），同时引发生理性代偿调节。这种代偿调节在短期内能改善血流动力学状况，但从长远来看，其在心力衰竭及其并发症的发展中发挥重要作用。心力衰竭可在部分疾病急性期发生并被治愈（如急性心肌炎、应激性心肌病），也可在急性诱因（如心肌梗死）后持续存在，或呈慢性病程（如缺血性疾病、高血压或扩张型心肌病）。详细内容请参见第 1 章。

心力衰竭在老年人群中发病率最高，且随着老年人口比例的增大而持续上升。65 ～ 74 岁人群心力衰竭的患病率为 3%，而 85 岁及以上人群的患病率高达 8% ～ 16%，且女性相对较多。2017 年，德国有约 464 000 名患者因心力衰竭住院治疗［根据联邦健康报告（https：//www.destatis.de）］，尽管 2000 年时这一数字仅为 239 000 例，且在此前几年也在持续上升。

6.5.2　临床特征：心身医学视角

心力衰竭的临床症状是由心功能不全、体液及自主神经的代偿调节、炎症反应和心理因素之间相互作用所致。这些因素在临床严重程度的评估中均发挥重要作用，因此很难区分每个因素的相对重要性。在日常实践中［纽约心脏病协会（New York Heart Association，NYHA）心功能分级］，通常基于患者出现呼吸困难主要症状的情况进行评估，而临床严重程度与形态学指标（如射血分数）或功能学指标［如脑钠肽（brain natriuretic peptide，BNP）］的相关性不大。因此，缓慢的功能丧失所导致的心室收缩功能严重受损可能在很长一段时间内不会被察觉。例如，低体力活动的患者可能长时间内没有或几乎没有气短症状，患者通常会在主观上将其归因于一些不太严重的原因，如长期吸烟、支气管炎、肥胖、气候等。患者通常在很长时间内忽视或否认自身存在相当严重的心脏病。这在主观自我意象稳定方面是必要的。对患者来说，罹患严重心脏病的想法非常可怕，其挑战了他们作为“无坚不摧者”的自我意象的基础，因此他们会长期抵制这种想法。但从医学角度看，这种否认可能会阻碍早期诊断和治疗，在诊断后存有否认和轻视的想法也是积极治疗的重要障碍。

此外，轻度心脏收缩功能受损的患者也可能在低运动水平下出现显著的气短（NYHA 心功能分级Ⅲ级）。这既可能是其他心功能障碍（如舒张功能障碍、瓣膜缺陷、心律失常）或躯体合并症（如贫血）的表现，也可能是心理适应问题的表现伴有抑郁症或焦虑症的躯体化症状。

心理-躯体相互作用

值得注意的是，心力衰竭患者出现抑郁症状的概率明显高于健康个体，并且心力衰竭与抑郁症的严重程度存在明确的相关性。虽然与心力衰竭相关的症状、自我意象和日常活动损害是抑郁性适应障碍的常见诱因，但仅将抑郁症视为心脏病严重程度的伴随症状是不够的。实际上，心室收缩和舒张功能或利尿钠肽水平等躯体严重程度的标志物与患者抑郁症状的相关性非常微弱。相反，与临床严重程度相关的主要原因是，适应不良的抑郁应对方式会导致患者的主观痛苦增加，表现为患者对轻微症状的抱怨普遍增加，而这会加重临床症状，并通过 NYHA 心功能分级反映出来。

因此，慢性心力衰竭常表现为一种典型的身心-心身疾病，其中躯体功能障碍通过心理（错误）处理获得其主观意义。例如，心力衰竭患者的生活质量往往受到显著限制，其中很大一部分限制是由于合并的心理问题。心理因素和社会心理因素在预后中也发挥重要作用。与 CHD 患者相同，合并抑郁症或主观生活质量差的心力衰竭患者的死亡率升高（Rutledge et al. 2006）。此外，行为因素也对预后具有重要影响。

心力衰竭中的身心-心身相互作用不仅通过单纯神经认知-情感处理（如对自主神经调节的影响）来介导，还可通过免疫相互作用和心脏肽类分泌对中枢神经系统的影响来介导。长久以来，人们认为神经内分泌激活在心力衰竭的临床病程中发挥主要作用，尤其是交感神经张力增加和肾素-血管紧张素-醛固酮系统激活。这促使了临床使用 β 受体阻滞剂、ACEI、ARB 和醛固酮拮抗剂用于治疗。然而，一些心理过程也可以激活交感神经，特别是心理社会压力、焦虑症和抑郁症。因此，这些因素可能导致心力衰竭患者的神经内分泌激活增强。

近年来，免疫过程在心力衰竭中的作用已成为重要的研究方向。目前已知心力衰竭患者体内多种促炎性细胞因子［如 IL-1、IL-6 和 TNF-α］表达增加，这会使心脏功能进一步恶化，形成恶性循环。从心理心脏病学的角度看，促炎性细胞因子可对健康状况和行为产生显著影响。这些细胞因子触发的“疾病行为”（包括疲劳、睡眠障碍、动力减少和表现下降）不仅是许多传染病的主要症状，而且与心力衰竭和抑郁症的典型症状有很大重叠。动物实验表明，心力衰竭导致的 TNF-α 血浆水平升高会导致快感缺失（抑郁症的核心症状），而 TNF-α 拮抗剂依那西普可以抵消这种效果。因此，可以认为心力衰竭可通过作为心理应激源和伴随的炎症激活而促进抑郁症的发生。反过来，许多心理神经免疫学研究表明，应激和抑郁症也会增加炎症活动，这可能导致进一步的恶性循环（图 6.2）。

心脏肽类［心房利尿钠肽（atrial natriuretic peptide，ANP）和 BNP］可能抑制应激和炎症的恶性循环。这些肽类（可用于诊断心力衰竭）在血流动力学应激的情况下由心脏释放，并在一定程度上通过作为血管扩张剂和促进水钠排泄来对抗神经内分泌激活。研究表明，这些肽类在动物和心脏健康的人群中具有抗焦虑和抗交感神经作用。初步证据表明，这种机制可能限制心力衰竭患者的焦虑增加。虽然这不能完全打破恶性循环，但可能会减缓其进程。

病程、心理社会诱发因素或预后危险因素

在慢性心力衰竭的情况下，心脏泵功能恶化、心律失常或体液失衡可能导致急性失代偿，症状急剧加重，甚至危及生命，这可能需要住院治疗，甚至需要采取重症监护措施。除了开具有效的药物处方外，患者规律服药及进一步的行为措施也是预防病情恶化的必要条件。如果采取最大限度的保守治疗后仍反复出现失代偿，则可以考虑进一步的侵入性治疗，包括心脏移植等（参见第 6.5.3 部分）。

慢性心力衰竭在少数情况下可能完全缓解，如手术矫正后的心脏（瓣膜）缺陷。在一些急性心力衰竭患者中，治愈心脏原发疾病可使泵功能完全恢复正常。在部分心肌炎和应激性心肌病患者，以及早期急性冠脉综合征、原发性心律失常或心脏外疾病引起的心力衰竭患者中会出现这种情况。

心肌炎是一种主要由病毒引起的心肌炎症，可能导致健康个体发生急性心力衰竭。除了快速进展的病程外，还可能出现自发性愈合和转变为伴有慢性心

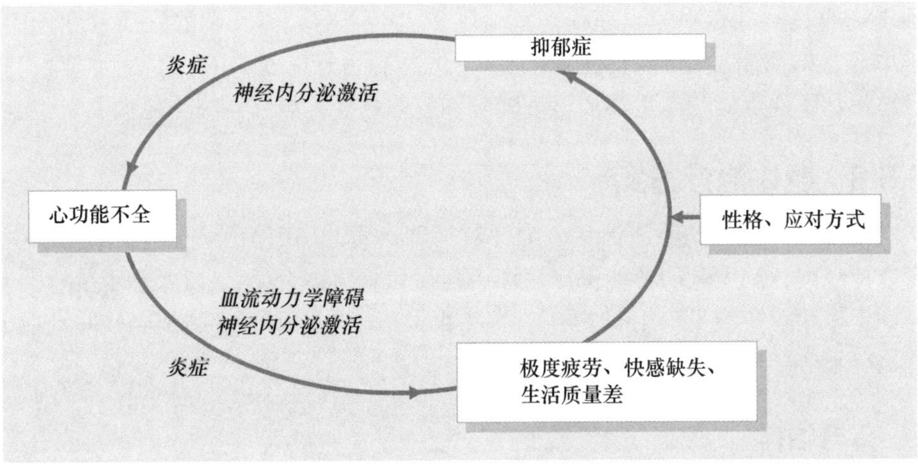

图 6.2　心力衰竭的心身恶性循环

力衰竭的扩张型心肌病。虽然在个别病例中描述了心肌炎的心理社会诱发因素，但目前尚未被证实。有些病例也被误诊为应激性心肌病。

相比之下，应激性心肌病（又称 Takotsubo 综合征）在 20 世纪才被描述为一种独立疾病，它通常由心理社会压力和（或）躯体应激诱发，并且是急性心力衰竭的原因。心理诱发因素包括经历失去亲人、人际冲突和辞职等。然而，值得注意的是，诱发因素也包括通常被认为是积极的情况，如发表演讲或惊喜派对。患者主要为 50 岁以上的女性，多因类似于心肌梗死的临床表现就医。心电图显示缺血样改变，但这些改变并不对应于特定冠状动脉的供血区域。在某些情况下，肌钙蛋白水平也会升高。然而，冠状动脉造影并不显示心外膜冠状动脉狭窄。相反，左心室可出现严重的收缩模式紊乱，主要位于靠近心尖部的心室壁（“心尖部气球样变”），因此以 Takotsubo（原意为日本章鱼陷阱，其宽腹窄颈的形状与这些患者的心室造影图相似）命名。由于绝大多数患者在出现临床症状前有相关的应激源，且血液中儿茶酚胺水平呈不成比例地升高，因此可以假设过度的生理应激反应可能是致病因素。过剩的儿茶酚胺可能对心肌产生直接的细胞毒性作用，或引起冠状动脉微血管收缩，导致缺血性细胞损伤。值得注意的是，在对紧急情况进行强化治疗（不使用儿茶酚胺来稳定循环！）后，几乎所有患者的心功能均能完全恢复。然而，每年每名患者的复发率或其他心血管问题发生率高达 10%，在既往存在精神障碍的患者中可能更高（Albus et al. 2018），根据一项大型注册研究（Templin et al. 2015），约有 40% 的患者存在此类情况。因此，这些患者尤其需要在病程中多次接受有针对性的心身医学治疗服务。

心力衰竭的心理因素和预后因素不仅在应激性心肌病中发挥作用。由于 70% ～ 90% 的慢性心力衰竭发生在 CHD 和（或）高血压的基础上，因此，基础疾病或其不良病程的心理社会危险因素也会影响心力衰竭的发病率和预后。焦虑症、抑郁症发作或症状已被证实可增加心力衰竭及 CHD 的发生风险，同时也不利于主观病程（生活质量下降）和躯体病程（频繁住院和死亡）。

6.5.3 躯体治疗方案

慢性心力衰竭的躯体治疗分为针对基础疾病的病因治疗、针对心力衰竭本身或神经内分泌失调的特殊保守治疗（药物和非药物治疗），以及基于装置的治疗和手术治疗（参见第 1.4 部分）。这在很大程度上需要患者的配合，并且在某些情况下会导致心理压力。

保守治疗

在药物治疗中，无论药物多么有效，只有在患者可靠地服用时才能发挥效果。因此，依从性是药物治疗效果的关键因素。然而，与高血压的治疗（参见第 6.2 部分）相同，这些患者通常需要终身服用药物，考虑到药物的相关副作用（如性功能障碍 / 阳痿、干咳），以及患者对疾病的否认态度和认知障碍（特别是心力衰竭患者中的老年患者和合并多种疾病的患者），不能假定患者会保持良好的依从性。但是，依从性必须是良好医疗管理和医患共同决策过程的基本目标（Ponikowski et al. 2016）。

同样的情况也适用于非药物治疗建议，如定期体重控制、饮食限制和运动。因此，除了开具相应的治疗处方外，对慢性心力衰竭患者的护理需要心内科医生和全科医生加强心理教育和支持。在这种情况下，必须考虑到患者对信息和控制的需求，以及因抑郁症或不良性格特质而产生的公开或隐藏的恐惧和动机不足。

尽管采取了保守治疗，晚期心力衰竭患者仍可能出现心脏失代偿伴肺充血，进而出现肺水肿、外周水肿、心律失常和低血压，并伴有内脏器官灌注减少。因此，患者会感觉活动能力严重受损，即使在休息或轻微活动时也会出现气短，甚至有窒息感，这可能伴随着强烈的死亡恐惧。

事实上，心力衰竭晚期是一种恶性疾病，其死亡率不低于癌症。因此，患者对于死亡的恐惧非常真实。反复出现的失代偿现象通常只能通过重症监护等住院治疗来控制，导致生命危险和生活质量严重下降。如果优化保守治疗后仍出现反复失代偿，可以考虑采用侵入性治疗措施（通过双心室起搏器进行心脏再同步化治疗、通过心室辅助装置 / 人工心脏进行机械循环支持）及最终的心脏移植。这些治疗均需要患者在一定程度上进行适应，对于心脏辅助装置或人工心脏和心脏移植尤其如此。

因此，这些治疗应在配备特殊设备的中心进行，这些中心必须按照专业学会［如德国心脏病学会和德国胸心血管外科学会］的指南进行认证，并提供适当的心理心脏病学支持。根据这些建议，经认证的心力衰竭中心应与心身医学专家、心理学家或精神科医生建立合作，提供心理或精神诊断设施，并由经过专门培训的心理学家和（或）经过心身医学培训的医生提供结构化的心理心脏病学护理。患者还应接受有关伴随的心理问题和相应治疗方案的教育。在出院后护理中，应通过筛查焦虑症、抑郁症和认知障碍来监测患者的精神状态。在姑息治疗的情况下，也应提供心理心脏病学支持，尤其是对于植入辅助装置的患者（Ertl et al. 2016）。

辅助装置治疗和心脏移植

辅助装置治疗会让患者明确意识到他们已经无法依靠自身生存。患者通过穿过皮肤的血液管路或导线连接到外部泵或植入式泵，并且必须持续与外部装置相连以获得供电（图 6.3）。

图 6.3 在日常生活中使用左心室辅助系统的患者

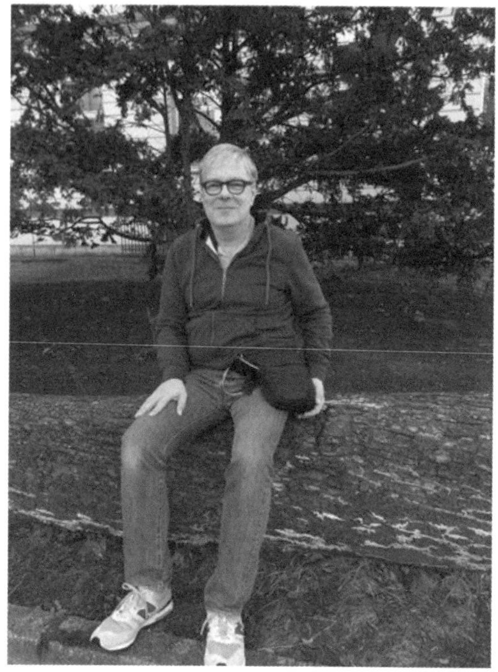

患者对这种装置的态度往往非常矛盾：一方面，它是公认的挽救生命的措施，是解决心脏衰竭患者生存问题的技术，是“HeartMate”（一种辅助装置系统的商品名）。另一方面，在这种“心脏关系”中，患者极度依赖“伴侣”，因为随时可能发生紧急且危及生命的事件，如装置技术故障或与凝血、出血或感染相关的并发症的持续威胁。然而，植入辅助装置的患者通常是“模范患者”，他们受到心脏病学家 / 心脏外科医生甚至媒体的密切关注，并能感到自己受到了重视。此外，用一个小的“技术奇迹”来人工“替代”人体核心器官对许多人有非常大的吸引力，使人类产生可能克服死亡的想法。在这方面，许多患者能够出人意料地适应辅助装置治疗，这种治疗可持续数年，至少能让他们在日常生活中保持一定程度的活动能力。然而，包括基础心身护理和良好的社会支持在内的强化医疗支持必不可少。在治疗过程中，必要时还应在门诊护理中提供心身医学治疗。

如果辅助装置治疗能够持续足够长的时间，在某些情况下，心脏至少可以得到部分恢复的机会。然而在许多情况下，它是一种永久治疗或心脏移植的桥接治疗。

1967 年，Christiaan Barnard 首次实施了心脏移植，并轰动了医学界。从那时起，心脏移植已成为治疗最严重的心力衰竭的一种方法。如果有合适的供体器官，对经验丰富的心脏外科医生来说，手术过程本身的问题相对较少，但移植前的准备、等待合适的供体器官及供体心脏的心身整合，对患者和主治医生提出了很高的要求。因此，在德国，《移植法》也要求心理社会专家参与患者评估和监测。这一规定是考虑到了患者在心脏移植前后会面临巨大的心理压力。

由于供体器官的日益稀缺，患者通常会经历痛苦的诊断和等待时间，以及不断逼近的死亡威胁，即使在紧急情况下也可能持续数月，必要时还需要持续的强化治疗。随着时间的延长，会出现越来越多的应对问题、焦虑症和抑郁症状。当患者出现痛苦的躯体症状（如严重呼吸困难和极度疲劳）、担心虚弱的心脏能否坚持到移植，以及随时准备接受移植手术的持续紧张状态，这些都给患者及其家属带来了极大的负担，需要努力进行调整。患者家属通常认为需要“像对待生鸡蛋一样”对待患者，以免患者因激动而过早死亡。通常情况下，家属不得不长时间地将自己的需求放在一边。因此，所产生的或已经存在的冲突往往无法得到解决。患者也可能会感到内疚，因为他们一方面觉得自己是家庭的负担，另一方面又希望能获得供体器官。实际上，他们不得不拿另一个人的死亡来打赌，这可能导致一些患者产生良心冲突。最终，许多患者及其亲属会担心供体心脏是否会导致患者性格改变，如患者是否会继承供者的性格特质。媒体也反复报道了心脏移植受者出现的奇怪性格改变，即受者会继承已故供者的某些偏好或特征。然而，尚无科学证据支持这种假设。

尤其令人沮丧的是，患者被通知进行期待已久的移植手术，但由于受者整体状况不佳或最终发现供体器官不适合，移植手术未能进行。即使是最初适应良好的患者，在这种失望的影响下也可能变得沮丧和放弃。

在围手术期，与其他心脏手术（参见第 6.4 部分）一样，患者可能会出现短暂的谵妄综合征（ICD-10 F05.8）。然而，患者苏醒后通常会很快感受到移植后心脏功能的改善。即使心脏没有立即恢复全部功能（如移植后心脏的自主神经支配被中断），一些患者在重症监护病房时就会感到长时间以来第一次呼吸到足够的空气。这种体验和高剂量皮质类固醇会产生欣快感，有助于患者在术后快速开始物理康复训练。患者通常也会因为仍然是“自己”而感到轻松。

术后的积极治疗也有助于应对即将发生的生活和行为改变。除了定期用药（对患者的依从性和自律性的要求很高）外，还需要永久性的免疫抑制来避免感染风险的增加。事实上，感染是心脏移植患者死亡的主要原因。因此，尤其是在移植后的前几个月，患者必须在有感染风险的环境中（如就诊时）佩戴口罩，避免与宠物密切接触，将盆栽植物从家中移走，在食用未煮熟的食物时应特别小心。频繁的诊断性检查（每日体温检测、实验室检查、排斥诊断，有时还有心肌活检）不仅令人烦恼，还存在病理发现的威胁。免疫抑制剂的副作用（皮质类固醇导致的骨质疏松症、免疫抑制剂吗替麦考酚酯引起的情感症状）也会给患者带来负担。总的来说，虽然症状的改善使患者的病情得到明显缓解，与健康相关的生活质量得到提升，但一些患者在心脏移植后仍然会出现适应障碍和心理社会问题。患者偶尔会出现恐惧障碍，如因夸大对感染的恐惧而广泛避免社交接触。

6.5.4 医患关系的特点

医生在与心力衰竭患者接触时，根据具体情况可能会出现一些特殊问题。在急性心力衰竭或慢性心力衰竭失代偿的情况下，通常需要进行重症监护等措施，可能需要对患者进行镇静、通气，并提供药物和（或）机械循环支持。在这种紧急情况下，与患者或家属沟通的时间往往很少或没有时间沟通。因此，与心力衰竭患者提前讨论失代偿及重症监护措施尤为重要。如果可能，患者家属也应参与讨论。患者及其家属应尽早了解治疗选择、生存机会及风险，必要时可以鼓励患者预先写明他们对危急情况的选择意愿。在慢性心力衰竭患者中，医患关系的长期过程特征尤为明显。在与全科医生、内科医生或心脏科医生的长期关系中，患者感到自己得到了妥善治疗、充分告知和情感支持，这使得他们更容易为可预见的并发症做好准备。这不仅适用于个人治疗意愿的声明，还适用于处理个人事务，如解决家庭公开冲突、财产分配和立遗嘱。

然而，在某些情况下，急性心力衰竭会突然发生在某些看似健康的患者身上，有时甚至发生在年轻且很少考虑死亡的患者身上。在这种情况下，如果在紧急情况下无法与患者本人交谈或只能进行非常有限的交谈，那么他们的意愿最有可能通过与其家属的讨论来确定。特别是对于这种年轻且既往身体健康的患者，家属存在很大的不确定性，因此需要与亲属进行详细讨论。这些讨论会导致家属的痛苦，应在必要时向他们提供心理治疗或精神关怀。

除“装置技术员”外，接受镇静和呼吸机辅助通气的患者还需要医生与他们保持交流和身体接触，解释必要的治疗措施，并反复确认他们是否在表达（如通过模仿表达）不适的迹象或试图有意识地沟通。对于没有完全失去意识的患者，医生应对这些迹象做出反应，并使用适当的工具（如患者可通过点头或摇头等手势、符号板或书面交流来回答封闭式问题）与患者进行沟通。

与高血压患者的治疗相同（参见第 6.2 部分），在病情不太严重的患者的慢性治疗阶段，重点是确保患者遵循非药物治疗和药物治疗建议。除了医疗指导外，疾病管理计划也取得了成功。例如，经过培训的护士定期与患者联系，讨论当前的症状和用药情况（包括可能的药物副作用），并在必要时安排调整药物或及时复诊，以避免可能出现的失代偿。然而，多病共存、认知障碍和成瘾（如酒精依赖是酒精性心肌病患者出现心力衰竭的原因）是沟通和依从性的主要障碍。

治疗心理共病

绝大多数心力衰竭患者存在轻度认知障碍。研究显示，每 3 例心力衰竭患者中就有 1 例存在明显的认知障碍。然而，临床实践中往往不会注意到这些认知障碍。因此，发现和在治疗计划中考虑这些认知障碍应成为护理常规。

如果存在成瘾问题（如酒精依赖），应尽可能进行治疗，因为戒酒对酒精性心肌病的预后具有决定性意义，同时也是整体治疗心力衰竭其他病因的重要先决条件。如果患者愿意，应建议其接受专业的精神治疗，参加自助小组，必要时进行住院脱毒治疗或戒断治疗。

考虑到心力衰竭与精神疾病（尤其是抑郁症）的高共病率，有必要定期询问患者的精神状态（Bundesärztekammer et al. 2017），如果发现躯体一般症状（如疲劳、睡眠问题、动力或注意力问题、新出现的食欲减退或性欲减退）增加，应特别注意抑郁症的可能。这些症状不应过早地归因于心力衰竭本身。应明确诊断可能合并的抑郁症或焦虑症，并在此基础上选择适当的治疗方案。应避免在没有明确指征的情况下试用抗抑郁药，因为存在副作用，且可能对病程产生不利影响。即使是在患有抑郁症的心力衰竭患者中，使用抗抑郁药物的主观疗效或预后益处也尚未得到证实。

临终关怀

在疾病的终末期，需要让患者及其家属认识到治疗的局限性，并提供临终关怀。这与癌症患者的姑息治疗和临终关怀并无明显区别。重点是明确患者的遗愿，确定临终关怀方案，选择适当的场所（家中、养老院、医院、临终关怀机构等）和对症治疗。在许多情况下，临终关怀是家庭医学的任务，旨在让患者及其家属在共同生活的最后时光及告别时刻更加轻松。此时，对医生的需求尤为迫切，他们一方面要满足临终者及其亲属的需求，另一方面又需要站在他们身边，为他们提供支持和指导。当一位极度痛苦的患者向医生寻求积极安乐死时，医生保持内心稳定尤其重要。在这种情况下，重要的是医生在临终过程中确实能提供积极的帮助。反复听到“我已经无能为力了”对患者具有误导性，会适得其反。然而，这并不是通常意义上的积极安乐死，而是作为临终关怀形式的积极医疗帮助，这是医疗关系和治疗工作的重要组成部分。通过这种方式，可以帮助患者忍受疾病带来的恐惧和绝望，从而避免出现部分国家（如德国）法律禁止的积极执行或提供结束生命的措施的问题。此外，终止延长生命的措施则不同，如停止对终末期心力衰竭患者的人工呼吸、营养或起搏器治疗。在此，重要的是根据患者及其家属的（假定）意愿确定合适的时机并达成共识，而不是在任何情况下都通过一切可能的技术手段将生命功能维持到最后一刻。

6.5.5 心脏移植患者的心身评估和监测

根据德国《移植法》，心脏移植候选人的心身或精神评估是列入移植等待名单的先决条件。评估访谈不应被误解为仅仅是为了排除严重精神疾病而进行的烦琐的强制性工作。相反，它为全面评估社会心理风险、建立互信的医患关系，以及规划或启动术前和术中（必要时在术后）可能的联合治疗提供了机会。访谈可遵循结构化指南进行，如斯坦福移植综合心理社会评估（Stanford Integrated Psychosocial Assessment for Transplant，SIPAT；Maldonado et al. 2012），这样还可以量化移植后出现不良结果的风险，同时考虑到所有潜在的相关方面和生活领域。

由于社会心理危险因素也决定了移植患者的长期生存率，因此应在移植准备过程中尽早识别这些危险因素，并在必要时进行治疗。首先，应排除或记录当前的精神障碍（包括有自杀倾向的抑郁症、人格障碍或不良人格特质、精神病、器质性精神障碍、成瘾、进食障碍）。其次，应询问患者的既往精神病史。再次，应识别社会心理资源，如私人和医疗环境中的实际和情感社会支持，以及既往应对疾病的积极经验。最后，必须仔细评估当前和过去的治疗依从性，包括对生活方式建议的依从性。

在生物-心理-社会既往史的背景下，应明确心脏病和心脏移植在患者生活中的重要性、患者移植的动机、由此产生的冲突或其他（如经济）问题、患者及其社会环境如何处理这些问题，以及为此可获得哪些（社会和物质）资源。重要的是要明确询问患者对疾病和必要治疗措施的理解，以及他们对等待时间、移植和移植后时间的看法。任何信息不足都应在讨论中明确指出和说明，或将患者转诊至心脏病学专家或心脏外科医生处进行说明。直接解决患者共有的特定想法或恐惧是有益的。通过这种方式可以解决难以明说的恐惧（如因移植异体心脏而导致性格改变）或过高的期望（如植入新心脏后完全恢复健康且无须医疗护理），从而使患者对情况有现实的了解。在冠状动脉旁路移植术前，简短干预有助于患者对疾病进程和手术结果抱有现实的积极期望，这也适用于心脏移植环境中。在移植受者中，从他人死亡中受益的良心冲突应作为一个共同的问题加以解决。当患者再次意识到器官供者的死亡与他们的疾病无关，且通过接受器官移植，他们甚至给了供者一个与他们共存的机会时，通常会感到宽慰。

在诊断和说明问题后，应共同商定从诊断到移植后的后续程序。即使是对适应良好的患者，也应提供一个便捷的联系地址，以备在病情恶化时使用。许多患者也感激能与心脏移植自助小组建立联系。通过与已经接受过移植的患者交谈，移植变得更加具体。这会显著减少焦虑，并建立新的归属感，这也能在移植后提供支持。

一旦识别出低于诊断阈值的社会心理问题、不利的应对方式或轻度适应障碍，应以解决问题为导向的方式进行讨论。为此，安排一些随访可能是有用的，可能还需要家属参与。

严重精神障碍的治疗通常受到心脏病的限制。然而，在任何情况下都不应忽视其治疗。需要关注的问题是，共病的精神疾病在多大程度上可能成为移植的排除标准。鉴于供体器官的稀缺性，优先将器官提供给能够长期从移植中受益的患者是合理的。因此，心理共病导致的可实现的生活质量或治疗依从性（及推测的移植物存活率）受限被视为一种相对禁忌证。然而，通常情况下，精神科医生不应简单地拒绝同意移植，而应识别存在的问题，并与患者及心脏病学家 / 心脏外科医生一起探讨在何种情况下能够进行移植。

对于存在严重成瘾性疾病的患者，可以先通过与患者商定明确的戒断目标并在治疗过程中进行审查来测试患者合作的必要动机。对于存在人格障碍和依从性问题的患者，与全科医生、内科医生或门诊心脏科医生建立稳定的医患关系至关重要（必要时还需要进行精神科治疗或心理治疗），其可以提供定期的基础躯体护理和相应的基础心身护理，如解决影响依从性的障碍。此时，患者也应表明他们能够定期就诊，并在支持下定期服用治疗心力衰竭的药物。例如，在合并糖尿病的情况下，血糖控制的程度可以作为一个很好的评估指标。在其他情况下，甚至在移植前就可以建议治疗精神障碍（如抑郁发作），必要时可以在合适的科室或具有良好内科专业知识的心身医学科进行治疗，然后重新进行评估。

在整个过程中，移植中心应仔细关注任何新的精神障碍或应对问题，并在必要时将患者再次转诊至他们已经熟悉的心身医学顾问。这不仅适用于移植等待期，还适用于围手术期和术后阶段，尤其是在出现躯体并发症或提示依从性差的情况下。

6.5.6　治疗

慢性心力衰竭患者的护理是综合性医疗护理任务的典型例子，其中考虑到了患者的生理、心理和社会因素。根据当前的指南，这包括基础心身护理或心理心脏病学护理和优化的躯体护理。全科医生、心脏病学家及必要时心身医学专家或精神科医生之间的跨学科合作，以及门诊和住院护理部门之间的合作都很有帮助。

在躯体治疗中，除了具有明确预后益处的措施外，症状缓解也是一个重要的目标。然而，一些心脏病治疗（如使用正性肌力药物）对生活质量的影响相对较小，且部分疗效以升高死亡率为代价。由于生活质量在很大程度上取决于心理状态，因此改善生活质量的治疗应首先针对可能的心理症状，而不是以增加死亡风险为代价来换取心脏症状的改善。体能训练越来越多地用于心力衰竭的治疗，可以在数月内改善心功能和心理状况。然而，改善的程度相对较小，因此不足以将运动疗法作为治疗心理共病的唯一手段。此外，由于在一年甚至数年的时间内无法维持足够的运动，长期效果至今仍未实现。为持续运动提供有针对性的动机支持有助于维持良好的效果。然而，如何最好地保持动机和应对经常存在的心理社会障碍，仍是一个尚待明确的问题。

在心力衰竭患者中，特定心理治疗和精神药理学治疗的效果尚未得到充分研究。由于风险相对较低，目前的指南（Ponikowski et al. 2016；Bundesärztekammer et al. 2017）建议对合并抑郁症的心力衰竭患者进行心理治疗，尽管其数据尚不足。一项荟萃分析表明，认知行为疗法在抑郁症状和生活质量方面优于单纯常规治疗（Jeyanantham et al. 2017）。然而，该研究的病例数量和影响较小，有待进一步研究。对于老年或严重躯体疾病、活动能力和认知功能可能受损的患者，定期接受门诊心理治疗可能比较困难。一种替代方案是电话协作护理（参见第8.7 部分），在美国的 Hopeful Heart 研究中，这种护理方法在合并抑郁症的心力衰竭患者中似乎比常规治疗更有效。在病情危重的情况下，可考虑在具有综合医疗和心理治疗专科的医院进行心身疾病住院治疗。在心脏失代偿后，也可考虑进行心理心脏病康复治疗。

欧洲心脏病学会（European Society of Cardiology，ESC）指南也提到了在合并抑郁症的心力衰竭患者中使用抗抑郁药，但两项大型研究结果表明（O'Connor et al. 2010；Angermann et al. 2016），抗抑郁药的疗效并未优于安慰剂。然而，在这两项研究中，所有患者均接受了强化支持治疗，因此两组患者的抑郁症状均得到了显著改善。这可以被理解为定期关注合并抑郁症的心力衰竭患者的有效性指标。根据指南，由于其心血管副作用，应避免在这些患者中使用三环类抗抑郁药。原则上，可以根据临床经验使用 SSRI（尤其是舍曲林）和米氮平，同时应考虑其与心脏药物的潜在相互作用。然而，研究发现，无论初始抑郁症状态如何，使用抗抑郁药（主要是 SSRI）的心力衰竭患者的并发症发生率均有所升高。因此，个体化的精确评估是开具抗抑郁药治疗的依据。临床中必须特别注意心电图和实验室检查值的改变。

6.6 先天性和获得性心脏缺陷

6.6.1 定义、流行病学和病因

心脏缺陷这一术语包括多种类型的疾病，其共同特点是心脏或靠近心脏的

大血管中血流方向异常或受阻。关于目前已知的多种心脏缺陷的详细信息请参见第 1 章。心脏缺陷分为先天性心脏缺陷和获得性心脏缺陷。获得性心脏缺陷的原因包括瓣膜的退行性或炎症改变，以及由心肌病理性改变（如缺血性室间隔缺损、扩张型心肌病中的二尖瓣反流）引起的继发性改变。与绝大多数其他心脏病不同，心脏缺陷可发生于任何年龄。与其他心脏病相比，先天性心脏缺陷的症状在儿童时期就已显现，且通常需要手术治疗，这些症状会从幼年时期就开始影响患者的生活。例如，与 CHD 不同，先天性心脏缺陷并不是生命早期阶段（自我损害）行为的晚期后果，而是在幼年时期就出现的问题，并对患者的生活产生持久影响。随着医学的进步，80% ～ 90% 的先天性心脏病患者能够生存至成年，目前德国约有 30 万名患有先天性心脏缺陷的成年患者。相比之下，既往在年轻成人中高发的炎症性心脏瓣膜缺陷的数量已有所减少。在老年人群中，退行性瓣膜病变或继发性瓣膜功能不全在结构性心脏病中占主导地位。

6.6.2　心脏缺陷的临床表现

心脏缺陷的病因、形态学特征和发病年龄各不相同，其症状和主观意义也不同。心脏缺陷的躯体症状参见第 1 章及更全面的儿童和成人心脏病学教科书。心脏缺陷的典型症状包括心室或心房压力超负荷或容量超负荷伴有肥大和（或）扩张。这些症状可表现为主观症状，如心力衰竭、心绞痛或心律失常的易感性增加。在分流畸形的情况下，可能会发生低氧血症（动脉血氧饱和度过低）和交叉栓塞（原本无害的小血凝块从静脉系统进入动脉循环并导致急性动脉闭塞）。患有严重先天性心脏缺陷的儿童尽管接受了治疗，其功能表现和发育仍可能明显受损。心脏缺陷可能是由炎症性瓣膜病变或左心本身引起的栓塞的来源。它们还可能导致患者在儿童时期就出现广泛的心肌梗死，或在主动脉峡部狭窄的情况下导致上肢高血压和下肢灌注减少。

在成年期，细菌性或非细菌性瓣膜炎症可导致瓣膜损伤。除瓣膜损伤外，细菌性心内膜炎患者还受到脓毒症全身症状的威胁。在老年期，二尖瓣反流等情况可能会使心肌病或 CHD 的病程复杂化。

这些不同的疾病过程会影响处于不同生活状况下的患者，并相应地产生不同的主观后果。

心脏缺陷患者的成长与生活

虽然一些患有轻度先天性心脏缺陷的儿童可以长期存活而未被诊断，但复杂的心脏缺陷通常需要在早期进行手术矫正，有时甚至需要在宫内进行手术，以使患儿能够存活。然而，在某些情况下，这些治疗仅作为暂时的矫正，患者仍需要在学龄前和学龄期进行进一步的矫正手术。同时，由于疾病伴随的畸形、慢性缺氧或长时间心脏手术造成的脑损伤，患儿或多或少会出现症状及躯体和认知功能受损。但是，无论如何，早期心脏手术会让父母明白，他们的孩子患有危及生命的疾病。对许多父母来说，患有严重心脏缺陷的孩子的出生和照护意味着他们的生活计划被彻底打破，并需要承受沉重的情绪和时间负担，这会产生持续的对未来生活的恐惧。从统计学上看，母亲比父亲更容易受到这种影响，这可能是因为她们与孩子之间的联系更紧密，并且更多地承担日常照顾的责任。此外，当残疾儿童的出生或生育被错误地认为是个人的失败、基因“低劣”的标志、应被谴责的疏忽或命运的惩罚时，他们还会产生自我怀疑和自责。

正如心脏病发作患者的伴侣常表现出过度保护的行为一样，许多心脏缺陷患儿也认为自己被父母“裹在棉絮里”，这可能会极大地阻碍他们逐步成熟。心脏病患儿与其父母的关系更加不对称，相比于心脏病发作患者与其伴侣的关系，患儿的个人责任更小。在某种程度上，孩子们多年来能学到的只是被父母保护和担心，有时还会因长时间住院而与父母分离。再加上身体发育迟缓、外表显眼、参与同龄人活动的机会有限，使他们难以融入同龄人群体。此外，他们缺乏与同龄人相称的丰富体验机会，如在学校旅行中体验与父母分离时尝试新事物（而不是因住院而被迫与父母分离）。

心脏缺陷患儿［就像在为孩子健康而努力的不安和（或）过度紧张的父母一样］通常缺乏基本的安全感和正常感，而这是个性化和正常与父母分离的重要先决条件，因此患者会在“成长中的成年人”阶段停留更长时间。

在伴侣关系中，心脏缺陷患者倾向于为了正常生活而轻视疾病，或与取代了父母角色照顾他们的伴侣再次建立不对称的关系。通过这种方式，患者很容易不经意地从一种依赖关系变成另一种依赖关系，因为他们最终不相信自己能独立生活。

如果疾病导致的限制持续存在，那么在职业选择和组建家庭时可能会出现问题。在工作方面，患者可能因疾病而无法选择理想的职业，或必须以长期的自我超负荷为代价。一些患有先天性心脏缺陷的女性会被强烈建议避免妊娠，这可能会加剧已有的自卑感和不稳定的自尊心。此外，肺动脉高压患者禁用含雌激素的避孕药，且宫内节育器与菌血症和心内膜炎的风险增加有关。如果心脏状况稳定并在医生的密切监督下，患者有可能妊娠，但并发症的风险也会随之增加（由于需要持续抗凝治疗等原因）。此外，任何可能对胎儿有害的心脏药物都必须改用替代方案。然而，由于遗传因素等原因，孩子畸形的风险会增加。在妊娠期间，尽管患者因疾病而存在很多限制，但如果她们试图证明自己可以成为一位好母亲，则可能会过度劳累。

青年期出现的心脏缺陷（如马方综合征）可能对患者的人生经历产生类似的影响，再加上急性心脏病的损伤和人生发展的中断，年轻人可能因此脱离正常的工作和家庭生活。

成年后期出现的心力衰竭、心绞痛或心律失常的主观预后在很大程度上与其他病因引起的心力衰竭或心律失常和 CHD 相似。

心脏缺陷治疗的预后

慢性期的保守治疗（对症治疗）主要是针对心力衰竭或心律失常。在发热感染或医疗干预期间持续使用抗生素预防心内膜炎对于药物治疗尤为重要。这需要患者遵循医嘱，并反复告知患者并发症增加的风险，大多数患者对此都能很好地接受。对于接受瓣膜手术或心房颤动的患者，可能需要终身抗凝。由于抗凝不足或过度抗凝（伴有隐性或急性出血）会引发血栓栓塞，因此患者的依从性在这种情况下以及高血压和心力衰竭的治疗中至关重要（参见第 6.2 和 6.5 部分）。

通过心脏手术或导管介入进行急性治疗的患者主观体验在很大程度上与因其他原因需要接受侵入性治疗的患者相似。然而，这类患者的死亡率通常高于冠状动脉旁路移植术。因此，选择正确的手术时机非常重要。如果假体的耐用性有限，过早进行手术可能会导致早期再次手术。如果过晚进行手术，心肌可能已经发生了不可逆的损伤，而且由于不利的血流动力学条件，手术风险也会增加。因此，对于人工心脏瓣膜的最佳手术时机和生命的不确定性可能会导致特定的适应需求。此外，患者知道必须要进行手术，在此期间有很长一段时间可以做好充分的术前准备，从而避免出现与手术相关的心理问题和并发症。

置换瓣膜的使用寿命是有限的。选择合适的假体非常重要：由动物材料制成的生物瓣膜不需要永久抗凝，也不会引起非生理性瓣膜杂音，但它们容易在数年内退化。因此，生物瓣膜主要针对出血风险增加的老年患者。对于年轻患者，虽然有不进行永久抗凝的合理意愿，因为抗凝治疗会对增加受伤风险的日常工作和计划妊娠等带来问题。但是，年轻患者如果必须接受瓣膜置换，应首选人工瓣膜。在特殊情况下，有生育意愿的女性可以选择先植入生物瓣膜，后期再换用人工瓣膜。

自问世以来，人工瓣膜的应用已取得了长足发展。除其他问题外，第一代球型瓣膜假体还会引起非常响亮的瓣膜音，有些声音在一定距离外仍然可以听到。这些声音会让焦虑的患者陷入过度自省，从而进一步加重焦虑，尤其是在出现严重心律失常时。过去，一些类型的倾斜盘式瓣膜（取代球型瓣膜数十年）的生产缺陷也曾让患者感到恐惧。固定夹断裂可能导致倾斜盘式瓣膜脱落，进而引起严重的急性瓣膜关闭不全和脱落瓣膜栓塞。现代瓣膜的声音通常只有在使用听诊器时才能听到。瓣膜的耐用性也有所提高。然而，瓣周漏（由瓣膜和心壁之间的缝合线松动导致）和细菌定植引发的假体心内膜炎仍然可能发生。

患者的配合（如服用抗生素作为预防措施）在预防这些并发症方面发挥重要作用。

关于如何应对基于导管的瓣膜干预措施［如夹闭关闭不全的二尖瓣或经导管主动脉瓣植入术（transcatheter aortic valve implantation，TAVI）］，目前的数据有限。前者尤其适用于二尖瓣反流的年轻患者，无需开胸手术即可进行瓣膜修复；后者是退行性主动脉狭窄和高手术风险的老年患者的替代选择，可显著提高患者的生活质量。然而，在当前的医疗环境和收费标准下，越来越多的年轻和病情较轻的患者也开始采取上述措施进行瓣膜植入，目前引发讨论的问题是，从长远来看，他们的获益是否比外科瓣膜置换术更多。

6.6.3 医患关系的特点

心脏缺陷患者的医患关系在许多方面与其他心脏病患者没有显著差异。

与其他病因引起的 CHD 或心力衰竭相比，心脏缺陷患者医患关系的特殊性在于患者的发病年龄更小，即大多数患者是年轻人或儿童。

对于婴幼儿患者，除了尊重患儿外，患者的父母（特别是母亲）在医疗支持中扮演着特殊角色。心脏病患儿的母亲所承受的压力明显增加。常见的现象是对患儿的担忧和过度保护，包括对自己的要求过高，医生应在谈话中予以解决。许多父母会非常感激医生提供的实际帮助或介绍他们加入自助小组。即使与孩子分离对父母来说并不总是容易的事，但在儿童青少年住院治疗或康复治疗期间，暂时卸下责任对父母和孩子都有帮助。在专科诊所，儿童和青少年可以从与其他患者的接触中受益，从而克服他们日常生活的困难。特别是在有明显否认倾向的情况下，这有助于患者接受自己是一个特殊的个体，但他们并不孤单，而是可以与其他患者分享他们的境遇。此外，成年心脏病患者通常会报告他们在童年时期困难的生活环境下与父母长时间分离的经历，这可能导致儿童期产生被遗弃的感觉，以及不安全的依恋和自尊。

对患儿及其父母来说，让他们感受到被支持和被关心至关重要，同时，他们也能够根据自己的年龄，越来越积极地参与有关自己生活的决策。

对于青少年心脏病患者，面对即将来临的独立是一个重要问题。成年先天性心脏病患者通常仍是在父母的陪同下就诊，且通常仍就诊于儿童心脏科医生。即使是治疗患者多年的儿童心脏科医生，有时也很难将患者转诊至成人心脏科进行治疗。一方面，可以理解接诊医生多年以来的个人承诺，尤其是在对成长中的患儿的救治过程中，往往会形成非常亲密的医患关系，几乎类似于亲子关系，这种关系有时也具有过度保护的特点。另一方面，许多成人心脏科医生缺乏治疗先天性心脏缺陷的详细知识，因此，医疗责任的转移也可能因客观原因而失败。近年来，通过继续教育和为成人先天性心脏缺陷患者设立的专科诊所有效地解决了这一问题。

与其他专科医生进行联合治疗也并非易事。例如，妇科医生对年轻心脏病女性患者的特殊问题通常不够熟悉。当涉及对有生育计划和妊娠的女性心脏病患者的医疗支持时，密切的跨学科合作尤为重要。

这也适用于对发展阶段典型的常见问题（机体功能 / 职业选择、生育计划）进行开放的、主动的（即由医生提出）讨论（Kovacs et al. 2005），这些话题超出了纯粹的躯体医疗护理范畴，还包括识别和治疗心理社会压力或精神障碍。此时，与其他专家或专业人员（如心理治疗师、社会工作者）建立联系非常重要，理想情况下是在多学科团队中进行。

成年心脏缺陷患者可能会出现决策困境，特别是围绕各种治疗方案的利弊。例如，保守治疗可能因需要休息而与职业需要或生活方式发生冲突。此外，瓣膜置换术（使用机械瓣膜）后需要抗凝治疗或在早期需要再次手术（使用生物瓣膜），也可能对日常生活产生持续的影响。第三种方法是保留瓣膜的介入治疗或手术（瓣口切开术、瓣膜成形术、瓣膜修复术或瓣膜夹闭术），但这并不完全可行，如果治疗失败，可能需要紧急手术。必须与患者及其家属讨论这些问题，并在共同决策的精神下做出决定（参见第 6.2 部分）。对于高龄患者是否进行瓣膜置换术也是如此。即使在技术上是可行的，且平均而言，老年人在心脏手术或基于导管的瓣膜置换术后也能获得良好的生活质量，但对个案进行详细讨论和评估绝对是必要的。

6.6.4　治疗的注意事项

与其他心脏病患者相同，应常规识别和治疗心脏缺陷患者可诊断的精神或心身疾病，因为这些疾病会影响患者的生活质量和疾病行为（如用药依从性）。

在青少年和成年人（患者或父母）中，可通过医疗访谈中的特定问题或标准化问卷（参见第 7 章）进行常规筛查。对于儿童，虽然有一些特殊的自我评估和父母评估工具可供使用，但这些工具在心脏缺陷儿童中系统使用的经验还很少。

为先天性心脏病患者或患儿父母提供服务的心理治疗师应具备有关心脏缺陷及其预后的基本知识，如有可能，还应具备为这些患者提供服务的经验。对于有可识别的心理 / 心理社会症状或行为问题的儿童或青少年，可能需要由儿童和青少年心身医学专家进行治疗。由于专门针对儿童和青少年的心身医学专家很少，因此可以咨询儿童和青少年精神科医生或心理治疗师作为替代方案。然而，在任何情况下，如果主管的儿科心脏病学专家或心胸外科医生能与儿童和青少年精神科医生或心理治疗师保持良好的联系，并定期就他们共同患者的心身互动交换信息，这将是非常有帮助的。

针对成年先天性心脏缺陷患者的心理治疗工作必须考虑到受疾病影响的儿童期发育情况和典型的后续问题（参见第 6.6.2 部分）。针对获得性心脏缺陷和心理共病患者的心理治疗工作与其他心脏病患者类似。但是，除了急性或慢性心脏病外，还必须考虑到特定的应激因素［如由可闻及的瓣膜声音（尤其是心律不齐的人工瓣膜声音）引起的神经性焦虑、对瓣膜感染或缺损的恐惧、抗凝问题］和患者相对较小的年龄（如果适用）。

参考文献

Al'Absi M (2018) Stress and addiction: when a robust stress response indicates resiliency. Psychosom Med 80:2–16

Albus C, Herrmann-Lingen C (2009) Funktionelle Störungen in der Kardiologie. Herzmedizin 26: 58–62

Albus C, Köhle K (2017) Krankheitsverarbeitung und Psychotherapie nach Herzinfarkt. In: Köhle K, Herzog W, Joraschky P, Kruse J, Langewitz W, Söllner W (eds) Psychosomatische Medizin, 8th edn. Elsevier, München, pp 877–887

Albus C, De Backer G, Bages N, Deter HC, Herrmann-Lingen C, Oldenburg B, Sans S, Schneiderman N, Williams RB, Orth-Gomer K (2005) Psychosoziale Faktoren bei koronarer Herzkrankheit – wissenschaftliche Evidenz und Empfehlungen für die klinische Praxis. Gesundheitswesen 67:1–8

Albus C, Kruse J, Wöller W (2018) "Hätte ich die Beschwerden nicht, wäre alles gut". Patienten mit somatoformen Störungen. In: Wöller W, Kruse J (eds) Tiefenpsychologisch fundierte Psychotherapie – Basisbuch und Praxisleitfaden, 5th edn. Schattauer, Stuttgart, pp 397–408

Alexander F (1939) Emotional factors in essential hypertension. Psychosom Med 1:173

Al-Lamee R, Thompson D, Dehbi HM, Sen S, Tang K, Davies J, Keeble T, Mielewczik M, Kaprielian R, Malik IS, Nijjer SS, Petraco R, Cook C, Ahmad Y, Howard J, Baker C, Sharp A, Gerber R, Talwar S, Assomull R, Mayet J, Wensel R, Collier D, Shun-Shin M, Thom SA, Davies JE, Francis DP (2018) ORBITA investigators. Percutaneous coronary intervention in stable angina (ORBITA): a double-blind, randomised controlled trial. Lancet 391:31–40

Angermann CE, Gelbrich G, Störk S, Gunold H, Edelmann F, Wachter R, Schunkert H, Graf T, Kindermann I, Haass M, Blankenberg S, Pankuweit S, Prettin C, Gottwik M, Böhm M, Faller H, Deckert J (2016) Ertl G Effect of escitalopram on all-cause mortality and hospitalization in patients with heart failure and depression: the MOOD-HF randomized clinical trial. JAMA 315: 2683–2693

Berendes A, Meyer T, Hulpke-Wette M, Herrmann-Lingen C (2013) Association of elevated blood pressure with low distress and good quality of life: results from the nationwide representative German health interview and examination survey for children and adolescents. Psychosom Med 75:422–428

Boulware LE, Daumit GL (2001) An evidence-based review of patient-centered behavioral interventions for hypertension. Am J Prev Med 21:221–232

Braunschweig F, Boriani G, Bauer A, Hatala R, Herrmann-Lingen C, Kautzner J, Pedersen SS, Pehrson S, Ricci R, Schalij MJ (2010) Management of patients receiving implantable cardiac defibrillator shocks: recommendations for acute and long-term patient management. Europace 12: 1673–1690

Bundesärztekammer (BÄK), Kassenärztliche Bundesvereinigung (KBV), Arbeitsgemeinschaft der

Wissenschaftlichen Medizinischen Fachgesellschaften (AWMF) (2017) Nationale VersorgungsLeitlinie Chronische Herzinsuffizienz – Langfassung, 2nd edn. Version 3. https://doi.org/10.6101/azq/000405
Carney RM, Freedland KE, Veith RC (2005) Depression, the autonomic nervous system, and coronary heart disease. Psychosom Med 67(1):29–33
Deutsche Herzstiftung (ed) (2018) Deutscher Herzbericht, Frankfurt a. M.
DGK/Deutsche Hochdruckliga (eds) (2018) ESC/ESH pocket guidelines: Management der arteriellen Hypertonie. https://www.hochdruckliga.de/tl_files/content/dhl/downloads/Pocket-Leitlinie%20Hypertonie%202018.pdf
DKPM, DGPM (2018) S3 Leitlinie Funktionelle Körperbeschwerden. AWMF-Reg.Nr. 051-001
Dougherty CM, Thompson EA, Lewis FM (2005) Long-term outcomes of a telephone intervention after an ICD. Pacing Clin Electrophysiol 28:1157–1167
Dworkin B (1988) Hypertension as a learned response: the baroreceptor reinforcement hypothesis. In: Elbert T, Steptoe A (eds) Behavioural medicine in cardiovascular disorders. Wiley, New York
Eiff AW, Kloska G, Quint H (1967) Essentielle Hypertonie Klinik, Psychophysiologie und Psychopathologie. Thieme, Stuttgart
Ertl G, Angermann CE, Bekeredjian R, Beyersdorf F, Güder G, Gummert J, Katus HA, Kindermann I, Pauschinger M, Perings S, Raake PWJ, Störk S, von Scheidt W, Welz S, Böhm M (2016) Empfehlung Aufbau und Organisation von Herzinsuzienz-Netzwerken (HF-NETs) und Herzinsuzienz-Einheiten ("Heart Failure Units", HFUs) zur Optimierung der Behandlung der akuten und chronischen Herzinsuzienz. Kardiologe 10:222–235
Falkai P, Wittchen HU (eds) (2015) Diagnostisches Statistisches Manual Psychischer Störungen DSM-5. Hogrefe, Göttingen
Hank P, Mittag O (2003) Zur Bedeutung von Ärger und Ärgerausdruck für die Entstehung und Prognose der koronaren Herzkrankheit. In: Jordan J, Bardé B, Zeiher AM (eds) Statuskonferenz Psychokardiologie, Bd 12. VAS, Frankfurt a. M.
Hassoun L, Meyer T, Busch MA, Neuhauser H, Scheidt-Nave C, Herrmann-Lingen C (2016) Cardiovascular reactivity is independently associated with better mental health: results from the nationwide German DEGS1 study. Blood Press Monit 21:215–223
Herrmann JM (2002) Essenzielle Hypertonie und Stress Wann helfen Yoga, Psychotherapie und Autogenes Training? MMW Fortschr Med 144:38–41
Herrmann C, Rüger U (1999) Funktionelle Herzbeschwerden. Dtsch Arztebl 96:C-103–C-107
Herrmann-Lingen C, Meyer T, Bosbach A, Chavanon ML, Hassoun L, Edelmann F, Wachter R (2018) Cross-sectional and longitudinal associations of systolic blood pressure with quality of life and depressive mood in older adults with cardiovascular risk factors: results from the observational DIAST-CHF Study. Psychosom Med 80:468–474
Hyman DJ, Pavlik VN (2001) Characteristics of patients with uncontrolled hypertension in the United States. New Engl J Med 345:479–486
Jacob G, Costa F, Shannon J, Robertson D, Biaggioni I (2000) Dissociation between neural and vascular responses to sympathetic stimulation: contribution of local adrenergic receptor function. Hypertension 35:76–81
Jeyanantham K, Kotecha D, Thanki D, Dekker R, Lane DA (2017) Effects of cognitive behavioural therapy for depression in heart failure patients: a systematic review and meta-analysis. Heart Fail Rev 22:731–741
Kirchhof P, Benussi S, Kotecha D, Ahlsson A, Atar D, Casadei B, Castella M, Diener HC, Heidbuchel H, Hendriks J, Hindricks G, Manolis AS, Oldgren J, Popescu BA, Schotten U, Van Putte B, Vardas P (2016) ESC scientific document group 2016. ESC guidelines for the management of atrial fibrillation developed in collaboration with EACTS. Eur Heart J 37:2893–2962
Kisely SR, Campbell LA, Yelland MJ, Paydar A (2012) Psychological interventions for symptomatic management of non-specific chest pain in patients with normal coronary anatomy. Cochrane Database Syst Rev 6(Jun 13):CD004101

Kivimäki M, Nyberg ST, Batty GD, Kawachi I, Jokela M, Alfredsson L, Bjorner JB, Borritz M, Burr H, Dragano N, Fransson EI, Heikkilä K, Knutsson A, Koskenvuo M, Kumari M, Madsen IEH, Nielsen ML, Nordin M, Oksanen T, Pejtersen JH, Pentti J, Rugulies R, Salo P, Shipley MJ, Suominen S, Theorell T, Vahtera J, Westerholm P, Westerlund H, Steptoe A, Singh-Manoux A, Hamer M, Ferrie JE, Virtanen M, Tabak AG (2017) IPD-work consortium. Long working hours as a risk factor for atrial fibrillation: a multi-cohort study. Eur Heart J 38:2621–2628

Köllner V, Broda M (eds) (2005) Praktische Verhaltensmedizin. Thieme, Stuttgart

Köllner V, D'Amelio R, Fliser D, Girndt M (eds) (2010) Patientenschulung Arterielle Hypertonie. Urban & Fischer, München

Kovacs AH, Sears SF, Saidi AS (2005) Biopsychosocial experiences of adults with congenital heart disease: review of the literature. Am Heart J 150:193–201

Ladwig KH, Wirsching CV, Hammerstein A, Danner R, Baumert J, Schmitt C (2004) Angst und Angstmanagement bei Patienten mit implantiertem Kardioverter-Defibrillator. Dtsch Med Wochenschr 22(129):2311–2315

Ladwig K, Baumert J, Marten-Mittag B, Kolb C, Zrenner B, Schmitt C (2008) Posttraumatic stress symptoms and predicted mortality in patients with implantable cardioverter-defibrillators: results from the prospective living with an implanted cardioverter-defibrillator study. Arch Gen Psychiatry 65:1324–1330

Lampert R (2016) Behavioral influences on cardiac arrhythmias. Trends Cardiovasc Med 26:68–77

Lampert R, Jamner L, Burg M, Dziura J, Brandt C, Liu H, Li F, Donovan T, Soufer R (2014) Triggering of symptomatic atrial fibrillation by negative emotion. J Am Coll Cardiol 64:1533–1534

Lange HW, Herrmann-Lingen C (2007) Depressive symptoms predict recurrence of atrial fibrillation after cardioversion. J Psychosom Res 63:509–513

Lazanowski C, Jordan J (2003) Psychosoziale Aspekte der Herzkatheteruntersuchnung, Koronarangiographie und -angioplastie (PTCA). In: Jordan J, Bardé B, Zeiher AM (eds) Statuskonferenz Psychokardiologie, Bd 11. VAS, Frankfurt a. M.

Linden W (2003) Psychological treatment for hypertension can be efficacious. Prev Cardiol 6:48–53

Maldonado JR, Dubois HC, David EE, Sher Y, Lolak S, Dyal J, Witten D (2012) The Stanford Integrated Psychosocial Assessment for Transplantation (SIPAT): a new tool for the psychosocial evaluation of pre-transplant candidates. Psychosomatics 53:123–132

McCabe PJ (2010) Psychological distress in patients diagnosed with atrial fibrillation: the state of the science. J Cardiovasc Nurs 25:40–51

McCubbin JA, Nathan A, Hibdon MA, Castillo AV, Graham JG, Switzer FS 3rd (2018) Blood pressure, emotional dampening, and risk behavior: implications for hypertension development. Psychosom Med 80:544–550

Middeke M (2007) Hypertensiologie 2007. Dtsch Med Wochenschr 132:1368–1370

Muth-Seidel D, Langes K, Stretz A, Herrmann-Lingen C (2012) Leben mit Herzrhythmusstörungen. Hilfe und Selbsthilfe bei Angst, Depression und Trauma. Borgmann-Media, Dortmund

Núñez A, Hinding B, Jünger J (2018) Gut kommunizieren? Es lohnt sich. Auswirkungen der Arzt-Patient-Kommunikation. In: Jünger J (ed) Ärztliche Kommunikation. Praxisbuch zum Masterplan Medizinstudium 2020. Schattauer, Stuttgart, pp 41–50

O'Connor CM, Jiang W, Kuchibhatla M, Silva SG, Cuffe MS, Callwood DD, Zakhary B, Stough WG, Arias RM, Rivelli SK, Krishnan R (2010) SADHART-CHF Investigators. Safety and efficacy of sertraline for depression in patients with heart failure: results of the SADHART-CHF (Sertraline Against Depression and Heart Disease in Chronic Heart Failure) trial. J Am Coll Cardiol 56:692–699

Patel JS, Berntson J, Polanka BM, Stewart JC (2018) Cardiovascular risk factors as differential predictors of incident atypical and typical major depressive disorder in US adults. Psychosom Med 80:508–514

Peregrinova L, Jordan J (2017) Psychotherapy for posttraumatic stress disorders among cardiac patients after implantable cardioverter defibrillator shocks. Feasibility and implementation of a psychocardiological therapy manual in inpatient cardiac rehabilitation. Heart Mind 1:42–49

Ponikowski P, Voors AA, Anker SD, Bueno H, Cleland JGF, Coats AJS, Falk V, González-Juanatey JR, Harjola VP, Jankowska EA, Jessup M, Linde C, Nihoyannopoulos P, Parissis JT, Pieske B, Riley JP, Rosano GMC, Ruilope LM, Ruschitzka F, Rutten FH, van der Meer P (2016) ESC scientific document group 2016. ESC guidelines for the diagnosis and treatment of acute and chronic heart failure: the task force for the diagnosis and treatment of acute and chronic heart failure of the European Society of Cardiology (ESC)developed with the special contribution of the Heart Failure Association (HFA) of the ESC. Eur Heart J 37:2129–2200

Rau H, Elbert T (2001) Psychophysiology of arterial baroreceptors and the etiology of hypertension. Biol Psychol 57:179–201

Richter HE, Beckmann D (1973) Herzneurose, 2nd edn. Thieme, Stuttgart

Rief W, Shedden-Mora MC, Laferton JA, Auer C, Petrie KJ, Salzmann S, Schedlowski M, Moosdorf R (2017) Preoperative optimization of patient expectations improves long-term outcome in heart surgery patients: results of the randomized controlled PSY-HEART trial. BMC Med 15:4

Rutledge T, Reis VA, Linke SE, Greenberg BH, Mills PJ (2006) Depression in heart failure a meta-analytic review of prevalence, intervention effects, and associations with clinical outcomes. J Am Coll Cardiol 48:1527–1537

Schwartz LM, Woloshin S (2013) Die Faktenbox: So werden Entscheidungen zu verschreibungspflichtigen Medikamenten möglich. In: Gigerenzer G, Muir Gray JA (eds) Bessere Ärzte, bessere Patienten, bessere Medizin. Medizinisch Wissenschaftliche Verlagsgesellschaft, Berlin, pp 237–248

Svensson S (2000) Reasons for adherence with antihypertensive medication. Int J Cardiol 76:157–163

Templin C, Ghadri JR, Diekmann J, Napp LC, Bataiosu DR, Jaguszewski M, Cammann VL, Sarcon A, Geyer V, Neumann CA, Seifert B, Hellermann J, Schwyzer M, Eisenhardt K, Jenewein J, Franke J, Katus HA, Burgdorf C, Schunkert H, Moeller C, Thiele H, Bauersachs J, Tschöpe C, Schultheiss HP, Laney CA, Rajan L, Michels G, Pfister R, Ukena C, Böhm M, Erbel R, Cuneo A, Kuck KH, Jacobshagen C, Hasenfuss G, Karakas M, Koenig W, Rottbauer W, Said SM, Braun-Dullaeus RC, Cuculi F, Banning A, Fischer TA, Vasankari T, Airaksinen KE, Fijalkowski M, Rynkiewicz A, Pawlak M, Opolski G, Dworakowski R, MacCarthy P, Kaiser C, Osswald S, Galiuto L, Crea F, Dichtl W, Franz WM, Empen K, Felix SB, Delmas C, Lairez O, Erne P, Bax JJ, Ford I, Ruschitzka F, Prasad A, Lüscher TF (2015) Clinical features and outcomes of Takotsubo (stress) cardiomyopathy. N Engl J Med 373:929–938

Uexküll T, Wick E (1962) Die Situationshypertonie. Arch Kreislaufforsch 39:236–271

Waller C, Rüddel H, Herrmann-Lingen C (2017) Arterielle Hypertonie. In: Köhle K, Herzog W, Joraschky P, Kruse J, Langewitz W, Söllner W (eds) Uexküll Psychosomatische Medizin, 8th edn. Elsevier, München, pp 855–864

Whang W, Albert CM, Sears SFJR, Lampert R, Conti JB, Wang PJ, Singh JP, Ruskin JN, Muller JE, Mittleman MA (2005) Depression as a predictor for appropriate shocks among patients with implantable cardioverter-defibrillators: results from the Triggers of Ventricular Arrhythmias (TOVA) study. J Am Coll Cardiol 45:1090–1095

诊　断　7

Christian Albus，Christoph Herrmann-Lingen
聂雨　译　梁燕　审校

目　录

7.1　一般病史

7.1.1　对心脏常规病史采集的建议

目前，针对患者病史采集中的医疗谈话艺术，已有许多完善的建议。下文将介绍德国科隆大学医院心身医学和心理治疗部医学教学工作组的理念（Köhle et al. 2010；Koerfer et al. 2018），该理念将病史采集过程分为 6 个步骤。

- 建立融洽关系
- 倾听担忧

- 情绪允许
- 细节探索
- 协调流程
- 总结

建立融洽关系

医生应保证与患者对话的保密性，如避免外界干扰和第三方不必要的旁听。医生应礼貌地问候患者，包括眼神交流、个人问候、介绍姓名、说明身份，并与患者握手。这些举动看似微不足道，却有着深远的影响，因为在人与人接触的最初几秒内，通常便决定了对方是否讨人喜欢。坐姿应注意确保舒适度和良好的亲疏距离。此外，有等级感的病史访谈通常会让患者感到不愉快，如医生站在躺着的患者面前（在没有紧急医疗指征的情况下）或医生在匆忙换衣服之后进行访谈。同样重要的是，医生应在访谈开始时简要阐明讨论的目标，并设定现实的时间框架，以便患者能够适应这种访谈。

倾听担忧

在上述介绍后，以开放性问题开始病史访谈，如“您今天因为什么来看病？”，从而更好地了解患者的忧虑。大部分患者会从症状描述开始，有些则从主观疾病观念或特定的治疗期望开始，这些都是切题的信息。随后，通过点头或其他友好的倾听信号鼓励患者自由发言，使话题能够自由发展。应避免中断，也应容许短暂的停顿，除非患者陷入“无休止”的描述。但是，自由发言通常不超过 2 min。如果患者不愿表达或不确定是否要表达，积极倾听和语言支持的技巧会非常有帮助，如澄清或开放式提问（如“那是怎么发生的？”）。医生通过提问和简要总结可增进患者的信任并确保理解。即使在这个阶段，医生也应思考患者的关系模式：患者如何对待提供的帮助（如宽慰、怀疑、敌对），以及患者寻求何种关系模式（家长式、服务型、合作型）。

情绪允许

这一步并不是单独的部分，而是一个基本的关键点：医生观察到了哪些言语和非言语情绪？医生应始终努力理解患者的处境，认识到症状对个体的影响，并记录患者所表现出的羞愧感或负罪感。应感同身受地认识到患者为应对疾病所付出的努力及疾病带来的负担。此外，通过委婉地提问（“您非常感动，我这样形容是否准确？”）、澄清（“那么，您感觉如何？”）或明确表述情感（“我能理解为这让您感到难过吗？”），可以促进情感上的交流。这一过程需要借助个人情绪作为指标。

细节探索

如果患者的主动发言告一段落，接下来应该对主要症状进行系统性探索，以及这些症状与可能存在的 / 已经诊断的心脏病之间的关系。除了典型的临床问诊标准（在哪里出现症状、症状如何、严重程度如何、何时出现症状、持续时间、症状由什么引起、如何改善？），还应询问伴随的功能障碍或影响，以更好地了解疾病对患者生活质量的影响程度。对所有系统中可能存在的其他症状进行系统询问（包括性生活史），并筛查心理症状（参见第 7.2 部分）。

有针对性地询问患者的主观疾病观念（如“您认为自己身体不适的原因是什么？”）有助于医生了解患者的推测，医生应采纳这些推测，必要时应进行修正或扩展。医患双方对疾病理论达成共识是为后续的诊断和（或）治疗措施做准备的重要步骤。

其他必要内容包括有关当前用药、既往检查结果、既往病史和前期治疗、家族史及社会状况（特别是家庭、工作、最近几个月的重大事件）的具体问题。在这种情况下，心理社会危险因素的筛查更易被纳入（参见第 7.2 部分）。

对于已经存在的疾病，有针对性地询问疾病应对方面的问题（如“您在处理疾病的时候有什么困难吗？”）有助于加强医患之间的信任感，并便于选择其他合理的治疗。

协调流程

随后的诊断和（或）治疗流程应以证据为基础，并得到患者的同意（共同决策）。这个过程可以从询问“您想做什么检查 / 治疗？”等问题开始，加强医患关系，有助于患者更好地接受医生的建议。在这种情况下，必须确保患者正确理解既往的所有检查结果；必要时应主动询问（如“您是如何理解长程动态心电图结果的？”）。在对所有治疗建议进行讨论（包括权衡风险和获益）后，医患双方应建立明确的共识。

总结

最后，对患者的诉求、（疑似）诊断和诊断 / 治疗共识进行简短总结，使患者带着对讨论内容的连贯记忆回家。应询问患者是否有任何疑问并明确后续的随访时间。

这一程序会让患者有一种被关怀的感受，且该程序本身可用于治疗轻度适应障碍或防止其发展，是基础心身护理的一种措施。此外，访谈并不需要花费太多时间。通过良好的培训，每位初诊患者需要 15 ～ 30 min，而对于熟悉的患者所用时间则要少得多。

一般来说，访谈程序必须匹配当下的环境。例如，在急诊室，初次接触的时间应相对较短，只有患者在病房内急性症状改善后才能进行更详细的探讨。但即使在紧急情况之外，在时间紧迫的临床实践 / 门诊日常中，半小时的病史采集通常也不太可行。此时，谈话可以仅聚焦于现状和心理社会框架，在体格检查时再补充系统病史。此外，如果心理社会问题明显，可以在短期内安排第二次预约，进行更深入的检查。

7.1.2 对心理治疗师的建议

器质性心脏病患者很少主动向心理治疗师求助。大多数情况下，患者是在家庭医生或心脏病学专家的建议下才首次就诊于心理治疗师，因其存在心理障碍特征和（或）适应不良的疾病行为。因此，患者的主观感知往往集中于对潜在疾病的体验或与之相关的症状，如呼吸困难、心绞痛或心律失常。因此，心理治疗中的诊断程序应满足治疗心脏病患者的特殊要求。

因此，作为诊断的第一步，心理治疗师坦率地询问患者的担忧并积极建立稳定的信任关系，这与常规诊疗实践同样重要。过于保守和导致患者退行的行为会适得其反。如果怀疑有心理共病，应在患者自发描述的主诉之后专门询问其心理症状，因为相关疾病会被患者认为不相关（如睡眠障碍、体重减轻）或因耻感而隐瞒（如性功能 / 性欲减退、成瘾）。

然而，对于慢性和可能危及生命的心脏病，必须始终意识到，为了防止自我被恐惧淹没，患者应对疾病的方式是明显的否认过程（Albus and Köhle 2017）。因此，对否认和轻视的防御机制采取灵活的方法是接触这类患者的前提。在治疗关系中，如果没有足够的支持，过度侵入的方法会适得其反。患者表面上十分平静，但其表现出高度否认可能是由于对心理治疗师的恐惧。此时，心理治疗师可以温和地提及假定的抑郁情绪，以加深患者的自我意识并诱导悲伤，但如果患者不接受这一点，则不应该坚持。相反，首先询问患者的主观疾病观念、治疗期望和控制信念会更有用（Albus et al. 2018）：

- 您对心脏病有什么看法？
- 您知道您的疾病是怎么产生的吗？
- 您是如何体验到这一点的：您是否能更好地控制病情？
- 您是如何治疗心脏病的？

当然，需要足够的医学知识来评估答案的适当性。因此，如果有必要，在初次访谈前了解患者潜在的躯体疾病是有意义的（参见第 1 章）。此外，如果患者知道心理治疗师也了解心脏病，这将极大地加强医患合作联盟。

对于患有疾病反应性障碍的患者，潜在疾病所造成的痛苦非常适合作为第一焦点，因为即使对心理治疗师缺乏信任，患者也会愿意报告这种痛苦。然而，重要的是，患者可以“挽回面子”，即他们必须确信他们的抱怨会被接受，而不是出现责备的态度（“你必须振作起来！”）。因此，治疗师不应过早地关注适应不良的应对因素；必须先让疾病或“压力”成为一切的“罪魁祸首”。

可以通过一些有针对性的问题来探讨患者是否更有可能具有适应性或适应不良的应对策略（Albus et al. 2018）。

积极应对

- 您相信自己可以积极参与改善身体状况的活动吗？
- 您最近是否在寻找更多关于病情的信息？

转移注意力和自我构建的能力

- 您上次做开心的事是什么时候？
- 您是否因为觉得自己的情况并不像别人那样糟糕而感到欣慰？

放弃和自责

- 您是否觉得一切都没有意义了？
- 您是否想过自己不配拥有更好的生活？

如果患者的应对方式属于这些特征模式之一，那么灵活的经验和行为也可能是心理治疗的有用焦点（参见第 2.5 部分和第 8.1.4 部分）。

对于患有慢性适应不良疾病行为（如不遵医嘱用药或持续的风险行为）的患者，通常很难建立联系，因为他们只有在全科医生的长期敦促下才会寻求心理治疗师。在接触过程中，尤其是在开始阶段，这类患者通常对医生持怀疑态度，有时还会出现潜在或直接表明的厌恶行为。这种模式不仅是由于害怕负面的污名化（“我没有疯！”），而且已经是适应不良的疾病应对方式的一部分。

接受这种情况，并利用可能很快产生的消极反移情来采取有意义的行动，这对心理治疗师提出了很高的要求。不应该让患者觉得心理治疗师是“迫害者”或“控制者”，而应让患者认为我们愿意承认自己的负担，并审视自己在治疗心脏病时所犯的“罪过”，并了解这些罪过的作用。为此，初步了解疾病引起的身体不适和日常压力是有帮助的。这种方法与用于躯体形式障碍的方法非常相似（参见第 6.1 部分）。

长期吸烟、缺乏运动或营养不良的患者通常能意识到自己行为的危害，但却感到无法改变。在某些情况下，适应不良的疾病行为也符合心理合并症的标准（如心因性进食障碍、成瘾）或包含在冲动调节的总体问题中，如情绪不稳定的边缘型人格障碍。因此，首先应尝试建立压力与健康行为（如抽烟 / 喝酒、饮食行为等）之间的联系。心理治疗师可以从生活中的压力事件、人际关系问题、时间压力或日常烦恼入手。许多有慢性适应不良行为的患者也表示，压力是他们患心脏病的主要诱因。然而，应在一开始就尽可能具体地描述压力情况，而不是匆忙地试图解释内在的心理冲突或结构性缺陷。只有在可持续的治疗关系的背景下，才有可能在后续的工作中解决这些问题。

7.2 筛查心理社会危险因素和心理症状

7.2.1 对心脏常规筛查的建议

对心脏病患者进行医学诊断的目的应是尽可能全面地评估患者的健康状况。除了讨论典型的躯体和行为因素，还包括探讨心理社会危险因素和心理症状。为此，可以在访谈中提出有针对性的筛查问题，使医生有一个大致的了解。此外，如果有必要，可通过由患者完成的调查问卷来确定问题情况，以作为补充。

筛查问题可纳入一般病史采集中，只需花费较少的时间，而且如果以共情的方式进行筛查，患者还能感到愉快和建立信心。根据欧洲心脏病学会（European Society of Cardiology，ESC）专家小组的建议，可提出以下问题（Piepoli et al. 2016）：

- **社会经济地位低**：您的最高学历是什么？您是体力劳动者吗？
- **社会隔离**：您一个人住吗？您缺少知己吗？
- **工作和家庭压力**：您是否对如何满足工作要求感到缺乏控制？您的报酬是否与您的努力不相称？您与配偶之间是否存在严重的问题？
- **抑郁**：您是否感到沮丧、消沉和绝望？您是否对生活失去了兴趣和乐趣？
- **敌对和愤怒**：您是否经常因为小事而生气？您是否经常对别人的习惯感到恼火？
- **焦虑**：您是否经常感到焦虑、紧张或紧绷？您是否经常无法停止或控制忧虑？
- **D 型人格**：一般来说，您是否经常感到焦虑、易怒或抑郁？您是否避免与他人分享您的想法和感受？

如果上述 1 个或多个问题的答案为“是”，则提示患者可能存在心理社会危险因素，应通过进一步讨论加以阐明。

与筛查问题相比，心理测试问卷更客观，并能直接估计严重程度。心理测试问卷更为详细，因此更适合专业机构（如康复门诊）使用。建议对心脏病患者进行问卷调查见表 7.1（德语版；见 NVL Chronic CHD，BÄK 2019）。

这些问卷通常容易理解，填写起来也很简单，通常不会引起患者有任何保留意见，前提是对问卷的目的进行充分解释。评估是根据手册进行的，必要时可以由医务助理进行。所有程序都会显示一个阈值（“截断值”），表明是否存在相应风险特征的相关表现。然而，在出现显著的抑郁或焦虑时，测试结果呈阳性还不能证明存在病理性障碍；因此，疑似诊断应随后通过专科检查进行验证。

表 7.1 心脏病患者心理社会筛查问卷（德语版）

问卷	问题数量	问卷时长（min）
社会隔离：		
社交支持问卷（Fydrich et al. 2002）	14（简式）	7
职场的社会心理压力：		
职业满足度危机调查问卷（Siegrist 1996）	23	15
需求控制模型调查问卷（Karasek et al. 1998）	16	12
抑郁 / 焦虑：		
医院焦虑抑郁量表（HADS），德语版（Herrmann-Lingen et al. 2018）	14	6
患者健康问卷 -4（Kroenke et al. 2009）	4	2
抑郁情绪：		
患者健康问卷 -9（PHQ-9），德语版（Löwe et al. 2002）	9	5
一般抑郁量表（ADS）（Hautzinger and Bailert 1991）	15（简式）	6
贝克抑郁问卷（BDI- Ⅱ），德语版（Hautzinger et al. 2006）	21	5 ～ 10
恐惧：		
状态-特质焦虑问卷（STAI），德语版（Laux et al. 1981）	40 或 16（简式）	11（简式）
广泛性焦虑量表（GAD-7）（Spitzer et al. 2006）	7	4
创伤后症状：		
事件影响量表德语修订版（IES-R；Maercker and Schützwohl 1998）	22	7 ～ 15
适应障碍新模块（ADNM；Lorenz et al. 2016）	20（+ 18 个可能的事件细节）	10（+ 5）
D 型人格：		
DS-14，德语版（Grande et al. 2004）	14	5
敌对 / 愤怒的表达：		
状态-特质愤怒表达问卷（STAXI）（Schwenkmezger et al. 1992）	44	20

7.2.2 给心理治疗师的建议

原则上，心理治疗师可以采用与常规心脏病学所推荐的相同程序。此外，由于具有特殊的培训背景，心理治疗师应在患者对筛查问题的回答为“是”的情况下进行深入讨论。以下将通过社会隔离的例子进一步说明。

在有关疾病应对的研究中，最明确的发现之一是积极的疾病应对也取决于社会支持的程度。决定性因素并不是社会支持（如生活伴侣）的可获得性，而是其主观感知的社会支持的质量。心理治疗师主要通过主动提问来了解这一因素，如“您觉得与伴侣谈论您的疾病对您有帮助吗？”第二个层面是反移情的反思，在具有适应不良的关系模式的患者中，反移情通常带有负面情感。

抑郁情绪、D 型人格、焦虑症和敌对往往与社会支持减少有关，或者代表了阻碍建立可持续社会支持的特征。因此，只有在更广泛地了解患者的个性和人际关系模式的背景下，才有可能对其主观感知的社会支持的质量进行有意义的评估。

7.3 证实心理共病的访谈程序

这一部分主要面向心理治疗师和研究人员，因为下面描述的访谈程序通常需要专业知识，这些知识必须通过深入研究相关的访谈指南和（或）通过全面的培训才能获得。

介绍的前两个程序是根据 ICD-10 或 DSM-5［《精神障碍诊断与统计手册（第 5 版）》］验证精神障碍的金标准，因此在科学研究中也经常被使用。在使用这两种程序之前，建议接受全面的培训。

- **DSM-5 定式临床检查**（Structured Clinical Interview for DSM-5，SCID）（Beesdo-Baum et al. 2019a，b）：SCID 可根据 DSM-5 进行有效诊断。其由两部分组成：SCID-5-CV（精神障碍）和 SCID-5-PD（人格障碍）。SCID-5-CV 包括一个自由和结构化的访谈部分，用时 45 ～ 90 min。情感障碍、精神障碍、精神药物使用障碍、焦虑症、躯体症状障碍、进食障碍和适应障碍可以得到有效和可靠的诊断。SCID-5-PD 包括对患者的筛查问卷和结构化访谈，用时 30 ～ 50 min。它能区分或诊断 12 种人格障碍
- **精神障碍诊断专家系统**（Diagnostic Expert System for Mental Disorders，DIA-X-Interview）（Wittchen and Pfister 1997）：DIA-X-Interview 是从世界卫生组织（World Health Organization，WHO）的复合性国际诊断交谈检查表（Composite International Diagnostic Interview，CIDI）发展而来。它可根据 DSM- Ⅳ或 ICD-10 的研究标准对约 100 种疾病进行有效和可靠的诊断。然而，轴 Ⅱ 精神障碍（人格障碍）不包括在内。该程序用时约 60 min。可使用纸质版和电脑版

除了这两个非常复杂的程序外，还有两个较短的访谈程序，它们不太适用

于研究，但在常规临床诊断中非常有用。在使用过程中必须深入研究访谈说明。

- **精神障碍诊断简短访谈**（Mini-DIPS）（Margraf and Cwik 2017）：Mini-DIPS 是精神障碍诊断访谈（Diagnostic Interview in Mental Disorder，DIPS）的缩略版，可根据 DSM-5 对 17 种精神障碍进行快速的概括性评估及进行精神病筛查。该程序用时约 30 min。该程序仅有纸质版，但可在线免费获取（德语版）
- **ICD-10 国际诊断清单**（International Diagnostic Checklist，IDCL）（Hiller et al. 1995）：该模块化程序可对筛查程序得出的初步诊断进行验证［最好是由同一作者编制的 WHO 症状自评量表（symptom checklist，SCL）］。因此，需要根据 ICD-10 具体选择涵盖 32 种不同疾病的相应清单。如果只查询一个清单，则操作快速且简便（3 ～ 5 min）。如果使用多个清单，则所需的时间相应延长。该程序仅有纸质版（德语版）

7.4 心理生理学诊断

所有关于心血管疾病心身医学方面的理论模型都假定，心理社会过程和生理过程与疾病发展有关。大量动物研究已经加深了我们对心理生理学的心-脑-精神相互作用的理解（参见第 6.2 部分和第 6.5 部分）。因此，心理过程可以显著影响自主神经系统、神经内分泌、炎症或凝血活性。因此，它们会影响心率、心脏泵功能、血压，从而影响心脏功能和心肌需氧量，以及血流调节和动脉粥样硬化的长期过程及器质性心脏病的代偿性变化。心率变异性（heart rate variability，HRV）是一种心理生理学激活的指标。事实上，心率间隔的生理波动不仅受各种躯体因素和作用于自主神经系统的药物的影响，还受心理应激或特定放松练习的影响。特别是，在急性应激下，HRV 中代表预后良好的由迷走神经控制的高频成分会相对稳定地减少，而在放松状态下则会增加。每分钟约 6 次的深呼吸循环可使自发的低频 HRV 与呼吸性窦性心律失常同步，从而导致低频范围内的 HRV 立即出现不成比例的增加。由于精神障碍和心脏病与 HRV 降低的关联已被反复描述，HRV 降低被认为是心理应激因素或精神障碍影响心脏病发展和病程的介导因素。然而，这种关系的确切机制尚不清楚，特别是因为即使成功治疗抑郁症也不一定会改善 HRV（以及心脏预后）。

除心理-生理效应外，心脏改变反过来也会通过传入神经和内分泌途径影响心理状态。例如，心脏神经症中表现出的心跳敏感化、心脏肽可能具有抗焦虑作用或压力感受器激活时产生的放松反应。

这些过程在日常生活中很容易被忽视，可通过长期家庭监测（如心电图或血压）来记录，同时记录患者的行为和伴随的情绪，或在实验室条件下通过应用标准化的压力或放松流程进行模拟，同时测量心血管功能、自主神经激活或体液参数。例如，在实验室中可诱发血压、心率、HRV或内皮功能的变化，以及在心理应激下的心肌缺血。

7.4.1 日常生活中的长期监测

动态心电图（Holter）（参见第1.1部分）可在24 h或更长时间内测量心率及HRV、心脏复极化，并记录心律失常。患者的日常生活几乎不受影响，因此可以在日常条件下测量心率和心律的变化，以及初步记录心肌缺血情况。通常要求患者记录测量期间的活动，并记录出现的任何心脏症状。

从心理心脏学的角度看，要求患者记录人际事件（如对话、冲突）、伴随的情绪（如愤怒、恐惧）及发生的时间或时期特别有帮助。然后，可以通过分析外部事件、躯体活动及情绪和心率（HRV）变化或心律失常起止的时间相关性，来补充对记录的技术性评估。这些相关性可通过使用心率或心律变化及其记录日志来清楚地展示给患者。这通常为讨论情绪和潜在冲突问题的相关性提供了良好的切入点。类似地，还可以利用夜间睡眠的例子展示放松的益处，并促进主动的冲突管理、情绪和应激调节。

长期血压测量也是如此，它有助于识别和阐明类似的情绪和行为对血压的影响（图7.1）。但是，与Holter相比，大多数适合门诊使用的系统不是连续测量，而是在规定的时间间隔（如20 min）内自动测量，因此较难可靠地检测短期应激效应。然而，应激因素引起的血压升高往往持续时间较长，因此在下一个测量时间点仍可被记录到。连续测量在这方面更加精确，但通常需要在实验室条件下进行。

7.4.2 心理生理学实验室测量

在实验室条件下，根据可用的设备，可以无创性测量大量生理学参数，或在必要时进行有创性测量，尽管有创性测量（如冠状动脉直径）目前应仅用于有针对性的研究。大量可用的无创性测量系统可以大致分为纯测量设备和生物反馈系统，前者能够进行连续心电图、血压、生物阻抗或灌注测量或测量外周动脉直径等，后者除了测量皮肤电导和皮肤温度等参数外，还可测量肌电图、心率和呼吸频率，该系统还包含患者界面，患者可以通过它来学习如何有针对性地减少生理唤醒。为此，当前的激活参数（如皮肤温度、心率或HRV）会通过光学和（或）声学方式反馈给患者，以便立即识别成功与否，从而实现学习过程。

实验室应激测试（图7.2和图7.3）将标准化的心理应激负荷期间的测量参

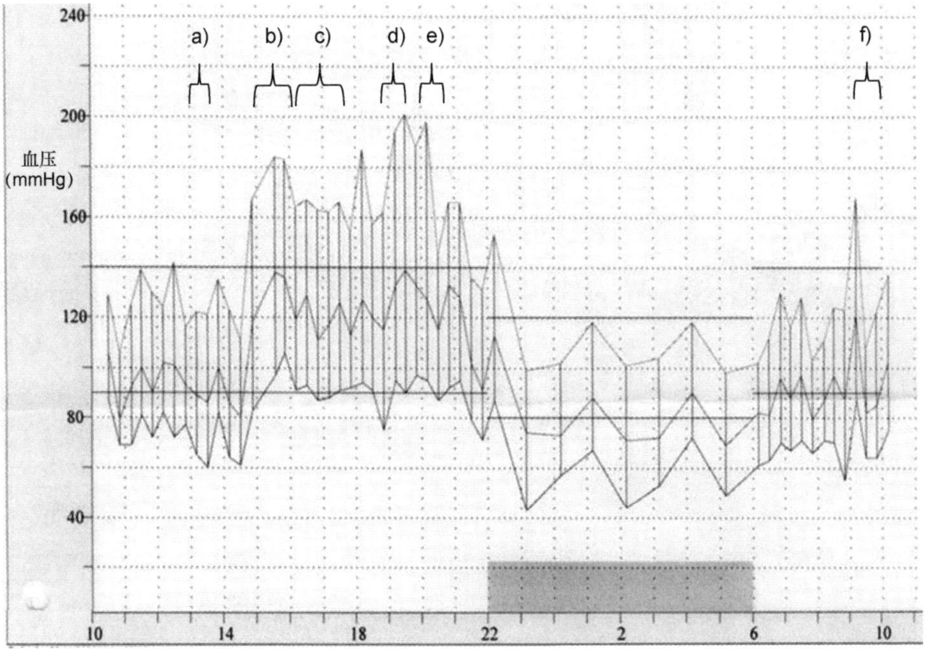

图 7.1　冠心病患者（女性，退休，74 岁）的长期血压测量。患者首次心肌梗死后出现中度抑郁发作，并伴有高血压，正在住院接受心身医学治疗。患者在童年时期曾有很多战争创伤经历，成年后由于多重应激因素，她在工作和家庭中长期处于过度疲劳状态。服用美托洛尔、培哚普利和吲达帕胺等药物后，患者最初的血压正常。特别是在有针对性的放松期间（a），在 15：00 左右与一些学生谈论病史的过程中明显上升（b）。在随后与丈夫散步的过程中（c），血压仍然升高，但升高幅度减小。一会后，患者与一名学生进行更深入的病史讨论，导致血压进一步升高（d）。在随后的独自散步过程中（e），血压仍然升高，直至夜间睡眠时才恢复正常。第二天的峰值（f）出现在集体心理治疗开始时（这次治疗并未处理患者的具体问题）

数与应激前的基线值和（或）后续放松阶段的数值进行比较。多种情况可被用作应激因素，这些因素在认知和情感成分及生理效应上各不相同。粗略地说，可以分为挑战性应激因素和威胁性应激因素，前者倾向于通过增加心输出量和外周血流量而升高血压，而后者倾向于通过外周血管收缩而升高血压。然而，测试的效果在很大程度上受到测试方式和被试者的影响。

例如，常用的心算测试要求在一定时间内对三位或四位数进行连续减法运算，通常会被视为一种挑战；然而，对于自我不安全感强、成就导向性高的个体，该测试也可能引发威胁反应，特别是如果考官突然指出错误或催促他们加快计算速度时。该测试很容易在日常工作中应用，因此得到了广泛使用。但是，为了使结果具有可比性，应注意确保以统一的方式进行测试。

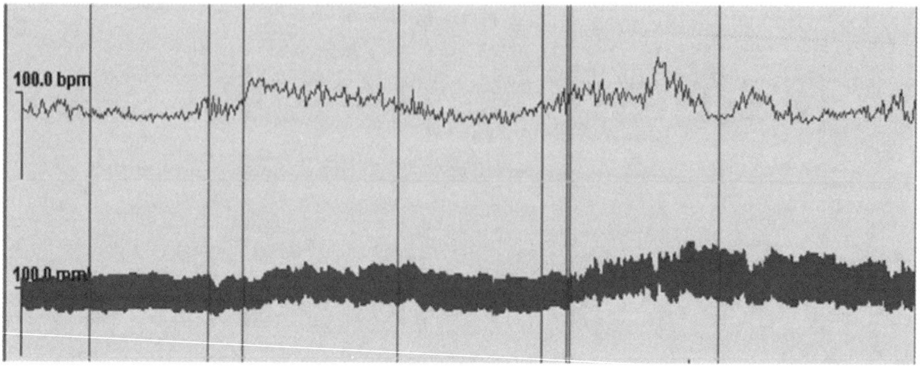

（a）基线	平均心率：76 次 / 分	平均血压：116/69 mmHg
（b）心算测试	平均心率：100 次 / 分	平均血压：125/80 mmHg
（c）间歇	平均心率：76 次 / 分	平均血压：120/71 mmHg
（d）愤怒回忆测试	平均心率：102 次 / 分	平均血压：142/91 mmHg
	最大心率：140 次 / 分	**最高血压：166/97 mmHg**
（e）恢复	平均心率：83 次 / 分	平均血压：142/81 mmHg

图 7.2 健康被试者的应激测试（男性，学生，24 岁）。这位健康、非常有天赋的学生在算术测试中遇到了困难，在测试过程中，他只能激励自己继续克服困难。在愤怒回忆测试中，他最初以基本没有情感的方式报告了一件发生在一段时间前的事件，这与测试说明相反，因为“他很少生气”。直到访谈者进行干预后，他才表现出强烈的愤怒情绪，最初伴随着心率急剧加快和血压短暂下降。约 30 s 后，被试者恢复了冷静的报告，伴随着血压显著升高。在恢复期间，血压始终高于基线水平。关于这一点，被试者表示他仍在对那个充满压力的情境记忆耿耿于怀

更具威胁性的是愤怒激发测试或必须在批判性评审团面前演讲的测试（如特里尔社会应激测试）。然而，其中一些测试易产生厌恶和（或）过于复杂，不适合常规使用。

针对心脏病患者开发的 Ironson 愤怒回忆测试适合常规使用。在这个测试中，被试者被要求讲述最近一次对某人发怒的情况。报告应尽可能准确，特别是要重现和表达在当时情境中经历的愤怒情绪，主试者应在必要时提供支持，甚至稍加诱导。如果患者表示他们从不生气或不记得任何愤怒的情况，主试者的坚持可能会导致其紧张，甚至可能引起愤怒，也可能引发预期的生理反应。特别是那些即使在当时也无法感知自己愤怒的患者，随后应当让他们意识到，即使在没有意识的情况下，他们的身体也能对愤怒做出反应。这反过来又可以为提高自我意识提供一个切入点。

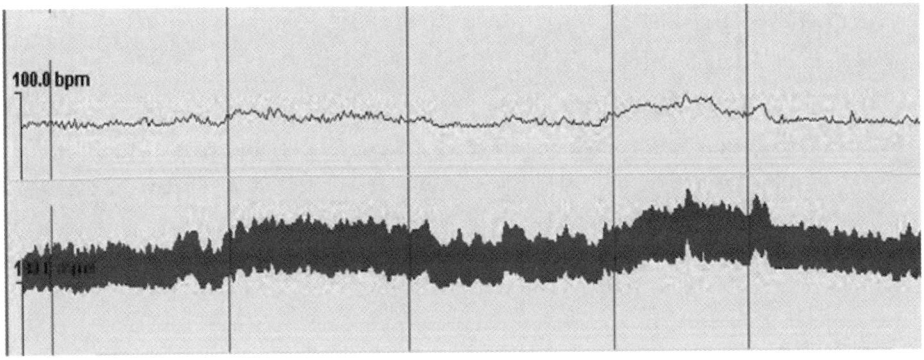

（a）基线	平均心率：64 次 / 分	平均血压：147/95 mmHg
（b）心算测试	平均心率：69 次 / 分	平均血压：174/110 mmHg
（c）间歇	平均心率：61 次 / 分	平均血压：156/96 mmHg
（d）愤怒回忆测试	平均心率：77 次 / 分	平均血压：189/121 mmHg
	最大心率：90 次 / 分	**最高血压：220/158 mmHg**
（e）恢复	平均心率：62 次 / 分	平均血压：164/111 mmHg

图 7.3　高血压患者的应激测试（男性，工人，61 岁）。该患者因眩晕、耳鸣和高血压（反复因心理社会应激而加剧）而接受心身医学治疗。患者是战争年代的孩子，父亲长期缺席。入院时，患者正面临严重的职业冲突和夫妻问题，并且即将退休。尽管服用了低剂量美托洛尔，但在开始应激测试前（在进行夫妻谈话后），患者的血压已经处于中度升高的范围。在使用 β 受体阻滞剂的情况下，应激条件下的心率仅轻度增加。相比之下，在心算测试期间，血压一直处于明显的高血压范围。在愤怒回忆测试中，患者非常情绪化地报告了自己当前的核心冲突，导致血压急剧升高，在恢复期间，血压在没有药物干预的情况下再次降低，但在相当长的一段时间内仍高于正常范围。治疗过程中，在药物不变的情况下，血压控制明显改善

值得注意的是，患者所感知到的情感强度与生理反应强度之间通常没有密切的相关性，因此，生理参数测量可提供真正的诊断信息，而这些信息最多只能从病史采集或单次脉搏和血压测量中获得。

7.4.3　临床价值

研究表明，应激反应不良（如血压过度升高）、应激后恢复延迟和应激状态下发生心肌缺血是疾病进展不利的预测因素。冠心病患者在心理应激下的心肌缺血机制似乎与在躯体应激下的不同，后者仅发生于心率较高时。此外，创伤患者常出现生理应激和放松反应减弱，表明这些患者的应激调节系统功能整体受损，这可能是其心血管风险增加的机制之一。因此，心理生理学诊断可为心脏病患者的风险分层做出贡献，而这种诊断方法目前仍较少应用。此外，它

还能为患者阐明情绪应激或放松与心血管系统功能之间的关系。在这方面，它也是日常护理中的有用工具，有助于更好地理解个体患者中存在的心身联系。

HRV 测量偶尔被用于心理心脏病学中，还可用于患者的心理教育，以明确心理对心血管系统的影响。然而，HRV 在常规心理心脏病学诊疗中的临床价值有限，因为除了对 HRV 与心理健康之间关系的认识不足外，HRV 分析中使用的大量参数中部分参数的意义尚不明确，使结果难以解释。

参考文献

Albus C, Köhle K (2017) Krankheitsverarbeitung und Psychotherapie nach Herzinfarkt. In: Köhle K, Herzog W, Joraschky P, Kruse J, Langewitz W, Söllner W (eds) Psychosomatis Medizinche, 8th edn. Elsevier, München, pp 877–887

Albus C, Kruse J, Wöller W (2018) "Hätte ich die Beschwerden nicht, wäre alles gut". Patienten mit somatoformen Störungen. In: Wöller W, Kruse J (eds) Tiefenpsychologisch fundierte Psychotherapie – Basisbuch und Praxisleitfaden, 5th edn. Schattauer, Stuttgart, pp 397–408

Beesdo-Baum K, Zaudig M, Wittchen HU (2019a) SCID-5-CV. Strukturiertes Klinisches Interview für DSM-5-Störungen – Klinische Version. Hogrefe, Göttingen

Beesdo-Baum K, Zaudig M, Wittchen HU (2019b) SCID-5-PD. Strukturiertes Klinisches Interview für DSM-5-Persönlichkeitsstörungen. Hogrefe, Göttingen

Bundesärztekammer (BÄK), Kassenärztliche Bundesvereinigung (KBV), Arbeitsgemeinschaft der Wissenschaftlichen Medizinischen Fachgesellschaften (AWMF) (2019) Nationale VersorgungsLeitlinie Chronische KHK – Langfassung, 5th edn. Version 1. https://doi.org/10.6101/azq/000419

Fydrich T, Sommer G, Brähler E (2002) F-SozU. Fragebogen zur sozialen Unterstützung. In: Brähler E, Schumacher J, Strauß B (eds) Diagnostische Verfahren in der Psychotherapie. Hogrefe, Göttingen

Grande G et al (2004) Evaluation der deutschen Typ D-Skala (DS14) und Prävalenz der Typ-D-Persönlichkeit bei kardiologischen und psychosomatischen Patienten sowie Gesunden. Psychother Psychosom Med Psychol 54:413–422

Hautzinger M, Bailert M (1991) Allgemeine Depressionsskala (ADS). Die Deutsche Version des CES-D. Beltz, Weinheim

Hautzinger M, Keller F, Kühner C (2006) Beck depressions-inventar (BDI-II). Harcourt Test Services, Frankfurt a. M.

Herrmann-Lingen C, Buss U, Snaith RP (2018) HADS-D. Hospital anxiety and depression scale – Deutsche version, 4th edn. Hogrefe, Bern

Hiller W, Zaudig M, Mombour W (1995) Internationale Diagnose Checklisten für ICD-10 (IDCL für ICD-10). Huber, Bern

Karasek R et al (1998) The Job Content Questionnaire (JCQ); an instrument for internationally comparative assessments of psychosocial job characteristics. J Occup Health Psychol 4:322–355

Koerfer A, Reimer T, Albus C (2018) Manual und Praxis. In: Koerfer A, Albus C (eds) Kommunikative Kompetenz in der Medizin. Verlag für Gesprächsforschung, Mannheim, pp 746–1378

Köhle K, Koerfer A, Kretschmer B, Obliers R, Reimer T, Thomas W (2010) Manual Ärztliche Gesprächsführung & Mitteilung schwerwiegender Diagnosen. Uniklinik Köln

Kroenke K, Spitzer RL, Williams JBW, Löwe B (2009) An ultra-brief screening scale for anxiety and depression: the PHQ-4. Psychosomatics 50:613–621

Laux L et al (1981) Das State-Trait-Angstinventar. Theoretische Grundlagen und Handanweisung. Beltz, Weinheim

Lorenz A, Bachem R, Maercker A (2016) The adjustment disorder – new module 20 as a screening instrument: cluster analysis and cut-off values. Int J Occup Environ Med 7:215–220

Löwe B, Spitzer RL, Zipfel S, Herzog W (2002) Gesundheitsfragebogen für Patienten (PHQ-D). Manual und Testunterlagen, 2nd edn. Pfizer, Karlsruhe

Maercker A, Schützwohl M (1998) Erfassung von psychischen Belastungsfolgen: Die Impact of Event Skala – revidierte Version. Diagnostika 44:130–141

Margraf J, Cwik JC (2017) Mini-DIPS open access, 2 edn. https://omp.ub.rub.de/index.php/RUB/catalog/view/102/91/590-2

Piepoli MF, Hoes AW, Agewall S, Albus C, Brotons C, Catapano AL, Cooney MT, Corrà U, Cosyns B, Deaton C, Graham I, Hall MS, Hobbs FD, Løchen ML, Löllgen H, Marques-Vidal P, Perk J, Prescott E, Redon J, Richter DJ, Sattar N, Smulders Y, Tiberi M, van der Worp HB, van Dis I, Verschuren WM (2016) 2016 European Guidelines on cardiovascular disease prevention in clinical practice: The Sixth Joint Task Force of the European Society of Cardiology and Other Societies on Cardiovascular Disease Prevention in Clinical Practice (constituted by representatives of 10 societies and by invited experts) Developed with the special contribution of the European Association for Cardiovascular Prevention & Rehabilitation (EACPR). Eur Heart J 37:2315–2381

Schwenkmezger P, Hodapp V, Spielberger CD (1992) Das State-Trait-Ärgerausdrucks-Inventar (STAXI). Huber, Bern

Siegrist J (1996) Soziale Krisen und Gesundheit. Hogrefe, Göttingen

Spitzer RL, Kroenke K, Williams JBW, Löwe B (2006) A brief measure for assessing generalized anxiety disorder. The GAD 7. Arch Int Med 166:1092–1097

Wittchen HU, Pfister H (1997) Diagnostisches Expertensystem für Psychische Störungen (DIA-X Interview). Swets & Zeitlinger BV, Frankfurt a. M.

治　疗　　8

Georg Titscher, Christian Albus, Annegret Boll-Klatt, Volker Köllner, Mary Princip, Roland von Känel, Christoph Herrmann-Lingen
欧一良　赵丽琪　聂雨　吴绮琪　何雨　译　梁燕　审校

目　录

8.1　医患关系

医疗实践本质上是以关系为导向的，这意味着医生在工作中难免地需要与人接触，这一点在所有社会职业中都是如此。本章大部分内容以医生的工作为例，也适用于所有与患者接触的职业。就像人与人之间不能不交流一样，医生也不能不与患者建立关系。人们通常认为关系的建立需要达到一定频次和质量的接触，实则不然；关系在每次与他人的接触中都会“建立”，不以我们的意志为转移。

因此，除了具有医疗专业能力外，医务人员还应具有社会心理共情能力。很高比例的患者不满和治疗中断并非因为医疗过失，而是由缺乏沟通、未能与患者建立良好的医患关系引起。

心身医学的核心在于将患者视为一个生物-心理-社会的整体进行理解。为此，必须全面了解患者的关系结构，包括医患关系。心身医学是一种关系医学，因为医生和患者之间的互动是被有意识地塑造的。

8.1.1 接诊患者

关于建立关系和进行对话的建议请参见第 7 章。本节介绍日常接诊患者时应采取的态度，这是成功建立医患关系的重要先决条件。

根据传播学理论，美国著名心理学家 C. R. Rogers 提出了 3 个具有极大实用性和可验证性的核心变量：接纳、一致和准确共情（Rogers 1972）。

接纳

医生应接纳患者并理解他们的现状。这听起来是一件非常简单的事情，即医生应无条件地积极关注患者，接受他们所描述的主观现实。这意味着患者可以且应该表达在讨论时适当地表达因疾病而产生的愤怒、痛苦、忧虑和恐惧，而医生不会阻止。

当患者有肥胖、吸烟、酒精滥用等健康行为问题时，接纳会变得困难，但医生不能不加修饰地表达出对这些行为的负面态度，这一点很重要。在给出医疗建议时，"你需要戒烟（戒酒）和减重了"等表述通常是缺乏接纳的表现。从医学角度来说，如果患者迫切地想改善自己的健康状况，那么医生这样给出建议是对的。然而，患者不会感到被接纳，往往也不会听取这类建议。这里所说的接纳表示医生能理解患者做出不良健康行为的内在必要理由。对医生来说，无条件是指即使患者有不健康的生活习惯（如果不减重、继续吸烟、过量饮酒），也要接纳他们。但是，无条件接纳并不意味着不考虑基本情况而有求必应地给予医疗帮助，如地点、时间、费用及医疗帮助的类型，也不代表医生必须在道德水平上将患者的所有行为（如物质滥用）都看作是"正确"的。医生需要知道的是，处于特定生活环境中的患者没有能够替代不良健康行为的选择，而只有医患双方共同努力才能让患者重新确定什么是正确的和可能的。"acceptance"可能会被曲解为接纳一切，而"unconditional positive regard（无条件的积极尊重）"相比于"（high）regard（高度尊重）"更倾向于积极的理解和尊重。

患者的疾病理论可能与医生完全不同，这也是医生在实际工作中需要接纳的部分。

接纳心理是患者感到被接受及与医生建立信任关系的先决条件。这有助于患者建立自信心。医生对患者的无条件接纳可以类比于父母对子女无条件的爱，这是建立医患信任最有效的措施。

一致

"一致"是指个体的内在与外在态度、言语与非言语交流保持一致。这表明医生在执业过程中应是知行合一的。

医生应由内而外地体现专业素养，而不是利用身份差异伪装自己，包括随意捏造、夸大情绪，如重症患者自觉症状不严重时医生表现出惊慌失措，或面对受严重健康威胁的患者时，不使用安抚的措辞或传播虚假的乐观情绪。

许多医生发现很难承认自己无法正确地回答患者提出的医学问题，于是会用一些不相关的医学知识搪塞，甚至直接忽略患者的提问。当医生不假装在自己的领域无所不知时，大多数患者能感觉到真实性，也更容易建立医患信任。

医生应意识到自己的感受，并能在必要时向患者表达自己的感受。这种感受的表达必须与医生的治疗任务、接诊患者时的具体情况以及患者的情感和健康状况相适应（选择的真实性）。医生的共情能力、个性及经验决定了何时及如何向患者表达感受。

真实性还包括透明化。患者应知晓并理解医疗行为和诊断或治疗的目的和意义，这必须由医生进行解释。

准确共情

共情是指医生将自己置身于患者的经历中，而不是以评判的方式进行干预，即不以自己为标准。医生可以使用患者的思维框架（即患者如何理解和解释自己的感受和感觉）做参考，尽可能准确和具体地传达他们的理解，或陈述他们应对事件的行为会产生何种后果。

共情要求医生在一定程度上允许情绪存在，这样才能在日常工作中有意识地共情。共情不能与同情混淆。同情是指情绪受患者所描述事件的影响，而不是在理解的基础上与患者产生“共鸣”。这是一种认同患者的表现，也可能提示医生与患者的关系过于亲密，此时就无法保持人际交往的必要距离，以避免情感和心理负担过重。例如，若医患之间为亲属关系，也应避免直接向患者提供治疗。频繁同情是心身耗竭综合征的高危因素之一。

在心身疾病患者的治疗过程中，共情能力十分重要，因为大多数患者很少直视内心的情感世界，甚至无法表达这些情感。心身医学的目标是理解这些情绪（经常被隐藏的愤怒、委屈、失望），并在此基础上提供治疗。

8.1.2 医患关系模式

医患关系的不同模式反映了人们对医生和患者角色的理解及其变化。这些变化具有社会属性，是科技发展、医疗水平提升及宏观经济构架的结果。

家长式医患关系

在家长式医患关系中，医生占据主导地位，下达指令，而患者被动服从，类似于传统观念的医患模式。作为医学权威，医生基于医学知识和从患者处获取的特定信息来决定何种诊疗方法最适合改善患者病情（“父亲最懂行”观念）。医生会权衡患者容易接受的信息，如果认为可疑结果或阳性诊断会对患者造成打击，则医生会向患者隐瞒。这种模式里的患者（心怀感激地）同意一切医疗行为。医生拥有了比患者更大的权利，但同时也承担着更大的责任。

这种医患关系模式假设存在一种最适合患者的客观标准——接诊医生能在各种治疗方案中为患者敲定最适配的治疗计划，同时将患者利益放在首位。

这样的模式需要以牢固的医患信任关系为前提，且医生必须具备强大的知识储备及运用能力，同时患者也对医生给予的建议和帮助充满期待。

这种模式不再适用于当代社会，因为它似乎干涉了患者自由选择的权利。然而，一些老年患者和身体机能减退或健康受到严重威胁的患者更喜欢这种模式。虽然家长式医患关系模式仍然遵循医生照顾患者的原则，但如今患者的自主权和自决权已成为重中之重（参见第 3 章）。

新家长式医患关系

在某些情况下，患者可以在合理范围内拥有最大的自主权。医疗决策由于其涉及的影响（包括法律后果）越来越深远而变得越来越困难。一个心内科的例子是植入型心律转复除颤器（implantable cardioverter-defibrillator，ICD）的植入和心脏移植的适应证。此外，对于限期手术（非心脏手术）的冠状动脉风险和支架置入及后续的抗凝治疗（抗凝治疗限制了手术时长）之间的时间选择，患者无法自主决定。

基于循证医学（evidence-based medicine，EBM）的决策标准似乎为人们提供了一种方法。但是，这需要以剔除个体化治疗为代价。在医疗实践中，经验性决策仍占据主要部分，而医患关系对这种决策的影响非常大。即使是心智成熟、受过高等教育的患者，在通过互联网查询信息时也越来越难在繁杂的诊疗方案中找到适合自己的选择。这可能导致需要医生恢复更大的医疗决策权，即新家长式医患关系。

消费者式医患关系

这种模式也被称为信息式医患关系，患者的自主医疗决策具有绝对优先权。这种模式遵循患者在知情的情况下自主决策其诊断和治疗方法。

医生的任务是向患者提供与其可能罹患疾病相关的所有医疗资讯，包括诊断方法、治疗手段及其优势与风险。医生将决定权交给患者，并安排或执行患者的决定。因此，患者需要自行承担所做决策的责任，这需要医生提供尽可能详细的信息，以便患者做出适合自己的决策。

在这种模式中，医生扮演的角色是健康管理者，他们向患者提供医学知识并依照患者的决定安排医疗措施。患者则充当消费者 / 用户的角色，在“健康市场”中自主挑选自己需要的“商品”。医患关系在这种模式下似乎毫无意义。

在实践过程中，这种模式很快就会出现局限性。医疗决策会变得越来越困难，甚至对医生来说也是如此（见上文的新家长式医患关系）。即使全面掌握了医疗信息，哪位患者能判断出哪种瓣膜的功能最好？哪种起搏器最合适？危重症患者真的会感觉自己被赋予了自主决定权吗？当患者面对众多的决策时，难道不会觉得自己被医生晾在一边了吗？

哪位医生愿意只提供医疗资讯而不参与共同决策或不能向患者提供医疗建议？当患者做出医生无法理解的决定时，遗嘱执行人就很容易产生良知冲突（conflict of conscience）。这种类型的医患关系，由于其非关系性和单纯的认知互动，也存在忽视患者情感的风险。试图回避人际关系是导致心身耗竭综合征的病因，也是该综合征导致的结果。

决策共享式医患关系

专制的家长式医患关系模式限制了患者的决策自由，而消费者式医患关系模式又因将自主权完全交给患者而徒增其负担。决策共享（share decision making，SDM）的概念，即医患共同（参与）决策，试图规避以上两种模式的弊端。在这种模式中，作为合作伙伴的医患双方均积极参与到诊疗过程中。这种合作式医患关系要求医生接受患者的决策并利用自身的医学知识服务于患者决策，保留患者的自主权和知情权。医患双方必须有意识地保持积极合作，若有一方不参与或被动参与决策，则“共享”不成立。实施这种模式前应得到患者的明确同意。

医生的职责是向患者说明他们提出的专业意见是必要的，与前几种模式不同，双方均应知晓所有诊疗信息。医生应与患者共同整理诊疗信息并比较自己倾向的决策与患者的偏好之间有何差异，但不能将自己的想法强加于患者。患者必须能够且自愿参与医疗决策过程，提出问题并承担相应的责任。

SDM 的目的是就治疗方案达成医患双方都接受的共同决策。医患双方相互接受还意味着共同承担决策相应的责任。

研究表明，SDM 模式下患者的满意度更高，依从性更强，对疾病和诊疗方案的了解程度更高。在合作式医患关系中，患者的药物相关问题更少，非特异性主诉也会更少（Barry and Edgman-Levitan 2012；Joseph-Williams et al. 2017）。

这种模式也具有一定的局限性，如没有沟通能力的危重症患者无法与医生建立平等的合作关系。这类患者可以寻求亲属代理参与共同决策。

以患者为中心的模式

前文所述的所有医患关系模式均基于生物医学范畴，而忽略了心理社会因素。以患者为中心的模式则是以生物–心理–社会模式为基础，属于心身医学中医患关系的概念。

在这个模式中，了解患病的个体和了解患者的疾病同样重要。医生更倾向于关注处于疾病状态下的患者，而不是疾病本身。这包括患者的主观体验、感受、症状的影响、主观疾病观念和对就诊的期望。一些心理因素（如恐惧）也需要关注。

在这种模式下，医生需要将疾病的 3 个维度（即生物、心理、社会）置于同等地位。了解疾病在患者生活结构中的意义尤为重要，这需要特殊的沟通技巧和自我意识，而这些是在普通医学教育过程中无法接触到的内容，但可通过继续教育和相关培训（基础心身护理课程）来学习。

患者必须愿意并敞开心扉谈论自己、人际关系、生活中的各个方面、履历和感受。

医生与患者共同尝试对疾病的主观问题进行定义，明确双方的期望并确定治疗目标。

这种医患关系本身是该模式的核心（巴林特称之为“关系医学”）。医生能注意到与患者间有意或无意产生的关系并及时提供反馈（移情与反移情，参见第 8.1.4 部分）。这种医患关系被用于诊断患者可能存在的病态关系结构，同时给予相应治疗（“医生即药物”；参见第 8.4 部分）。

需要明确指出的是，医患互动中没有绝对正确的固定模式。就像两人之间的关系是十分复杂的，一种模式只能囊括其中的一小部分。不同的患者需要与接诊医生建立不同的关系结构。医生更喜欢个体化的关系模式。通常情况下，即使是在医患关系中，医患之间的互动也不是一成不变的，而是需要根据患者的情况改变关系模式。从心身医学的角度来看，对医生而言，重要的是找到适合患者需求的相处模式，且能够有意识地调整这种互动方式，并能识别医患关系何时以及为何会发生变化，以及这种变化何时变得有意义。

8.1.3　患者的期望

为了满足患者的需求，医生有必要了解患者就诊时对医患关系的期望，这些期望通常与医生的设想大相径庭。医生习惯于通过疾病诊断来推测患者的需求。然而，对疾病的客观严重程度不是衡量患者需求程度和性质的标准。研究结果表明，客观上的健康个体可能承受着巨大的心理压力，他们的要求会让医生不堪重负。相反，病情危重的患者可能几乎不受心理问题的影响或对医生的需求很少。

当患者因身体不适而就诊时，他们的生活就失去了平衡。他们不确定出现各种症状意味着什么，并对可能产生的后果感到恐惧。这种情况下，患者的基本需求是认知和情绪需求。患者希望知道接下来会发生什么；他们希望获取信息，得到理解和支持，并至少在一定程度上消除疑惑。因此，我们可以假设，患者在每次就诊时都有不同层面的问题，即使他们不会事无巨细地提及所有层面的问题。

针对患者在就诊时的期望的调查研究结果显示，以下问题的回答频率依次递减：与疾病相关的信息、检查结果及预后；特殊诊治措施；一般检查；药物处方；病假条或转诊证明。

患者的主要期望包括：了解问题所在；对疾病预后有清晰认知；能有更多机会与医生交流；在应对疾病方面获得帮助和支持；了解诊疗过程中各项检查结果和治疗；自己在做某事时能得到支持；希望医生正视他们的需求和忧虑；知道谁是最优秀的医生。

患者在医疗决策中对医患关系性质的期望是什么？答案因不同年龄段而异：老年患者更希望将决定权交给医生。年轻患者则更倾向于获得更多自主权。绝大多数患者都希望参与到医疗决策过程中（SDM），他们会自己做出最终决策或把决策权交给医生。30 ～ 50 岁的患者最希望自己拥有自主权，但也会与医生达成一致。只有小部分患者希望自行决策而不受医生影响；消费者式医患关系通常不受患者的青睐。

患者与医生最常见的期望分歧是对药物处方的意见不同。医生普遍认为患者希望他们开具处方药，并满足患者的期望。不是每位患者都希望医生为他们开药，但超过 1/2 的患者会获得药物处方。这种情况也存在年龄差异性，年轻患者比老年患者更不希望医生开药。患者的性别并不影响对药物处方的期望。

8.1.4　患者合作

术语“顺从性（compliance）”“依从性（adherence）”和“一致性（concordance）”显示了患者合作与医患关系及其变化之间的联系程度。

目前仍然很常用的术语“顺从性”的定义是患者听从医生建议的意愿。它对应于人们对家长式医患关系的理解，在这种医患互动中，医生下达命令，患者遵循建议。随着人们对医患角色理解的转变，如今谈论更多的是“依从性”。它强调了患者基于持续的医患沟通而积极地坚持治疗。“一致性”更倾向于患者与医生在治疗上达成一致。它意味着两个平等的合作伙伴达成一致的过程，更强调医患之间的互动。因此，没有一致性差的患者，只有一致性差的诊疗过程和医患关系。

患者合作程度低（尤其是在用药方面）是一个众所周知但在日常实践中却被普遍低估的问题：所有患者中的 30% ～ 60% 及 80% 的高血压患者存在漏服药物或不按医嘱服药的情况（参见第 6.2 部分）。研究结果表明，医生会严重高估患者的依从性。

研究人员无法确定一致性差或依从性差的患者的具体类型。对于不依从的患者，不存在导致依从性差的高风险人格。

遵医嘱治疗是一个复杂的过程，取决于很多相互影响的因素。以下将介绍可能影响依从性的患者因素和卫生保健系统因素。下文“提高依从性的措施”介绍了取决于医生和医患关系的决定性因素。

影响因素

卫生保健系统。与卫生保健系统相关的影响因素包括医务人员和卫生保健设施在地区和时间上的可及性，以及行政和经济问题可能造成的使用方面的困难。功能性和易于管理的组织结构有利于提高患者再次就医的意愿。

医院门诊人员频繁更替也是影响患者依从性的因素之一。门诊医生缺乏是导致治疗中断的主要原因。

心理社会因素。应激性心理社会因素（如婚姻问题、社交隔离及失业）已被证实是导致依从性差的决定性因素。

导致患者依从性差的一个日益重要的因素是，担心频繁就医或长期请病假会导致失业。经济困难（如处方费用过高）可导致患者不购买药物，并通常因羞愧而隐瞒病情。

独居人群更少关注自己的健康状况；社会支持在一定程度上可以提高患者的依从性。通常是亲属鼓励患者就诊或接受治疗。得到情感支持的患者也会更积极地注重健康生活。

种族、文化及宗教因素在不同疾病中也会影响依从性。

社会阶级、职业类别、受教育程度、性别和年龄对心血管患者的依从性没有显著影响。

疾病特异性因素。精神障碍会导致患者依从性差，特别是精神病患者和物质依赖患者。抑郁症患者接受治疗的积极性和合作意愿也会降低（参见第 5.7 部分）。

合作意愿取决于患者症状的严重程度。无症状（如高血压或糖尿病早期）时，患者的用药依从性显著降低（参见第 6.2 部分）。

患者的既往经历。患者先前对症状或特定疾病的了解和经验在很大程度上决定了他们的疾病行为。一位父亲因卒中而去世的高血压患者会更积极地配合治疗。相比于既往治疗效果不明显的患者，曾得到有效治疗的患者会更乐意配

合治疗（这就是为什么询问患者的既往就诊经历也非常重要）。

与疾病相关的信念，尤其与疾病危险程度相关的信念，也会影响依从性。要让患者遵医嘱，则患者必须重视自己的症状，相信无法靠自己治疗疾病，并相信治疗是可行且有意义的。

患者的疾病行为。患者应对疾病的方式对依从性有直接影响。其中影响最大的应对模式是否认。否认是导致患者依从性差的最常见且最重要的原因之一。否认是一种对抗焦虑的防御机制，从而维持自我功能。因此，如果患者由于不想让患病成为事实或轻视病情而不愿意配合治疗，那是因为这是他们缓解焦虑的唯一方法。例如，服药意味着需要每天面对疾病或焦虑，而拒绝接受治疗就能逃避这种威胁。

医生不应将这种反应模式视为缺陷，而应将其看作一种资源，是患者的应对机制，这对诊疗是有帮助的。治疗目标应是减少患者的焦虑，而不是同患者讲道理尝试说服或用不配合治疗可能产生的严重后果威胁他们，这会使患者更加焦虑并且由此强化否认心理。

处于疾病状态会削弱患者的自主性，并让他们产生依赖。不依从行为会以一种损害健康的方式让患者重获自主性。

将依从性差视为一种自我保护及应对疾病的观点也适用于吸烟。尼古丁具有抗抑郁作用；患病后继续吸烟可作为一种自我保护，对抗一部分抑郁情绪。情绪化进食也是如此，其可刺激迷走神经，从而拮抗应激诱导的交感神经兴奋作用。

提高依从性的措施

基于上述影响因素，通过改善医患关系可能提高治疗依从性。介绍特定疾病及临床特征的相应章节也会提及医患关系和依从性的相关信息。

下文将总结一些可促进医患合作和互动的普遍适用的步骤。

针对医生的沟通培训。有关顺从性或依从性的研究表明，患者的依从性差通常是医患关系不融洽的结果。想改变医患关系应先从医生出发。无效沟通是医患之间交流障碍的主要原因。到目前为止，无论是在医学院还是在专业培训期间，都没有专门针对医疗谈话技巧的课程。建议以基础心身护理资格认证和（或）巴林特小组的形式进行额外培训。

心脏病学-心身医学（cardiological psychosomatics）相关课程已在奥地利和德国开展（参见第9章），其旨在弥补沟通技巧培训的不足。

以患者为导向的医患关系。正如前文所述，不存在绝对正确的医患关系模式。从心身医学的角度看，医生需要根据患者的需求和自身的可能性来个体化地确定交流模式。了解并接受患者期望的医患关系是十分必要的。患者是在寻找一位能抚慰他们、保护他们、陪伴他们度过忧虑的医生，还是想保持距离并避免接触？其他医生主管的患者是否只是想征求第二个医生的建议？患者真的希望开药吗？患者的举止如何？医生可能会问自己：“患者为什么选择我？患者给我的感觉如何？”回答此类问题有助于抓住机会建立稳定的医患关系（参见第 8.6 部分）。

在这种情况下，移情与反移情发挥了重要作用。移情是患者在无意识的情况下根据早期（通常是童年时期）的重要关系模式来塑造关系。患者早期的感受、幻想、想法和反应在医患关系中被激活，并转移到医生身上。随后，医生可能替代了患者父亲、母亲等的位置。所谓正向移情，是指患者对医生表达出强烈的情感或将医生理想化，可能表现出诱惑性的行为或愿意为医生做任何正确的事。所谓负向移情则可能表现为患者无缘无故表现得咄咄逼人、反应过激或退缩，给医生带来更大的压力。

反移情是指医生对患者移情的反应，这些反应受到医生自身生活经历的影响。反移情过程不是病态的，而是普遍存在于每一种关系中，但在医患关系中具有特殊的意义。对于心身 / 心理治疗关系，了解反移情的表现十分有必要；在深度心理治疗中，分析移情和反移情是治疗过程的重要组成部分。

有意识地塑造医患关系是提高依从性、建立信任最有力的措施。

以患者为导向的信息。如今，出于法律需要，医生会向患者提供有关必要辅助检查和临床干预的详细信息。对证据和医疗文件的需求意味着书面信息变得比交流更重要。尽管预制信息表在法律上是正确的、明确的和可行的，但知情同意书上（必须）列出的并发症和副作用可能会使患者感到不安和恐惧。因此，口头补充说明仍然非常重要。知情谈话通常是从医生的角度出发，用通俗语言向患者提供决策和建议的相关信息。

然而，关于患者更关心的主诉的可能原因及后果，医生所提供的信息则并不详细。一些医生通过病情恶化和不遵医嘱可能产生的严重后果来试图胁迫患者配合。虽然这种策略偶尔会“奏效”，且患者会因为恐惧而做出积极的改变，但这种行为往往会造成焦虑、助长否认行为并降低依从性。因此，在告知患者疾病风险的同时，更合适的方法是告知患者治疗的获益及如何防止疾病的不良影响。

善待患者。这意味着根据患者的需求做出个体化的回答。善待患者还意味着营造一种患者可以自由提问的氛围；这涉及医生的开放性、可用时间、空间和患者的注意力状态。语言理解能力、种族和宗教因素也应考虑在内。

明确治疗任务和疾病概念。对医生来说，治疗任务是明确的。患者有主诉和治疗需求。但根据前文讨论的患者期望，情况并不总是那么明确。为了让患者更好地配合治疗，医生和患者必须就合作的内容和目标达成一致。诸如“您对我有什么期望？”“您希望我们为您的健康提供哪些帮助？”“您对我们的合作有什么想法？”等问题有助于明确治疗任务。

只有当患者和医生对病因的认知相似时，患者才会配合医生制订治疗方案。医生应询问患者对疾病的认知情况（“您认为……是什么原因造成的？”“您认为导致您主诉的主要原因是什么？”），然后尽可能针对患者的观点提供医学建议（参见第 6.1 部分）。如果医患双方对疾病的认识存在本质区别，则无法达成共识，可以设想的是，考虑到患者对诊疗的需求，医生可建议患者更换接诊医生。

一旦明确了治疗任务且医患双方对疾病的认识达成一致，就可以制订治疗计划。

用药策略达成一致。医患双方应在尽可能多的领域达成一致：在疾病理论中，患者可以改变治疗形式，预约就诊或设定治疗目标。在大多数治疗过程中，用药依从性是核心问题。在一项病例对照研究中，依从性良好的患者不仅在接受治疗方案的情况下，而且在服用安慰剂的情况下，均能获得更好的治疗效果（“健康依从者效应”；Chewning 2006）。对治疗的高度依从性不仅是药物疗效的先决条件，还是健康行为改善的标志。

医生为实现用药策略达成一致的关键策略如下：

- 询问患者对可选的药物治疗方案的看法

许多患者既往有正面或负面的药物经历。越来越多的人对“药物制剂”持批判态度，反而更青睐顺势疗法或草药（如圣约翰草制剂治疗抑郁症）。患者对药物的接受程度可能与接诊医生有关（参见第 8.1.1 部分）。

- 提供关于用药和不用药治疗的利弊信息

当医生面临单次就诊的时间压力且认为“药物说明书中详细介绍了所有内容”时，常常会避免向患者解释药物的作用和副作用。药品说明书的主要作用是为制药行业提供法律保护，然后才是告知患者，因此经常令患者感到不安。此外，医生担心将不良反应告知患者后其会因为心理暗示而出现相应的症状。但事实上，了解药物可能导致的副作用会让患者对副作用的接受程度更高，并能够在发生副作用时采取有效的应对措施。

药物相关信息包括药物作用类型、预期起效时间和疗效、用药方式、最可能出现的副作用和大致的疗程。

- 制订用药方案

医患双方就医疗信息进行沟通后，可共同制订合理的治疗计划，即让患者参与治疗决策。不能提前假定患者愿意参与，必须征求患者的意愿。患者可能仍需要时间做出决定，或希望获得其他医生的建议（假设患者的病情没有严重危及生命）。

用药计划应尽可能简单易懂。必须符合实际情况，即用药计划必须与患者的日常生活和生活习惯相协调。应书面记录药物处方和用药方式。

– 寻求患者的理解

对许多人来说，就诊的场景会令人感到紧张；他们会变得焦虑不安，难以集中注意力。心脏病，尤其是心力衰竭，可能会导致认知功能下降，如果不进行专门的测试，医生可能无法察觉到这种情况。因此，明确患者的感受很重要。令人惊讶的是，医生对患者所理解内容的推测总是与实际情况存在差异。

– 共同敲定随访时间

即使随访的间隔时间较长，固定随访时间对于提升患者依从性来说仍然十分重要。这为患者提供了安全感，确保他们能够提出问题，并激励他们严格执行当前达成一致的诊疗计划（如血压管理、减重、戒烟、服药等）。

不建议在没有约定随访的情况下进行电话随访。这意味着患者必须出现症状才能与医生会面。如果对自己的身体情况有疑问，他们会捏造新的主诉以便医生能线下随访。这种机制通常是在医患双方无意识的情况下发生。医生的注意力可能会转移到患者提出的新主诉（往往危害较小）上，从而做出新诊断，并认为这就是患者要求随访的原因。患者没有机会提问，因为医患双方已经进入新一轮的诊断循环，因此变得更加没有安全感。

在随访时，医生可以检查患者疾病的进展情况，必要时可修改治疗方案。

– 接纳患者依从性差的原因

医生应询问可能导致患者依从性差的原因（“您是否可以按照约定服药？”“您在……方面的情况？”“您是否出现了副作用，您是否还能坚持服药，还是必须停药？”）。患者通常会正面回答这些问题。这些问题表明医生不会强制要求患者听从他们的指令，这有利于建立医患信任。

如果患者报告在治疗时遇到困难，最重要的是医生应接纳这些问题（参见第 8.1.1 部分），调整计划并重新激励患者。

– 倾听，倾听，再倾听

这可能是改善医患关系和合作的最重要措施，因此放在本章的末尾介绍。

8.2 基础心身（心理心脏病学）护理

8.2.1 躯体疾病的心身医学治疗

一般来说，与心理心脏病学领域一样，绝大多数心身医学治疗不是在心身医学专科门诊或心理治疗师的私人诊所进行，而是融入全科医生的诊疗过程中。患者在咨询医生时通常有明确的担忧（如“心脏受压”），但与此同时，患者作为一个整体，通常具有复杂的生物-心理-社会问题（寻求安慰、支持、诊断、药物治疗等）。

对于心脏病患者，心脏病自然是就医的常见原因；但是，对患者来说，心脏病始终只占其现实生活的一部分，而且在很多情况下，心脏病远远不是主观上最重要的部分。因此，大多数心脏病患者的生活质量受其心脏病客观严重程度的影响相对较小，而受日常生活因素和心理状态的影响较大。然而，由于存在相当大的内部和制度壁垒，患者通常不会首先就诊于心理治疗师或精神科医生，这导致患者“带着”他们的心理症状和心理社会问题接受家庭医生或心内科医生的治疗，患者通常不会明确地主动说出这些症状和问题，甚至明显倾向于否认心理压力（以及躯体主诉）。主管的全科医生或心内科医生的任务是对患者的问题形成生物-心理-社会这一整体概念的理解，并在医患相互信任的基础上，制订包含躯体治疗和社会心理治疗要素的整体治疗方案。常见的社会心理问题可以通过这样的方式得到完美解决，必要时可以邀请心理治疗专家共同参与治疗或转诊。

8.2.2 基础心身护理培训

理想情况下，根据第 8.2.1 部分提到的任务，医生除了接受全科、内科或心脏病学培训之外，还应具备心理治疗的资质（如在德国，可通过公认培训机构以非全日制方式获得专业委员会颁发的“专科心理治疗”证明）。然而，这种培训至少需要 3 年，这需要医生付出巨大的努力，特别是由于时间和报酬有限，以这种方式获得的独立实践心理治疗的资质通常只能非常有限地应用于全科医生或心内科医生的日常工作。尽管如此，仍强烈建议所有医生至少具备实施基础心身医学治疗的能力，以便应对心脏病患者，前提是医生不希望承担更高层次心理治疗资格的培训费用。自 1994 年合法实行基础心身护理以来，没有接受过全面心理治疗培训的医生也可以收取心理社会治疗服务费用，但前提是他们至少应具备基础心身护理的资质。奥地利和瑞士的情况类似，具体规定参见第 8.6 部分。

在德国，所有能够证明至少有 3 年独立执业的医生都可通过完成至少 80 h 的课程来获得基础心身护理的资格证。这些课程对公立医院医生和私人诊所医生平等开放。根据德国医学协会（German Medical Association，GMA）现行示范教材（Bundesärztekammer 2018），基础心身护理进阶培训和继续教育的安排如下：

- 核心课程包括至少 80 h 的分模块教学和连续（巴林特）小组学习。其中，进阶培训课程“以患者为中心的沟通”占 50 h，包括 20 h 的理论教学（模块一）和 30 h 的沟通技巧和基础心理干预培训（模块二），巴林特小组学习占 30 h，每组 8 ～ 12 人，为期至少半年。

- 为了掌握沟通和干预能力，模块二的重点是在真实病例中进行角色扮演或模拟患者的练习，然后进行详细的反馈和反思。该培训应以 10 ～ 20 人的小组形式进行。

根据 GMA 的示范教材，这些课程的内容包括以下方面：

- **相关专题的背景知识补充**

生物–心理–社会的病理和诊断：

健康和疾病的生物–心理–社会概念；鉴别诊断；适应性和适应不良的压力应对方式；对自杀倾向的识别；冲突、创伤、人生发展；功能失调的人际关系可能是疾病的维持因素；不同心理治疗方式的适应证；处理患有慢性躯体疾病、疼痛，以及非特异性、功能性和躯体形式问题，有创伤经历和处于危机和生活压力状况的患者；心理治疗护理系统中的合作。

医学访谈：

记录病史、澄清、突发坏消息、动机、平衡、危机干预；与多对象进行医学对话，如患者家属、夫妻；语言和非语言干预技巧；以社会、资源为导向的干预措施；团队合作。

医患关系的重要性和设计：

医患关系的心理动力学和治疗意义；医患合作关系的设计。

- **培训以下方面的技能和能力**

医疗面谈：

基本态度：理解、尊重和欣赏；健康促进导向；言语技巧，如积极倾听、表达感受、以资源为导向提问、共同决策；对话中的典型情景；危机干预。

处理具有特定互动模式的患者：

例如，功能失调的人际关系导致疾病持续、能力不足；自我反省及其在诊治患者过程中的运用。

特定情况下的言语干预：

例如，功能性躯体症状、慢性躯体疾病和疼痛、进食障碍、焦虑症和抑郁症、创伤和创伤相关障碍。

作为关系医学的基础心身护理方法（参见第 8.1 部分）不仅要求医生学习和实践理论内容、态度和技能，还要求他们在医患关系中有意识地运用和反思自己的主观性。在每一种医患关系中，都必须重新找到与患者共鸣和体现专业性之间的平衡。这一过程的困难是许多治疗关系失败的主要原因。

在很多时候，由于医生害怕面对患者的痛苦或出于方便而回避患者的痛苦，并寻求技术解决方案的庇护，疾病的社会心理方面往往会被忽视。如果患者因“疏忽”而没有接受“医学上正确”的治疗（即不遵医嘱）或接受“技术上正确”的治疗后仍然抱怨症状（躯体化），或向其他医生或外部医疗机构寻求帮助（跳跃式求医），医生就很容易将责任归咎于患者。患者因此错失真正整体治疗的机会，这可能导致无效或错误的治疗，或导致患者转而接受没有医疗质量标准的“治疗师”提供的所谓整体治疗，但患者通常需承担相当大的经济成本，有时还可能出现治疗副作用。

在这种情况下，从长远来看，由于缺乏医患关系、治疗失败及由此产生的价值危机，医生自身的工作满意度也会受到影响，甚至包括职业倦怠，以及医生自身出现心理或心身症状。此外，无论共情支持的初衷有多好，如果医生没有设定足够的边界并保持自身的心理健康，则可能导致自身负担过重，甚至出现心理生理失调。例如，医生的吸毒率和自杀率明显高于其他学者，但他们的治疗需求通常会被长期否认。在这方面，对社会心理问题的共同否认往往代表着医生和患者之间心照不宣的安排。

因此，在医患关系中努力投入自己的情感是基础心身护理培训的第三个支柱。这项工作主要以参加巴林特小组的形式进行。在这些小组中，受训医生在经验丰富的心理治疗师的指导下，互相展示与患者的关系片段。该过程主要关注的是记忆中的遭遇及其情感方面的细节和困难，而不是疾病过程的具体细节。因此，过程中以自由的形式描述与患者的经历，不会提供任何图表或调查结果报告。在理清紧迫的事实问题后，小组成员向发言人提供自己的联想（如对自己经历的记忆）、幻想（如对可能的心理动力学背景的假设）、情绪或心理生理反应（描述过程中的自我感知，如兴趣、疲倦、愤怒、心悸、颈部紧张）。在小组领导的引导下，可以从小组或小组的动态过程中获得更好地了解患者和医患关系的建议。这经常会有助于形成有利的心理距离和对关系的新看法，从而减少紧张关系模式中的偏见，并经常导致医患关系发生惊人的变化。因此，继续参加巴林特小组活动或定期参与小组内部或监督活动是明智和可取的，甚至可以超出最低小时数。

在德国，基础心身护理培训是全科医学和妇科专业培训的必修部分。所有其他医生都可选择参加各联邦州的医学协会或其他认证机构组织的相应跨学科课程。自 2009 年以来，德国还定期提供基础心理心脏病学护理课程。就范围和一般内容而言，这些课程与当时有效的基础心身护理示范课程相对应，但更侧重于心脏病患者的治疗。有关这些课程的更多详细信息请参见第 9.2 部分。心理心脏病学作为德国心脏病学专业培训改革的一部分，近期已被纳入必修课程。

相比之下，德国还没有用于获得其他专业委员会认证的“专科心理治疗”的具体心理心脏病学模块。然而，一些高等教育机构将基础心理心脏病学护理课程中的内容作为专业心理治疗的培训内容。此外，奥地利已经建立了心脏病学-心身医学课程，这远远超出了德国对基础心身护理的最低要求，并已获得奥地利心脏病学会的批准（参见第 9.1 部分）。

8.2.3 实践

在实践中，基础心身护理始于医生对心身相互作用的敏感性，并能够谨慎对待自己的直觉或反移情。这可以在生物-心理-社会既往史的框架内得到验证，这也从一开始就向患者表明，作为医患关系的主题，躯体和心理社会疾病因素及健康资源是等同的。因此，躯体、心理和社会史数据可以相互关联，并在访谈中单独加权。德国国家慢性冠心病卫生保健指南（Bundesärztekammer et al. 2019）明确推荐了这种多维度病史采集方法。

虽然许多患者很乐意借此机会报告他们的心理社会压力或心理症状，但具有强烈躯体化倾向的患者通常需要进行密集的、有时甚至是长期的内在抵抗训练才能逐渐学会接受心身医学的观点（参见第 6.1 部分）。在这种情况下，让患者确信他们的躯体疾病或症状也会被认真对待尤为重要。必须明确的是，更关注心理社会问题并不意味着否认躯体痛苦。当然，这不是在暗示这些痛苦只是患者想象出来的。相反，患者的痛苦应得到明确的承认。但同时，重要的是要批判性地质疑伴随的（通常是躯体的）因果假设和可怕的后果，并提供或共同开发替代模式。

心理社会压力和躯体不适之间存在明显的时间关联，这些关联可能的心理生理机制可在心理教育的框架内进行解释。如果没有确凿的证据，医生不能断言这些相关性可以解释具体病例的症状，而只能说心理社会压力和躯体不适之间有相关性，如经常观察到的焦虑与脉搏加速、愤怒与血压升高之间的相关性。如果患者在初次访谈中比较敏感，并可能通过症状日记（参见第 7.4 部分）得到支持，然后反复觉察到心悸确实在焦虑的情况下频繁发生，或血压在愤怒紧张的状态下飙升，这可能是患者第一次有意识地体验到这一点，则他们会更容易接受这些抽象的解释。焦虑的自我观察导致症状进一步加重，并由此引起自主神经兴奋（参见第 5.8 部分），这种恶性循环也可以逐渐被患者所理解，从而得以纠正。通过学习将心理社会背景下的紧张、颤抖、心悸等心理生理现象解释为情感的等价物，患者可以用语言来表达内心情感（“言语化”）。因此，躯体症状失去了主观性和互动方面的的重要性，并且经过适当的解释，也可以被更冷静地理解为情绪紧张的信号，而不是被误解为即将发生或已经发生危及生命的心脏病的假定征象。如果医生在谈话中接受并被采纳了改善后的情绪的言语表达，那么症状作为一种表达方式就变得可有可无了；对患者整体而言，情况变得更容易控制，并且有可能共同做出全面的心身医学诊断。

全面的心身医学诊断为进一步的躯体疾病诊断和治疗及社会心理治疗计划提供了思路。后者可包括支持性、以解决问题为导向或激励性干预措施，以及提供放松训练（参见第 8.8 部分），这些措施被纳入德国基础心身护理的“培训和暗示程序”。如有必要，作为整体概念的一部分，可协商与戒烟计划、自助小组或心脏运动训练小组（参见第 8.6 部分）等建立补充联系，或启动精神药理学治疗。然而，即使面对苛刻的患者，也不能陷入未经反思的行动主义，而是要从他们的关系方面来反思存疑的要求（如反复采取侵入性措施），并首先在这个层面上澄清这些要求。此外，对于情绪低落、孤僻或极度自卫的患者，可能需要采取支持性的、谨慎的破局方法，争取让他们接受医学上合理的程序、运动训练或药物治疗。

心理抗拒的本质意味着，尽管所描述的程序在理论上是可行的，但不能通过简单的“技术”来解决问题，这通常是由医患间艰难又费力的情感沟通工作造成的。特别是在有精神障碍、适应不良的人格特质和长期危险行为或根深蒂固的心理社会冲突的患者中，该程序一再达到极限（参见第 8.2.4 部分）。

因此，基础心身护理的一个重要方面是持续治疗，在这个过程中，心理社会或行为问题不只讨论一次，而是会持续地与患者交流。对于具有强烈躯体化倾向的患者，定期随访预约尤为重要，这样可使提供的帮助与症状表现脱钩，并向患者表明，无论是否有反复出现的严重症状，他们都将得到可靠的讨论机会，讨论的内容不仅包括躯体问题，还包括情感或人际关系问题及行为障碍。此外，具有心理结构的患者（如反复出现紧急症状），需要一个限制性的框架和信号，表明他们在任何时候都不能随意支配医生和他们的资源。医生在划定边界的同时提供可靠的关系，可以作为患者更好地自我调节和调节关系的范例，但患者通常无法达成，因为他们认为划定边界等同于失去对方。由于担心失去重要的照顾者，患者常无法为自己设定明确的边界，这可能是冲突和自我负担过重的重要来源。医生传达的信息是，设定边界是人际关系的必要组成部分，但绝不代表关系的必然终结，这可以使患者更有效地调节自己的人际关系，这种举措对于医生自身的心理健康也很重要。

对于极易否认自己的疾病或风险的患者，包括具有行为危险因素和改变动机较弱的患者，定期低频随访也可以向他们提供更多促进健康的行为（参见第 8.8 部分）。在这种情况下，对否认采取灵活的态度比草率的解释或出于反移情而责备的行为更有意义。如果医生成功地理解了患者通过否认行为来保护自己的原因，如对死亡、能力丧失或毁灭的巨大恐惧，那么就更容易接受否认是一种最初仍然必要的保护机制。随着医患关系的发展，以及患者感受到自己作为对话者被医生认真对待后，即使是在他们能力较强的方面和生活成就方面，患者也能逐渐产生更多的安全感，从而有可能就否认中具有威胁性的情感内容进行对话，并对这些内容进行处理。然后患者就能逐渐理解否认是一种次优的自我保护机制，并用更适当的健康行为取而代之。

对许多患者而言，通过提供基础心身护理，可以建立起一个可持续的医患联盟。通常仅需几个疗程（每个疗程的持续时间通常为 15 min）就能达到足够稳定和积极的改变动力。然后，可以进一步支持这种动力。这既涉及对心理社会冲突方面的解释，也涉及行为干预，如激励患者改善健康行为。对于初步表示愿意改变的患者，接下来可以共同确定行为改变的具体步骤，明确并克服改变行为的内外部障碍，并在改变行为后为维持行为提供支持。

然而，即使对于那些仅从基础心身护理中无法充分获益的患者，也可以通过针对其疾病的心身医学治疗来降低接受基于指南的心理治疗、专业行为医学干预（如在多模式预防或康复计划的框架内）、住院心身医学治疗或精神科治疗的门槛。

虽然基础心身护理的概念主要针对门诊患者，但其许多要素也可应用于住院患者，尤其是长期或反复住院的患者。在这些情况下，与躯体疾病诊疗常规相同，门诊医生和住院医生之间应进行细致的“交接管理”，保持良好的沟通，如在入院记录和病历中说明重要的心理社会问题或医生之间通过电话交流信息（原则上应尽可能让患者知情）。

8.2.4 适应证和限制

基础心身护理适用于躯体不适症状不明确的患者，以明确心理或社会致病因素，并对其进行低强度治疗，也适用于患有慢性疾病或存在多种危险因素的患者，因为这些患者的心理后遗症或心理 / 行为对病程的影响是可以推测的。在有心血管危险因素、器质性心脏病或功能性心脏病的患者中，几乎都存在这些情况。这并不意味着每位心脏病患者都需要加强心理社会治疗，但确实意味着应系统评估每位心脏病患者的心理社会危险因素、危险行为或躯体心理后遗症的个体相关性（参见第 7 章），必要时应启动适当的治疗。

基础心身护理对于患有严重精神疾病或心身疾病的患者有其局限性，这些患者需要更广泛的专科心理治疗、通常不在门诊提供的综合多模式心身医学治疗理念或个体化精神治疗。这类患者转诊的指征是对自己或他人造成严重威胁且需要庇护性精神治疗、缺乏与他人交往和合作的能力，或接受数周的基础心身护理后仍有持续或进行性心理或心身症状。患者虽然被转诊接受进一步的住院治疗（由会诊 / 联络服务提供的心身联合治疗除外，这通常意味着治疗结束），但必须与在门诊治疗的患者明确说明，他们绝不是通过转诊而被推走，而是与转诊医生保持联系，无论是专家门诊还是住院治疗。

如果患者由于严重的躯体疾病或反复住院等原因而只能不定期就诊，那么实施基础心身护理和专科心理治疗就会比较困难。医生之间相互矛盾的说法会产生适得其反的效果；例如，当煞费苦心地建立起功能性心脏不适和情绪压力之间的联系时，住院医生却矢口否认，转而提出所谓的躯体原因。特别是对于这类患者，医生需要在其因病中断治疗期间给予陪伴，从而与患者保持密切联系，并确保门诊医生和住院医生之间的良好沟通，以便能够对患者的病情有全面和一致的了解。

8.3 心内科的心身会诊-联络服务

心脏病学是基于对疾病的理解，而这种理解来源于躯体机制模型。根据这一模型，心脏病，特别是冠心病，主要被视为需要通过医学技术干预来纠正的器质性病变。因此，生物-心理-社会服务通常需要从外部获得。将心身医学融入临床医学的最重要模式是会诊-联络（consultation-liaison service，C/L）服务。心身医学整合是指治疗团队中的所有专科小组均应考虑患者疾病发生发展中的躯体、心理和社会因素（生物-心理-社会治疗方法）。

8.3.1 术语定义

会诊模式

心身医学护理通常处于不同的发展阶段。目前仍有许多心内科没有任何心身医学护理服务。心内科医生实施基础心身护理主要基于自愿学习和额外培训。心身医学会诊服务是医院制度化心身医学护理的最低要求。它对应于经病房医生请求组织会诊的传统形式，这在其他科室中很常见。因此，护理主要以病例为导向，但也可以就转诊达成针对特定诊断的协议（如所有心脏移植候选人）。

对于心身医学护理，这种模式存在几个缺点。会诊请求几乎完全取决于病房医生在心身医学方面的培训水平，以及他们与会诊医生之间的个人或机构关系。医生会对患者进行选择，被转诊的患者主要是与医护人员交流困难、心理或社会问题突出的“棘手”患者。然而，许多需要心身医学护理/心理治疗的患者由于无法表达自己的需求而显得适应良好且没有明显问题。医生只有经过适当的训练才能准确地将这些患者确定为“心身疾病”。即使是安静内向的抑郁症患者，在病房的日常治疗中也不会被认为需要精神卫生护理，因此也不会出现在会诊服务中。

请求会诊的频率在很大程度上取决于主管医生对自身能力的评估。相比于没有躯体治疗选择的患者（如患有躯体形式障碍或已用尽躯体治疗选择的患者），有心脏病治疗选择的患者进行心身医学会诊的频率要低得多，无论其需求如何。心内科医生在治疗上的无助感是提出会诊请求的动力。

病房医生通常没有或没有充分告知患者有关会诊的信息。因此，在这些情况下，患者谈话的意愿很低或怀疑程度很高（“我没有精神病”“我不是疯子”）。

尽管与其他躯体疾病专科相比，心内科的会诊申请率最高，但其住院患者的会诊申请率也仅有约 1%（Herzog and Stein 2001）。会诊服务主要用于明确诊断，确定适应证（如由社会工作者进行干预），并制定心理治疗的适应证；仅有少数患者在住院期间接受进一步的干预（Köhle and Siol 2003）。

总之，会诊模式并不代表充分的心身医学护理，也无法实现生物-心理-社会联合的治疗方法。会诊服务只能作为没有其他选择时的最低限度解决方案，并应由联络模式取而代之。

联络模式

联络模式与会诊模式不同，心身医学专家亲自到病房出诊，并尽可能地融入病房治疗团队。他们参与查房，因此可以识别需要进一步诊断的患者，并与病房医生和护士讨论患者的需求。病例会议以小组讨论的形式进行，讨论心身因素对个体的影响以及医生、护士或物理治疗师与患者关系的各个方面。因此，除了改良的会诊服务外，联络服务还能为躯体治疗团队提供支持、建议和培训。它能够更好地识别心理社会问题，并提供更灵活心身医学护理，以适应患者和病房治疗团队的需要。

在病房出诊的心身医学专家消除了患者对“心理医生”的恐惧。与心脏病学的整合也也提高了躯体治疗团队对其的认可度。特别是对于心脏病患者，尤其是冠心病患者，由于其外部导向，他们认为提供治疗方案的医生的地位和声誉非常重要。他们能够准确地感知到，心内科医生对于心身医学专家提出的干预措施是不置可否，还是认可其为等同的诊断和治疗措施，并据此来决定自己对治疗的态度。

在内科，心身医学联络服务的患者比例明显高于会诊模式，约为 25%（Herzog and Stein 2001）。

心身医学联络服务应来自于心身医学专科（集中分权原则）。对提供联络服务的心身医学科医生来说，重要的是要融入一个能够增强身份认同并提供必要专业支持的团队，如通过相互监督或指导，以及共同参加进修活动。

8.3.2　心内科对联络服务的需求

在急诊医院的内科患者中，至少 30% 有躯体症状的患者与病因和预后相关的心身障碍（Janssen et al. 2009）。根据专家的一致意见，心脏病患者存在心理社会问题或危险因素的比例显著更高。

在日常临床实践中，这些疾病通常未被认识或未得到充分考虑。这可能导致不合理的躯体疾病诊断和治疗、住院时间延长和重复住院（可能是不必要的）、联络服务使用不足、疾病慢性化和并发症。

对心脏病学联络服务的调查（以心理心脏病学为重点，维也纳 Hanusch 医院）显示出以下与护理相关的需求：46% 的心脏病患者有进行首次心身医学会诊的指征。50% ～ 60% 的患者在住院期间有进一步会诊的必要和相应的动机。约 20% 由心身医学专家评估的患者需要在出院后接受支持性心理治疗。

这些数据表明，在没有联络模式的纯会诊情况下，实际需求和会诊申请率之间的差距为 1%。联络服务使用不足还体现在德国只有 10% 的综合医院拥有心身医学或精神科 C/L（Herzog et al. 2003）；在奥地利，这一比例甚至更低。

8.3.3 心身 C/L 服务的目的

- 在生物-心理-社会治疗方法框架下，为急诊医院的患者及家属提供合格的心理社会护理
- 通过进一步的培训和继续教育提高医院医生和护理人员在心理社会护理方面的能力
- 在以器官为重点的医疗和心理社会护理之间，以及住院患者和门诊患者的心理社会护理之间发挥衔接作用

8.3.4 心内科心身医学联络服务的任务

诊断学

最重要的诊断工具是以初次心身医学访谈和心身医学查房的访谈。在约 1/2 接受 C/L 服务的患者接触中，初次访谈是唯一的心身医学干预（Söllner 2013）。这有助于确定生物-心理-社会发现、病史和诊断，以及确定动机与治疗的内容。此外，心理测试可用于心内科患者，特别是用于评估焦虑、抑郁、控制信念、生活质量和幸福感。

心身医学评估还有助于避免不必要的诊断程序，如对躯体形式心脏不适的患者进行重复的心脏检查，并防止这类患者的就医过程延长（参见第 6.1 部分）。

激励患者

心内科医生联络心身医学科医生的主要工作是激励患者。急诊科通常将心内科患者收治入院进行诊断和（或）治疗心脏不适；因此，医生主要将疾病归因于躯体因素。许多患者都有长期的诊断和治疗经历，这些经历支持并巩固了他们对疾病的理解。通常情况下，患者第一次接触心身医学是与提供 C/L 服务的心身医学科医生的会诊。这不仅需要了解谈话的意义和提供 C/L 服务的医生

的任务，还需要特别了解心脏症状学中的心身关联。

例如，对于惊恐障碍的患者，医生会解释与恐惧相关的自主神经反应（如心悸、出汗和颤抖）。对于冠心病患者，医生不仅会告知个体危险因素（通常已由心内科医生完成），还会解释躯体危险因素、情绪和行为之间的相互关系。对高血压患者来说，了解长期愤怒及紧张与放松之间不协调对心血管系统的影响有助于开始反思这一问题。

在谈话中，可以探讨各种事件（扳机事件）与疾病或症状之间的时间关系，并让患者思考可能的因果关系，这可能会促使他们接受进一步的心身 / 心理治疗。

谈话（包括心理和社会话题）是让患者意识到这些因素可能影响他们症状的唯一途径，如初始心身医学讨论具有隐含的信息性和激励性特征。

治疗或治疗建议

由于患者的住院时间越来越短，急诊心内科病房的心身医学治疗选择受到限制。因此，心身医学专家在病房接诊尤为重要，这样可以避免在出院前一天转诊（这对每位会诊医生来说都很常见），并及时安排初次会诊，以便采取进一步措施。因此，在 Hanusch 医院的患者群体中，42% 的患者成功地进行了 2 次或 2 次以上（最多 5 次）谈话。

许多心内科所面临的时间压力、医疗器械的进步及心脏介入手术的增加导致心内科医生与患者之间交流的机会减少。许多患者将与提供 C/L 服务的医生的谈话视为与心内科医生谈话的替代和难得的提问机会。对提供 C/L 服务的医生来说，在参与"简单"的医疗谈话和不回答患者问题就将其转诊给病房医生之间找到界限并不容易。然而，对患者来说，回答问题是建立信任关系的先决条件。

心脏病患者联络干预的治疗目标

– 改善高度痛苦患者的心理状况

特别适用于重症监护室或冠心病监护病房（coronary care unit，CCU）的患者：减轻急性心肌梗死或复苏后患者的焦虑；干预前［如经皮冠状动脉腔内成形术（percutaneous transluminal coronary angioplasty，PTCA）或心脏手术］的心理准备。

– 培养适当的疾病行为

例如，克服否认倾向，宣教焦虑管理策略。

– 为患者应对疾病提供支持

协助开展心肌梗死后的悲伤工作，解决退行和抑郁。

– 调解医患关系

协助解决医患互动问题；帮助澄清患者是否同意提出的诊断性检查或干预措施。

- 与家属合作

疏解痛苦和提供关怀，特别是针对心肌梗死患者和临终患者的伴侣。

- 临终关怀

用于慢性病患者，如心力衰竭或心脏缺陷患者。

- 抑郁和焦虑症状的药物治疗

心脏病患者对这种诊断有特别强烈的抵抗，因为他们通常把抑郁症和焦虑症等同于失控、虚弱和精神疾病。只有经过以患者为导向、信息全面的充分讨论后，患者才有可能愿意服用抗抑郁药或抗焦虑药。

- 住院期间和出院后的治疗建议、转诊和（或）开始心理治疗

如果激励工作取得成功，则必须对进一步的心理治疗程序做出不同的指示，并明确住院期间对患者来说什么是必要的，以及资源方面的可行性。根据 C/L 服务的心理治疗方向，可使用放松训练、心身医学会诊、夫妻或家庭讨论、焦点简短心理治疗、身体治疗技术和（或）认知行为技术。

在出院前，应讨论并安排出院后的治疗选择，如特定的心脏病心身康复、门诊心理治疗、心脏病患者团体等。

团队会议

联络服务的一个重要部分是与心内科医务人员（医生、护士、物理治疗师）进行以病例为导向的团队讨论，应每周举行 1 次。固定的制度化非常重要，否则由于心内科较大的时间压力和工作负荷，根本没有时间进行这种讨论。团队选择一位患者进行讨论。讨论的重点是心理社会史、患者与医务人员的关系及医务人员对患者的反应。如果患者与医务人员的相处时间较长，还可以讨论移情和反移情现象。

病例讨论用于直接会诊“棘手”患者，具有监督性质，是进一步培训心身疾病诊断、沟通技巧和社交能力的手段。病例讨论也是预防职业倦怠的重要元素，能使医务人员意识到他们对患者的情绪并将其表达出来。

心内科小组讨论的常见主题

- “棘手”患者

要求高、有攻击性、不合作、被动、痴呆或多疑的患者。

- 应对问题

对疾病缺乏洞察力（否认）、依从性问题、抑郁症、焦虑症。

- 与患者相处

对护士的性暗示、指控和投诉，以及患者放弃治疗。

- **设定边界**

设定与患者、患者家属、同事和上级的边界；设定在团队会议期间与外界（电话、家属等）的边界。

- **临终与死亡**

处理患者对死亡的恐惧、患者家属的担忧、自身的恐惧、患者的死亡意愿、与临终者的关系及医护人员的无助感或认为自己是全能的幻想。

- **交流相关问题**

向接受机械通气的患者传达诊断结果和坏消息。

- **医护团队内部问题**

这些问题在病例讨论中并不是首要讨论的内容，而是属于监督范围内；但有时在讨论患者之前必须先澄清团队内部困难，特别是医护人员之间的跨学科合作问题、组织问题及工作负荷过大的问题。

8.3.5 C/L 干预措施的益处

有关出院时和（或）随访时进行心理动力学或行为导向的心身 C/L 干预效果的研究（不仅限于心内科）显示出以下结果。

- 心理和躯体症状改善
- 生活质量改善
- 通过早期干预使住院时间缩短
- 对心理治疗的接受度提高
- 患者满意度更高
- 老年患者出院后回家的比例提高（高于养老院）（Janssen et al. 2009；Herzog et al. 2003）

8.3.6 与精神科 C/L 服务的区别

心身医学科 C/L 服务领域的供应不足早已被指出。在德国的大多数医院中，精神科 C/L 服务也承担了心身护理的任务。这是因为二者存在共同的生物-心理-社会模式，但两个学科之间存在本质区别，这支持了心身医学科 C/L 服务独立存在的必要性。

精神科医生在与患者的接触中更加注重描述性诊断，所用时间通常比专门的心身医学会诊更短。对于典型的心身问题，精神科医生更倾向于开具药物处方，而不是提供更广泛的治疗。

有关心身医学科和精神科 C/L 服务诊断频率的研究揭示了二者不同的侧重点（Huyse et al. 2000）。

精神科 C/L 服务最常见的诊断包括：

- 痴呆或大脑器质性障碍（ICD-10 F0）37%
- 成瘾（F1）15%
- 情感障碍（F3）15%
- 妄想性障碍（F2）6%

心身医学科 C/L 服务主要针对以下疾病的患者：

- 神经症、应激障碍和躯体形式障碍（F4）45%
- 与其他类别的疾病相关的心理因素和行为（F54）14%
- 情感障碍（F3）9%
- 人格障碍和行为问题（F6）4%

这些数据显示，当精神科 C/L 服务替代心身医学科 C/L 服务时，躯体形式障碍、神经质和应激障碍患者可能得不到充分服务。

在 Hanusch 医院的心身疾病患者中，最常见的诊断代码如下。

最常见的心脏病诊断包括：

- 冠心病 32%
- 高血压 24%
- 心律失常 12%
- 心力衰竭 11%

最常见的精神疾病诊断包括：

- 与其他类别的疾病相关的心理因素和行为（F54）45%
- 抑郁症（F32、F33、F34.1、F41.2、F43.2）40%
- 惊恐障碍（F45.3、F41.0）9%

从心脏病学诊断中可以看出，在接受心内科联络服务的患者中，有很大一部分患有严重的躯体疾病。这需要心身医学科医生具备躯体疾病诊疗经验，以便为患者提供必要的解答，并得到患者的认可。

在心内科，因基础心脏病（尤其是冠心病和心力衰竭）而导致抑郁症的患者比例很高。虽然这种抑郁症通常不符合重性抑郁症的诊断标准，但它会明显恶化患者的病情和预后（参见第 5.6 和 5.7 部分）。由于精神科门诊和精神科病房治疗的是较严重的抑郁症患者，因此，这些患者中有很大一部分尚未被精神科医生诊断为抑郁症。轻中度抑郁症患者通常不会去看精神科医生，而是去看全科医生或内科医生。

8.3.7 心内科联络服务的难题

下文将概述心身医学科医生在心内科服务时所面临的挑战，以及成功建立联络服务的经验。

不同的医疗态度

心脏病学是挽救生命的急救医学。要求医生必须迅速做出影响深远的、责任重大的决定，这通常关乎患者的生死存亡。这要求心内科医生在实际或主观感受到的时间压力下，采取以行动为导向的积极态度进行诊断和治疗。在这种情况下，心内科医生很少有意识地反思医患关系，这在很大程度上取决于医生的性格。

相比之下，心身医学科医生的心理治疗态度是开放的、耐心的，同时还具有框架性。究其原因，有意识地塑造和反思医患关系在其中发挥着核心作用。简单来说，心身医学科医生的态度介于心内科医生的积极态度和非心身医学科心理医生的消极态度之间。

在心身医学中，重要的是患者在对疾病的理解和医疗行为的主观意义方面的主观现实。然而，在心脏病学中，患者的主观现实很少有意义；必要时，必须通过医生的“正确”理解来进行纠正。

这些截然不同的方法可能会导致对心内科患者的不同理解和个人意见分歧。心内科医生期望心身医学联络服务为棘手患者提供快速支持、决策支持和积极治疗。然而，这些期望往往无法实现，并导致心内科医生对此感到失望。反之，在这种情况下，心身医学科医生会感到被迫行动和被误解。

不同的科学模式

合作问题也反映了二者科学理论的根本差异，即心脏病学遵循因果机制模式，而心身医学遵循生物-心理-社会模式。与其他内科学科（如内分泌学、免疫学）相比，心脏病学在干预方面更成功地遵循了明显的机制模式，如支架置入、旁路移植术和心脏移植。因此，心脏病学是循证医学的主要支持者。而心身医学作为一门解释性科学，试图满足循证医学的要求，但只能在非常有限的问题上（如冠心病患者的抑郁症）取得成功。因此，心脏病学认可心身医学作为一门科学是有条件的，这可能是导致心身医学被反复贬低的原因。

心身医学查房中的合作问题

由心内科主管医生和参与联络服务的心身医学科医生联合查房需要极大的合作意愿。对于心内科来说，时间总是具有特别高的优先级；因此，在心内科医生对时间效率的需求与建立关系和诊断过程所需时间之间找到一个折中方案并不容易。

心身医学查房将医患关系置于中心位置。因此，医生成为主体，并面临着反思自己和自身行为的挑战。对于没有心理治疗倾向的医生，这种情况是不寻常的，甚至可能构成威胁，需要加以防范。

许多医生认为自己在心身医学方面具备相应的能力（无论实际资质如何），并声称他们无论如何都会为患者提供足够的心身护理。心身医学专家的出现使他们面临这样一个事实，即他们在这一领域的培训不足以满足患者的需求。对这种情况的反应可能是试图证明心身医学查房所需时间长、效率低下、已被心内科查房所覆盖，因此不需要心身医学查房。

必须明确指出的是，并非每位心内科医生都愿意付出额外的努力并对生物-心理-社会方法有必要的了解，在心内科工作中也不需要了解，这样才有可能推动心身医学查房的实施。这意味着，在不利的情况下，心身医学查房根本无法进行。

良好的人际互动和合作是创造良好医患氛围的先决条件，在这种氛围下，患者能对生物-心理-社会相关性做出反应，并敞开心扉。当看到信任的氛围、支持性的态度和开放性的问题可以在很大程度上改变患者在就诊过程中的表现，以及产生新的治疗结果时，这会一次又一次地给心内科医生留下深刻印象。

团队讨论中的困难

在以病例为导向的团队讨论中，时间压力仍发挥着重要作用，是团队讨论不规律的主要原因。医生尤其经常缺席讨论，这不仅由于沉重的工作负担，而且上述讨论原因也可能是部分原因。团队中的谈话通常不被视为心内科病房的工作，甚至被视为妨碍工作，因为在谈话期间无法进行心内科的例行工作。

由于轮换班，参与团队讨论的人员变动非常大。这使得医生难以形成对患者病情连续的过程性理解，并且经常导致团队无法确定成员是否具备生物-心理-社会关系的基本知识。

参与讨论者对被别人“看穿”的恐惧经常在团队讨论开始时及新加入讨论者中表现出来，这阻止了一些人积极参与。参与的可能性还在很大程度上取决于医生对团队的信任程度。在棘手的讨论中，讨论负责人有时难以确定导致问题的根本原因是团队沟通问题还是患者问题。

谈话过程经常受到外界干扰（如电话、传呼机、亲属），且难以避免。心内科病房对随时待命的要求太于强烈。有时，将干扰本身作为一个话题，并检查对干扰的敏感性是有帮助的。

8.3.8 给提供心内科联络服务的心身医学科医生的建议

如上所述，心内科中的心身医学联络服务存在着相当大的困难，失败的可能性也很大。基于多年从事心身医学-心脏病学工作的经验，下文就心身医学从业者应考虑和反思的问题提出了建议，以便能够成功实施联络服务。

获得心内科主任 / 主任医师的全力支持是绝对的前提，因为他们的权威对于心身医生进行联络服务至关重要，尤其是在初始阶段（即最初的 3 年）。仅靠科主任的宽容不足以对抗抑制性倾向，如在高年资医生的层面上。

在各种有益的活动中，最重要的是反复提供信息和传授知识，包括心血管疾病发展和病程中的心理社会因素、应对机制、医患关系、患者的主观现实、移情和反移情，以及看似不言而喻的内容。

心身医学科医生必须以真实的人的身份出现，具有“可攻击”性，即使会受到伤害也能接受讨论。他们不能退回到伪禁闭的心理治疗象牙塔里，只给出解释并关注元层面。

处理自己和他人的自恋倾向非常重要（Pontzen 2002）。心内科的心身医学联络服务需要非常高的挫折容忍度。一方面要接受频繁的贬低，另一方面又要幻想自己是比心内科医生更优秀、更全面的医生，在这两者之间摇摆不定是导致联络服务受挫、倦怠和失败的最快途径。心内科医生对优越感和作为“更好”的医生的反应特别强烈（这是可以理解的），即使这只是对心身医学的轻蔑反应。

由于患者的生命可能取决于心脏治疗决策和干预措施，心内科医生必须尽可能减少感到无力的体验。常规操作促进了“无所不能”的一面，而“无能为力”的一面必须被分离以确保功能正常。例如，无助和无能为力的感觉会被投射到心身医学上。这导致心身医学科医生产生渺小感，并将对优越感的幻想作为一种反应形成。心身医学科医生必须意识到这种自恋倾向，以便能够解决它。

在与患者相处时，心身医学科医生必须学会在心理治疗上保持谦逊，并放弃在治疗培训中所学的要求。提供心身医学联络服务的医生所接诊的不是带着明确的心理治疗任务和意识到心理困扰而求助于治疗师的心理治疗患者，而是那些有躯体疾病并期望得到以躯体为导向治疗的患者。这需要极大的耐心和毅力来推动从生理层面到心身层面的过程，并在这个过程中陪伴患者，而不能无意识地要求患者做出改变，这些改变并不是患者治疗目标的先决条件，最多只能被谨慎地制定出来。

也许比其他类似活动更重要的是团队内部频繁的监督和支持。为了在压力和个人职业满足感之间取得平衡，应寻找空间、时间、工作相关或情感方面的平衡点。

8.4　康复中的心理心脏病学

8.4.1　基础与发展

在德国和奥地利，心理 / 心理治疗（联合）治疗的第二阶段——与疾病事件直接相关的住院或门诊康复阶段，有着悠久的传统。最初，心脏病患者的常规随访治疗主要在康复科病房进行，但自 21 世纪初以来，也越来越多地在康复门诊中进行。

康复的参考框架是世界卫生组织（World Health Organnization，WHO）发布的国际功能、残疾和健康分类（International Classification of Functioning, Disability and Health，ICF；网址：https://www.who.int/standards/classifications/international-classification-of-functioning-disability-and-health；Köllner et al. 2018）。心血管疾病的康复是跨学科团队在躯体、心理、教育和社会层面进行的多模式干预，除了优化二级预防以降低并发症发生率和死亡率外，还包括改善身体功能和生活质量，以及让患者重新融入私人生活、社会生活和工作生活（Schwaab 2018）。

在德国，在职人员的康复由德国养老保险（German Pension Insurance，DRV）提供。对于养老金领取者和尚未向 DRV 缴费的人，则由法定医疗保险机构负责。仅购买私人保险的个体可能没有获得康复服务的资格，尽管常规随访治疗的费用通常会被覆盖。在 DRV 领域，88% 的心脏康复措施是在完全住院的基础上进行的，12% 是在门诊的基础上进行的，但门诊康复有增加的趋势。心脏康复的标准持续时间为 3 周，可选择延长治疗时间和高密度治疗（每周 5 ～ 6 天）。因此，德国与大多数其他国家有很大的不同，这些国家的康复主要或几乎完全在门诊进行，持续时间较长（12 ～ 16 周），强度较低（每周 1 ～ 2 次）。

常规随访治疗一般在心脏事件（通常是心肌梗死）、介入治疗或心脏手术后立即进行，由相应的心内科或心外科启动。入院日期直接与康复诊所协商，不需要办理申请手续。可以直接转院，也可以在家中短期休养 2 周。但是，常规随访治疗始终在住院治疗之后进行。

在没有发生急性事件或住院治疗之前，也可以通过康复治疗来促进患者应对慢性心脏病。在这种情况下，由患者提出申请，主管医生撰写病例报告。在长期病假的情况下，医保基金也可以要求被保险人申请康复治疗。然后，养老保险的医疗服务部门将根据这些文件检查是否有康复治疗的指征。具有决定性作用的标准如下。

- **康复需求：**慢性临床症状威胁到工作能力、自理能力或参与社会生活的能力。仅靠门诊治疗无法消除这种威胁；门诊治疗方案已经用尽或效果不佳。为了维持工作或参与社会生活的能力，康复的多模式概念是有意义且必要的
- **康复资格：**没有需要优先进行住院治疗的急性临床症状。患者的心理状态和躯体状态允许积极参与康复诊所的服务，如患者没有卧床不起等情况
- **康复预后：**通过住院康复、康复后护理（必要时）及进一步的门诊护理，

实现康复目标的可能性较大。患者有足够的动力接受康复治疗，并且能够达到康复目标

如果符合以上标准，DRV（对于在职的患者）或法定医疗保险机构（对于退休老年人）将批准费用。考虑到被保险人的选择权，DRV 会根据各自的适应证指定相应的诊所。

在心脏病学领域，约 70% 的康复措施是常规随访治疗，而在心身医学领域，康复措施独立于既往的住院情况。从心理心脏病学的角度看，心内科的常规随访治疗患者和独立康复患者有很大的区别。常规随访治疗患者在康复初期通常仍有躯体障碍，但随着康复的进行会显著改善，这对情绪或焦虑也有积极的影响。例如，如果在康复治疗前后使用医院焦虑抑郁量表（Hospital Anxiety and Depression Scale，HADS）记录心理症状的得分，一般患者在没有任何特殊的心理治疗或心理干预的情况下，心理症状会有显著改善。在急性事件发生后的关键阶段，常规随访治疗可通过训练计划、心理教育、患者培训和与其他患者交流来提供安全感，从而防止出现焦虑症或抑郁反应等适应不良的应对方式。

由于急性事件发生后的时间很短，常规随访治疗通常还无法对精神障碍（如创伤后应激障碍）进行有效诊断。患者通常只在回家数周或数月后，面对日常生活和可能的限制时才会表现出抑郁反应。因此，对于心脏康复诊所的医生和心理医生，同样重要且具有挑战性的任务是识别那些在治疗结果或后续精神疾病方面预后不良的高风险患者，让患者了解可能的预警信号和治疗选择，告知照护者相关信息并提高他们的敏感性。此外，必要时可提供危机干预和咨询 / 心理教育，以帮助患者处理被视为压力的急性事件（von Känel et al. 2018）。

此外，接受根治性治疗的患者更有可能患有心理合并症或功能失调的疾病应对问题，因为这些主要是慢性病程的患者。

8.4.2 心脏康复的多模式概念

8.4.2.1 以冠心病康复治疗标准为例的多模式概念

多模式康复概念的理念是为患者提供最佳的循证治疗组合。因此，在养老保险的康复质量保证框架内，德国制定了基于证据的康复治疗标准（rehabilitation therapy standards，RTS），该标准规定了合理的最低治疗剂量和应该接受治疗的康复患者的最低比例。表 8.1 以冠心病的 RTS 为例进行了说明。

很明显，运动疗法和患者教育是心脏康复的核心要素，所有康复患者均应尽可能多地进行运动疗法和患者教育。需要注意的是，定期耐力训练具有抗抑郁作用，与抗抑郁药的效果相当。根据流行病学估计和有关心脏康复中心理合并症和特殊应激情况的研究，需要心理护理的患者比例被设定为 30%。然而，

在整个康复期间（而不是每周！）至少 60 min 的要求设置得非常低。这平均相当于 1 次详细的诊断或咨询——当然，如果有必要，可以提供多次咨询。然而，在心脏康复中，每 80 名患者配备 1 名心理医生的比例设置了较窄的限制（表 8.2）。需要戒烟的患者比例相对较低，这可以解释为心脏康复患者中的吸烟率相对较低，而且根据改变阶段模型（参见第 8.8 部分），不应强迫没有戒烟动机的患者参加戒烟课程。

表 8.1 冠心病康复治疗标准（DRV 2016）框架下的循证治疗模块（evidence-based therapy modules，ETM）

ETM	名称	最短持续时间	最低占比（%）
1	运动疗法：耐力训练	每周至少 90 min，每周至少 3 天	90
2	运动疗法：力量训练和肌肉训练	每周最少 60 min，每周至少 2 次预约	50
3	运动疗法：促进运动定向	每周至少 90 min，每周至少 3 天	60
4	功能和工作相关治疗（作业疗法）	每周最少 30 min	10
5	针对特定疾病的患者教育	每次康复治疗中至少 120 min	80
6	普通健康教育	每次康复治疗中至少 120 min	60
7	营养治疗服务	每次康复治疗中至少 180 min	60
8	心理服务	每次康复治疗中至少 60 min	30
9	放松技巧	每周至少 60 min	30
10	戒烟	每次康复治疗中至少 200 min	5
11	职业及社会融入服务（社会工作）	每次康复治疗中至少 45 min	≥ 70
12	准备后续服务（如康复后护理、冠心病患者的运动康复、促进职业参与的支持措施	每次康复治疗中至少 15 min	80

8.4.2.2 心理干预在心脏康复中的可能性与局限性

Reese 和 Mittag（2012）在精心收集专家评分的基础上制定了所谓的实践建议，从内容和形式上为心脏康复中的心理干预树立了重要的里程碑。首先，所有患者应在入院访谈时由医生询问有关抑郁症、焦虑症或创伤后应激障碍的症状及心理社会应激因素。为此，建议采用标准化的筛查问题，如根据患者健康问卷 -4（patient health questionnaire-4，PHQ-4）。其次，应在入院后 3 ～ 4 天进行问卷筛查（如 HADS），并将结果告知患者本人。如果筛查结果为阳性，应与康复小组进行讨论。医生和心理医生决定是否需要进行更深入的诊断 / 心理

（个体化）干预。如果康复患者有明显症状且拒绝与心理医生讨论，医生应与患者进行激励性讨论。然而，由于康复治疗的时间有限，心理干预显然不应被理解为心理治疗，而且与表 8.2 中提到的其他护理形式相比，结构要求方面也并不要求心理医生进行心脏康复治疗方面的培训。因此，这里的重点是支持性讨论、诊断和培养治疗动机。

表 8.2　心脏病学和心身医学的不同康复设置

康复中心设置（人员比例）	可以作为常规随访治疗吗?	适用情况
1. 心脏康复 （1 名心理医生 /80 名患者），常规疗程为 3 周	可以	心脏手术或心肌梗死后的轻度抑郁心境，无需进行患者教育、强化心理护理或心理治疗
2. 以行为医学导向康复为重点的心脏康复 （1 名心理医生 /20 名患者），常规疗程为 4 周	不可以	心脏病是主要问题，但伴有显著的心理障碍（如共病抑郁症或焦虑症）
3. 心身康复 （1 名心理医生 /7.5 名患者），常规疗程为 5 周	不可以	先出现精神疾病，目前没有需要康复的心脏病，如心脏健康的患者出现惊恐发作和心脏病焦虑症、有心肌梗死病史的抑郁症患者
4. 心理心脏病学康复 （1 名心理医生 /7.5 名患者），常规疗程为 5 周，同时进行完整的心脏护理（概念见 8.4.3.2）	不可以	ICD 电击后创伤后应激障碍；心肌梗死后出现抑郁症或焦虑症；难以控制的高血压且依从性差，除非因病情严重或急性情况需要住院治疗。合并心脏病和心身疾病需要康复治疗

引自 Rademacher et al.（2018）

虽然关于抑郁症、焦虑症、缺乏心理社会支持和致病性应激对冠心病发生和发展的重要性已被广泛接受，但大多数心脏康复机构在很大程度上仍沿用传统的危险因素概念。这在现有的心理–心理治疗资源中得到了反映。虽然不希望降低康复阶段健康教育和改变功能失调的生活方式的群体设置的有效性，但必须牢记，共病心理疾病或心身疾病和（或）致病性应激负荷高的患者首先需要的是个体化治疗，以便启动适当的诊断–治疗过程。鉴于上述人员配比（DRV 2014），个体化治疗只能提供给少数患者。然而，根据相关专业学会的评估，比例需要达到 1∶40。此外，每位患者的治疗强度受到住院时间（3 ～ 4 周）的限制。一般来说，个体化治疗的持续时间为 25 min。对在康复中提供心理心脏服务的医生和心理医生来说，最重要的是与患者建立融洽的关系，这是心理治疗的先决条件。因为如果在此基础上仍无法激发患者对心理心脏治疗的动力，那么转诊到门诊心理治疗是否是一个现实的选择就值得怀疑了。

8.4.2.3 心脏康复中的职业重点

心脏事件后的返岗

一项针对丹麦 22 394 名心脏病患者的大规模研究结果显示，约 30% 的患者在 2 年后不再返回工作岗位，而是领取社会福利。与年龄和性别相匹配的对照组相比，心脏病患者永久失业的风险高出 3 倍。除了 60 ～ 65 岁的患者外，30 ～ 39 岁患者的返岗率最低（Smedegaard et al. 2017）。除抑郁症和焦虑症外，心脏病复发和糖尿病也是提前退出劳动力市场的重要危险因素（Smedegaard et al. 2017；Boudrez et al. 1994）。据估计，仅有不足 1/2 的未返岗情况可以通过患者的心理困扰来解释（Lewin 1999；Dreyer et al. 2016）。对疾病的主观认知，特别是对治疗持续时间和可怕后果的预测，也是影响重返工作岗位的关键因素（Perk 2007；Petrie et al. 1996）。医生的建议也与成功返岗相关，因此可积极听取医生的建议（Shanfield 1990）。

心脏康复在医院和工作环境之间建立了联系，大大改善了患者重新融入工作生活的情况（Schwaab 2018；Anderson et al. 2016）。此外，心脏康复治疗可显著降低 1 ～ 2 年内的全因死亡率、再梗死率和住院率（Taylor et al. 2004）。这些发现表明，心脏病会破坏患者的生理和心理身份认同，并强调了心理心脏病学设施的重要性。

与返岗相关的康复工作

根据 Petzold（1992）的观点，身份认同可分为 5 个相互影响的领域。第一个是生理领域，包括身体健康、身体完整性、对自己的外表感到满意和满足的性生活，但通常因心脏病而不稳定。第二个身份认同领域包括社会关系，如社交网络、家庭和朋友。Petzold 将工作、表现和休闲活动归为第三个领域。患者能否或愿意以何种形式返岗的问题困扰着患者及其家属。这种不确定性通常会影响到第四个领域，即物质保障（金钱、住房、衣物），进而引发焦虑、抑郁情绪和能力不足感。个人价值观领域（第五个领域）包括个人信念、规范、意义问题、宗教和政治态度。如果以前的职业理想不能再实现，或必须重新定义对自己和他人的信念，那么患者在这一领域将面临调整的挑战。感知到对职业未来的威胁也经常会干扰自身价值体系，导致失控感增加，从而阻碍对疾病的充分应对（Petzold 1992）。

心脏康复在稳定身份认同中发挥重要作用。其核心是建立对身体的信心和安全感，减少回避和保护行为，预防负面的心理社会影响，学习更健康的生活方式，并实践新的行为模式。这些改进的最终目的都是使心脏病患者能够重返工作岗位（von Känel 2016；Albus et al. 2018；Schwaab 2018）。

成功融入工作过程可预测心脏预后、生活质量提升、躯体不适减少、压力感知降低、经济负担减轻和抑郁症状减少（Perk 2007）。为了让患者成功地重返工作岗位，需要解决上述领域的问题，而这可以通过心脏康复来实现。通过监督运动单元等方法，患者对心脏功能有了信心，从而体验到身体完整性。这将提高工作绩效和自信心，从而对工作能力的主观评估产生有利影响。

通常情况下，必须考虑到具体的工作环境和工作满意度，这可能会导致功能障碍和压力的产生，从而给患者带来沉重的负担。心理和生理功能障碍也可能与失业威胁相关（Rose and Jacobi 2006）。可通过“您是否认为您的整体工作能力会因目前的健康状况而长期受到威胁？”等问题来评估患者的主观工作能力，这有助于提供早期支持，并在必要时让社会工作者提供与工作相关的咨询（von Känel 2016；Albus et al. 2018）。可通过更具功能性的信念（“我可以学会与工作保持足够的距离。”）来消除恐惧和纠正对以前工作因果关系的错误假设（“由于工作，我得了心脏病！”）（Broadbent et al. 2009）。在这种情况下，减轻工作压力的干预措施（如冲突和时间管理技能、放松技巧）是有用的（参见第 8.8 部分）。基于正念的方法，如正念减压治疗（mindfulness based stress reduction，MBSR）也被证明是有效的（Brown and Ryan 2003）。正念减压的一个典型方法是练习“正念呼吸”（Heidenreich and Michalak 2004）。

在日常工作生活中，功能失调的评价（“我不允许犯错误。”）是常见的压力来源，而在正念或认知重构（批判性地质疑信念，并用其他有益的信念取而代之）的帮助下，这种压力可以得到成功管理（Heinrichs et al. 2015）。此外，患者可能会出现对既往工作表现的恐惧（“我再也不能胜任工作了。”），这会阻碍其重返工作岗位。逐步面对恐惧并演练恐惧情境（如在角色扮演或表演中）是有帮助的。此外，医生还应考虑到导致患者担心工作能力下降（如注意力难以集中）的潜在抑郁症状，并根据症状的严重程度进行药物治疗（抗抑郁药）或心理治疗（Köllner et al. 2011）。

综合治疗对于患者重返工作岗位很重要，它能够揭示隐藏在难以融入社会背后的恐惧，并逐步引导患者开始工作。缓慢而稳定地提高工作能力有助于增加患者的控制感和自我效能感，并提高成功融入社会的可能性。如果需要再次培训或出现退休问题，应向患者提供社会咨询服务，使患者获得社会支持（Albus et al. 2018；Piepoli et al. 2016）。

综上所述，参与心理心脏病学康复对恢复工作生活具有积极影响，进而对生活质量、自尊、情绪稳定、经济稳定及心脏预后产生积极影响。

- 建议如下：
  - 关注工作情况
  - 实现逐步融入工作生活：缓慢而稳定
  - 提供综合治疗，包括社会服务
  - 纠正对工作的非理性恐惧和假设
  - 减少回避和保护行为
  - 增强自我效能感
  - 面对工作压力：提供压力管理 /MBSR/ 放松技巧

8.4.2.4 循证心脏康复

5 项来自德国的病例对照队列研究（共纳入 12 556 例患者）结果显示，急性心肌梗死和旁路移植术后的康复治疗显著降低了 1 ～ 2 年内的全因死亡率、再梗死率和住院率。这种事件的减少不是通过急性介入治疗和循证二级预防药物治疗来实现的。国际荟萃分析证实了这些针对冠状动脉疾病患者的结果。对于心脏瓣膜手术和介入治疗后、发生失代偿性心力衰竭后、心脏移植后，以及植入 ICD、心脏再同步化治疗（cardiac resynchronization therapy，CRT）和心室辅助装置（ventricular assist device，VAD）后的患者，指南也推荐进行心脏康复（Schwaab 2018；Albus et al. 2018）。

8.4.3 康复中的心理心脏病学护理新概念

如上所述，心脏康复中的心理干预能力有限，在有明显心理共病的情况下，往往不足以维持患者的康复水平。相反，需要康复的心脏病患者往往难以被激励去进行心身康复，因为他们通常被合并的心脏病所困扰。因此，同时患有心身疾病和心脏病且需要康复治疗的患者会面临一个问题，在传统康复治疗环境中，两类疾病中的一类无法得到充分治疗。例如，在心身康复中，通常不可能进行心脏病诊断和评估，因此患者可能在很长一段时间内不清楚自己的身体承受能力，这反过来又导致持续存在的不确定性和恐惧感。心脏康复的问题在于，21 世纪的社会-医学发展和就业预后更多地取决于心理共病，而不是潜在的心脏病，因此，对于患有共病的患者，医生需要具备心理和躯体医学方面的专业能力，以帮助其实现康复目标（Köllner et al. 2017；Priegnitz et al. 2020）。针对这一问题，DRV 已通过实施或推广行为医学导向康复（behavioural medicine oriented rehabilitation），提供更密集的心理治疗护理或心脏心理康复（双专科标准心脏病学和心身医学）。

8.4.3.1　心脏病学中的行为医学导向康复

行为医学导向康复（DRV 2017；Benninghoven et al. 2022）的概念是为护理以躯体疾病为主但心理压力较大的患者而建立的，最初是在骨科得到了较大规模的实施。然而，自 2017 年以来，心脏病学中的行为医学导向康复科也越来越多地开始“上线”，尽管服务范围尚未覆盖护理需求。门诊配备相应的工作人员（每 20 名患者配备 1 名心理医生），标准疗程已从 3 周延长至 4 周。然而，即使采用这种人员配比，也无法进行个体治疗；计划采用 2×90 分钟 / 周的封闭式小组治疗。行为医学导向康复的适应证为严重的心功能障碍为主要问题，并伴有明显的心理症状。若患者工作能力下降风险的主要焦点是精神障碍，则不适宜进行行为医学导向康复。在这种情况下，应对心身康复或心理心脏病学康复的需求进行评估。

8.4.3.2　心理心脏病学康复

心理心脏病学康复适用于同时患有心脏和心身疾病且需要康复治疗的患者，两者都需要专科康复治疗。例如，患有特定心律失常和焦虑症（可能伴有回避行为）的患者、患有冠心病和共病抑郁症的患者、由于严重心血管疾病而患有创伤后应激障碍的患者或合并严重的适应障碍和依从障碍的心血管疾病患者。为了治疗这一既往未得到足够关注的患者群体，目前 DRV 正在推广和评估一个示范项目（Rademacher et al. 2018；Langheim et al. 2021）。心理心脏病学康复概念的特点包括：

- 患者有心脏病专科医生和心理医生
- 心理治疗包括每周 2 次单独治疗（每次 30 min）和 2 次特定主题的小组治疗（心理心脏病学康复），每次 90 min。此外，患者将学习放松技巧，并根据适应证接受艺术疗法或作业疗法
- 完整的心脏病学和心身医学初步诊断，这也是后续心理治疗的理论依据
- 根据心脏病学标准进行运动疗法
- 跨学科查房和团队会议
- 根据双重专科标准进行跨学科社会–医学评估

最后一点尤为重要，因为在采用单一学科方法的情况下，相关缺失专业领域的社会–医学评估通常需要在外部进行，这可能会使必要的决定（如工作津贴）推迟数月，并让患者在职业未来方面面临着紧张的不确定性，从而导致疾病慢性化。该项目目前正在进行对照研究评估。预实验的初步结果表明，在短期内，3 种康复形式在减轻心理症状方面均非常有效，但只有心理心脏病学康复能持续减少心脏相关的焦虑，并提升与健康相关的生活质量，甚至在长达 6

个月的随访中也是如此（Priegnitz et al. 2020）。德国心血管疾病预防和康复协会（German Society for Prevention and Rehabilitation of Cardiovascular Diseases，DGPR）目前正在制定心理心脏病学康复的质量标准。

8.4.3.3 不同的康复服务及其适应证

德国康复系统已建立了差异化的护理结构。然而，选择合适的康复形式并不容易。表 8.2 中提供了一些指导。为了确保患者获得理想的康复形式，仔细填写医疗报告尤为重要，因为 DRV 的医生会根据医疗报告选择康复机构。以下是一些实用的建议：

- 心理医生也可以完成一份报告。在这种情况下，应准备第二份医疗报告。DRV 会独立批准这两份报告，因为心理学报告通常能提供大量信息，并证明已对精神疾病进行了适当的门诊治疗
- 如果拟进行行为医学导向康复或心理心脏病学康复，应将“F”诊断（根据 ICD-10）作为第二诊断输入
- 如果拟进行心身康复，则应将“F”诊断作为第一诊断输入
- 应始终在“备注”栏中注明指定的康复形式，并简要说明理由。如果需要特定的康复诊所，也可以在此栏中标注，并提供参考选项
- 报告应显示符合以上标准（康复适应证、康复能力和良好的康复预后）

8.4.4 康复中的社会-医学表现评估

在住院期间，通过 DRV 进行康复的患者将接受社会-医学评估，同时需要考虑整个康复过程。必须回答以下 3 个问题：

1. 患者出院后是否适合工作或能够胜任工作？

2. 被保险人是否仍能在以前的职业中全职工作或每天至少工作 3 ～ 6 h？

3. 该患者是否仍能在一般劳动力市场上全职工作或部分时间工作（每天 3 ～ 6 h）？

此外，医务人员会绘制积极和消极的表现图，并在图中描述任何现有的定性限制（如不能轮班工作或提重物）。如果患者出院时被判定为“不适合工作”，那么医院的社会服务部门将在可能的情况下启动逐步重返工作岗位的过程，或提出一些措施，使患者能够在可预见的未来（最长 6 个月）重返工作岗位。如果患者在康复治疗之前已经长时间停止工作，但有可能重返原来的工作岗位，那么在康复期间重新获得工作能力或逐步重返工作岗位就显得尤为重要。通常只有在康复期间，患者才能重新适应有条理的日常生活，增强体质，摆脱社交孤立，因此，在出院后的一段时间内，成功重返职场的概率非常高。这个机会之窗不应被白白错过，即使患者常因恐惧相关的回避行为而希望通过再次

请病假来推迟开始工作的时间。康复诊所医生与私人医生之间的良好合作尤为重要，必要时，电话咨询可以帮助澄清误解。

如果患者在可预见的未来无法从事先前的工作，或在恢复工作时预计健康状况会恶化，则建议采取职业支持措施。例如，在 DRV 资助的公司内部调动或工作津贴（Kraft-Bauersachs 2021）。在重返工作岗位的过程中，纳入整合专业服务也是有帮助的。如果患者不再有能力在一般劳动市场上工作，他们有权申请养老金，可以向相关资助机构提出申请（Köllner et al. 2018）。

对进行社会-医学评估的义务和提出工作津贴措施的可能性，使康复诊所有机会有效地支持患者明确和规划职业未来的方向。相反，与此相关的治疗师 / 专家的双重职能可能会给治疗关系带来压力，特别是对于有领取养老金的强烈愿望但在医学上无法证明的患者。此外，特别是在心身康复中，一小部分康复患者是被资助机构（如法定医疗保险或就业服务机构）要求申请康复的，他们最初的动机是其他因素。康复诊所的任务之一是为这些几乎总是遭受巨大痛苦的患者制订并评估治疗方案。

8.5　住院患者的心理心脏病学治疗

患有严重心脏病且有明显心理障碍或合并症的患者、有功能性不适或无法在门诊得到控制的高血压患者、对门诊和急诊心脏病学护理的利用率很高的患者，偶尔具备在心身内科或心理心脏病学科进行住院治疗的指征。在德国，接受住院心理治疗的常见指征包括：

- 门诊治疗效果不佳或无法（及时）进行适当的门诊治疗（如门诊心理治疗或日间服务）
- 患者无法寻求门诊心理治疗［由于严重的躯体疾病和（或）精神疾病］
- 有急性临床表现，同时需要治疗身体和精神疾病
- 需要将患者从致病性家庭环境中转移出来
- 仅进行康复治疗（尚）不能处理的严重疾病

为此，德国一些大学和综合医院设有心身内科病房，根据患者的问题并基于结构化的每周治疗计划，提供个性化的多模式治疗方案。除了每周数次的心理治疗（个体和小组治疗），这些服务还提供各种额外的治疗内容。典型的内容包括心理教育小组会议、定期放松训练、以身体为导向的治疗，旨在全身激活、改善身体感知和身体素质、放松习惯性肌肉紧张、使用身体心理治疗方法澄清和纠正功能异常的运动和互动模式。一般情况下，还会采用进一步的治疗或联合治疗模块，如焦虑暴露训练、创伤治疗的特定方法或促进适当的自我照顾和

享受技能的措施，以及辅助疗法（如艺术疗法、设计疗法和音乐疗法）。此外，根据个体患者的需求和各诊所的设备情况，可能还需要进行躯体疾病相关的医学检查和治疗。

德国的一些康复诊所和少数急诊医院设有专门的心理心脏病学病房。

德国巴德诺海姆（Bad Nauheim）的 Kerckhoff 诊所开创性地为植入 ICD 的患者提供创伤治疗服务。这种非常密集、有效（根据病例报告）、以个体创伤治疗为主的理念，主要针对因多次 ICD 电击导致创伤后应激障碍的患者（Jordan et al. 2011；Peregrinova and Hamann 2017）。

在大学领域，Peter Hahn 早在 20 世纪 60 年代就在德国海德堡提出了针对心脏病患者的心身医学治疗理念。如今，其他以内科为主的大学心身医学系也为心脏病患者提供住院治疗。2009 年，哥廷根大学医学中心的心脏中心开设了第一间独立的心理心脏病学专科病房。该病房由心身医学与心理治疗系、心脏病学与肺病学系共同建立和运作，特别适合治疗严重心脏病或严重躯体化的患者，因为它直接整合于（并位于）心脏中心内。最初来接受治疗但没有特定心身医学治疗愿望的患者也可以住院接受躯体治疗，经过适当的诊断和鼓励，可以转到心身医学治疗环境，而不需要更换病房和医生（Kleiber and Herrmann-Lingen 2011）。反之，即使需要侵入性诊断或干预，患者也可以留在病房（除外在必要时进行短期密切监测）。这意味着患有严重心力衰竭和有明确心脏移植指征（包括植入心室辅助装置、不稳定性高血压和频繁出现高血压危象）等危重患者也可以接受治疗（Olewinski et al. 2016）。

这种治疗理念的基础是多专业、跨学科的治疗团队，从不同的角度接诊患者，在不同的层面与患者接触，并在特定领域进行干预。至关重要的是，应在定期的团队会议和监督中汇总患者的个人印象，从而形成全面协调的个体化治疗计划。在整合工作中，治疗团队从不同角度列出患者的整体问题和可能的解决方案，最初通常必须由患者来完成，这样患者可以逐渐更好地将其不同的体验方式（如躯体不适、情感）和行为方式（如自我调节和关系调节过程）相互联系起来，从而对自己及重要关系形成新的连贯的认识，并在生活中重新定位自己。团队成员与患者之间密集且部分结构化的交流是实现这一目标的重要前提。

心理-躯体的衔接尤其需要关注：在许多患者中，必须先感知和理解表面上呈现出的躯体症状或治疗问题背后的情感和关系信息。相反，在一些表面上以心理症状为主的患者中，可能会发现躯体问题，这些问题由于与之相关的主观威胁程度很高而被否认或轻视。

仔细的同步心理-躯体诊断有时会导致新的器质性疾病诊断，这些疾病与临床表现不典型患者的治疗相关，且在既往治疗过程中因伴随的心理问题而被忽视。在这种多模式治疗中，必须平等地考虑疾病的躯体和心理社会层面，并将其结合起来。

治疗的核心是根据患者的偏好与患者共同制订治疗目标。这些目标通常包括改善心理或心身症状，治疗适应不良的经验和行为模式，以及导致或维持症状的心理冲突和人际冲突。减少有害健康的行为通常也是一个治疗目标。在明显否认或拒绝治疗的情况下，可以在住院期间在病房内得到支持关系保护下，将进行医学上有必要但让患者非常可怕的躯体诊断性检查或治疗（心导管检查、起搏器或除颤器植入、冠状动脉旁路移植术等）作为治疗目标。对于临床表现复杂、创伤后遗症或明显的人格障碍，通常需要制订个体化子目标的层次结构和计划顺序，以便在治疗过程中以可行的步骤"带领患者前进"，并避免要求过高。否则，这可能导致缺乏动力或心身失调，甚至导致危机升级，如高血压危象或自杀冲动。一般来说，住院心身医学治疗通常是长期治疗过程中的一个阶段。与单纯躯体治疗相比，数周的治疗时间相对较长，但这不应掩盖一个事实，即心理发展过程通常需要更长时间（有时甚至数年），并需要限制治疗目标并集中干预。此外，对患者的过度"保护"可能会导致安全行为和回避行为仍然不受影响，而无法在普遍"感觉良好"的氛围中有效处理问题。

住院心身医学治疗的复杂性（特别是患有严重躯体疾病的患者）需要一个由不同专家组成的高素质团队。一般来说，住院心身医学治疗团队包括：

- 接受过心身医学和心理治疗专业培训的专家和医生
- 在心身内科或心理心脏病学病房，至少需要 1 名内科医生
- 心理治疗师
- 护士，必要时应接受专业的心身医学培训
- 以身体为导向的治疗师、物理治疗师，可能还包括运动疗法治疗师
- 艺术疗法、设计疗法或音乐疗法治疗师
- 社会工作者

为了确保跨学科和多专业团队能够作为一个"完整的有机体"进行反思和行动，定期、充分的用于病例讨论和团队发展的共同时间至关重要。团队通常由具有心身医学 / 心理治疗和内科 / 心脏病学双重资质的医生领导，其主要任务是整合团队工作，或者可由 1 名执业心理治疗师和 1 名心脏病学专业的医生共同担任团队领导。与医院躯体疾病科室建立良好的网络关系至关重要，尤其是与心内科或其他内科及其功能科室，但不仅限于此。例如，必须保证治疗心律失常或重症监护的可能性，以及便捷地对躯体疾病进行诊断和干预。理想的情况是，心身医学病房能够配备 1 名能够可靠响应、经验丰富的联络心脏病学专家（类似于躯体疾病病房的心身医学联络服务）来解决特定问题。

8.6 门诊治疗选择

在心内科门诊治疗中，经常会遇到这样的问题：如果患者有心理共病、疾病应对问题和健康风险行为，如何对治疗进行有效补充。下文主要针对德国的情况概述了现有的服务，并介绍了转诊和费用支付方式。

8.6.1 基础心身护理

由全科医生、内科医生或心脏病学专家提供的基础心身护理在原则上是对心脏病患者进行心身医学治疗的最重要的门诊资源。医生在心理社会因素和心理共病的筛查和基本治疗中均发挥着决定性的作用（参见第 8.2 部分）。

在基础心身护理的背景下进行干预需要充分了解心身医学基础知识和心脏病中的特定生物-心理-社会因素。所需的技能包括充分的医学访谈技巧，包括咨询家属、筛查心理共病和应对困难的访谈情境（如处理暴力情绪、自杀倾向）。相关的知识、经验和技能可以通过医学协会和授权培训师提供的 80 h 课程（参见第 8.2.2 部分）获得。然而，目前该课程仅对（未来的）全科医生和妇科医生是强制性的。参加课程后，相应的服务可获得报酬；然而，报酬相对较低。

新的继续教育课程“基础心理心脏病学护理”专门针对治疗心血管疾病患者的医生和心理医生。该课程由德国心脏病学学会继续医学教育学院认证，涵盖了本书所涉及的所有主要问题。有关内容的详细信息参见第 9 章。

如果在基础心身护理框架内采取的措施没有带来足够的改善，医生应扮演领航员的角色，推荐其他治疗选择，如心理治疗、自助团体或其他专业服务。

8.6.2 心理治疗

门诊心理治疗仅在根据 ICD-10 诊断的精神障碍的情况下才适用或报销。在心理心脏病学领域，最常见的适应证可能源自适应障碍、抑郁发作、焦虑症、躯体形式障碍及其他疾病类别中的心理因素或行为影响（F 54）。

门诊心理治疗由两个专业团队提供：

- 具备心理治疗资质的医生：心身医学与心理治疗专家、精神病学与心理治疗专家，以及具备心理治疗和（或）精神分析其他资质的专家。
- 执业心理治疗师：经过行为疗法、心理动力学治疗或系统心理治疗临床培训的执业心理学家。

如果具有执业资格，这两类专业人员均可提供心理治疗，以作为德国法定医疗保险福利；然而，执业心理治疗师在开始治疗前需要提供医学咨询报告，以确保所治疗的主诉与器质性疾病没有因果关系，或在合并器质性疾病的情况下，躯体因素已经得到充分治疗。

在任何情况下，除了接受良好的心理治疗培训外，执业心理治疗师还必须掌握相关心脏病或心血管系统的基础知识，从而正确理解与心脏相关的症状和治疗方法，并与治疗躯体疾病的医生进行良好的合作。

心理治疗本身可从两个方面进行区分，一方面是治疗环境（个体治疗 *vs.* 团体治疗），另一方面是治疗程序（基于指南的心理治疗：行为疗法、心理动力学治疗和 EMDR）。不同治疗环境和程序的适应证应由经验丰富的心理治疗师来决定。对于治疗躯体疾病的医生，在条件允许的情况下将患者（如果允许）转诊至大学医院或综合医院的心身医学科门诊可能是有益的，因为这些门诊可以在心理治疗护理系统中发挥领航功能。这一功能也可由经验丰富的私人心理治疗师来承担。这也是确定住院心理治疗（住院或康复措施）不同适应证的最佳场所。如果当地没有合适的“试点门诊”，德国法定医疗保险医师协会提供的搜索结果也是一个合适的替代方案。

2017 年，德国法定医疗保险机构对门诊心理治疗服务的报销进行了新的规定，分为心理咨询（2 ～ 6 次，每次 25 min）、急性治疗（最多 24 次，每次 25 min）、试验性治疗（在个体或团体治疗开始之前，最多 2 ～ 4 次，每次 50 min）、短期治疗（最多 24 次，每次 50 min）和长期治疗（取决于治疗程序，最多 80 ～ 300 次，每次 50 min）。心理咨询的主要目的是尽快确定是否存在心理治疗的适应证。随后，可以进行急性治疗，无需正式申请程序，或可以在试验性治疗后直接申请短期或长期治疗。对于私人医疗保险公司，个人合同关系发挥决定性作用。试验性治疗可由多名治疗师共同完成；这是一个明智的选择，以便在治疗程序和治疗师方面实现最佳的“匹配”。

心理治疗的最长时间因所采用的治疗程序而异，行为疗法通常为 60 ～ 80 h，基于深度心理学的心理治疗为 60 ～ 100 h，精神分析为 160 ～ 300 h。行为疗法和基于深度心理学的心理治疗频率通常为每周 1 ～ 2 次，精神分析通常为每周 2 ～ 3 次，治疗周期为 6 个月至 2 年（精神分析为 3 年）。

寻找执业心理治疗师通常是一个艰难的过程，患者可能需要家庭医生 / 心脏病学专家的反复鼓励。其原因一方面是医疗资源不足，尤其是在农村地区，这通常导致患者等待时间较长和（或）需要长途求医。另一方面，特别是抑郁症患者，在尝试多位执业心理治疗师但效果不佳后通常会迅速气馁。躯体形式障碍患者对心理治疗的矛盾心理通常非常强烈，以至于如果没有家庭医生 / 心脏病学专家的持续鼓励，他们很快就会放弃最初寻找治疗场所的努力。

8.6.3　自助小组

在德国，自助小组运动在近几十年来得到了蓬勃发展。其原因一方面是许多患者在应对疾病时的自我感知问题未得到足够的医疗关注。另一方面，主要由慢性疾病患者组成的协会表达了对同伴支持和（相对）独立于医疗保健体系的合理愿望。因此，参加自助小组主要是为了积极应对疾病。寻找关于疾病和新治疗方法的信息，进行个人交流和定期会议，可以极大地提高应对疾病的能力。

因此，目前有支持糖尿病患者、肿瘤性疾病、精神障碍（抑郁症、焦虑症、精神病、成瘾等）、艾滋病 / 人类免疫缺陷病毒（human immunodeficiency virus，HIV）感染、罕见病（如遗传性共济失调）等的自助小组。相比于心血管疾病的患病率，专门为心血管疾病设立的自助小组非常少。例如，仅有少数自助小组是为高血压患者设立的；此外，近年来德国还成立了多个 Ornish 小组（由想要根据 Dean Ornish 的概念改变自己的健康行为的冠心病患者组成）。

有关自助小组的更多信息可以从德国法定医疗保险医师协会、医疗保险基金处获取，也可以在相关网站中查询。

8.6.4　健康促进服务

全科医生 / 心内科医生通常希望为那些无法在没有更密集护理的情况下无法改变其健康行为的患者提供专业咨询（参见第 5.2 部分和第 8.7 部分）。这些服务主要在大城市提供，可分为以下几个领域：

- 戒烟培训
- 营养咨询
- 运动与运动疗法
- 放松训练

联系人或提供者通常是私立医疗中心、成人教育中心、体育俱乐部及注册营养师或心理治疗师。可通过相应的医疗保险公司或互联网搜索到地址。如果有适应证（必要性证明），则医疗保险公司或康复机构通常会部分或全部覆盖费用。

然而，使用这些服务绝非理所当然，尤其是对于风险行为明显和（或）持续的患者。因此，在基础心身护理的背景下，应采用适当的咨询策略来提高患者的动力，具体策略已在其他地方详细描述（参见第 5.2 部分和第 8.7 部分）。

戒烟培训

在心血管疾病的二级预防中，戒烟被认为是最重要的单一措施。因此，尤其是在患者心脏病发作后仍然持续吸烟的情况下，应强烈推荐进行戒烟培训（参见第 5.2 和 8.8 部分）。

戒烟培训通常是一个结构化的小组课程，通过多个阶段来指导患者刺激控制和成功戒烟的认知行为技术。尼古丁替代治疗（如贴片或口香糖）可以作为有效的补充方案，但在患有躯体疾病的患者中，必须在医生的指导下进行监测。

营养咨询

许多患者都需要进行营养咨询，这也是对心血管疾病一级和二级预防及肥胖症治疗的重要贡献（参见第 5.2 部分）。

除了上述机构外，注册营养师也可提供营养咨询服务。与通常开展团体培训的大型机构不同，私人执业的营养师通常也提供个人课程，这可以显著提高咨询的效率。

运动与运动疗法

冠心病患者的运动与运动疗法在所谓的心脏运动小组中进行，这些小组的会议由具备专业资质的运动指导员主持，并在现场接受医学监督（除其他外，还配备一台除颤器）。在这些小组中，患者每周参加 1 次或 2 次以游戏和耐力为导向的运动方案，除了因长期的小组凝聚力而产生的直接运动效果外，还能带来良好的社会支持方面的效果。

心脏运动小组特别适用于促进在门诊或住院康复过程中开始的运动行为变化的长期维持。然而，在既往没有采取康复措施的情况下，如果存在危险因素（参见第 5.2 部分），心脏运动小组也是一种非常有效的心血管疾病二级预防措施。

放松训练

提高放松能力的训练有助于改善压力管理，在心血管疾病的二级预防中具有重要地位（参见第 5.2 部分和第 8.8 部分）。放松技巧也可以作为心理治疗的补充，用于治疗其他精神障碍（如躯体形式障碍、焦虑症）。然而，放松技巧作为单独治疗时通常效果不佳（参见第 6.1 部分），甚至可能对部分患者群体（如高血压患者）产生副作用（兴奋）（参见第 6.2 部分）。

放松训练大多采用所谓的运动程序，如自我暗示训练或根据 Jacobson 的渐进式肌肉放松法。这些方法由上述机构提供，有时也由私人心理治疗师提供，后者通常效果更好。对于心理治疗师的情况，医疗保险公司会全额支付费用，而其他情况下通常只会部分报销。

有时，放松技巧也会与其他（小组讨论）服务（如压力管理培训）结合起来。然而，尽管研究结果良好，这些服务的费用通常不能报销。

8.6.5 门诊康复

根据《德国社会法》，门诊康复是通常在工作日 09:00 至 16:00 提供的日间治疗。尽管如此，门诊也提供住院措施中提供的全方位多模式康复服务（参见第 8.4 部分）。许多患者认为，下午回家和周末在家是一件愉快的事情。然而，一些患者不想失去住院治疗的“庇护”，特别是接受过旁路移植术、瓣膜手术或患有严重心力衰竭的患者。与住院康复相同，门诊康复通常持续 3 周，必要时也可以延长。

由于门诊康复是就近对患者提供护理，因此至少在理论上更易促进患者过渡到日常生活，或通过适当的后续护理维持健康的行为模式。然而，这些服务仍然过于稀缺，通常被认为是一个不足之处（参见第 8.4 部分）。

门诊康复服务主要由大型心脏病医院或诊所的医疗中心提供。为了保证服务质量，德国养老保险和医疗保险基金的中央协会制定了具有约束力的规定，旨在确保门诊康复与住院康复具有可比性。如果有适应证（二级预防！），医生提交申请后，养老保险机构或医疗保险基金会承担费用。

8.6.6 附录：奥地利和瑞士的门诊护理现状

德国和奥地利的治疗选择大致相似。不同之处在于基础心身护理培训的组织和心理治疗的法律要求。

奥地利基础心身护理的资格培训分为几个模块。模块一（心理社会医学）包括 40 h 的理论课程和 40 h 的巴林特小组。在此基础上，模块二（心身医学）是为期 4 个学期的培训课程。

自 2005 年以来，还开设了为期 1 年的“心理心脏病学”培训课程，作为“心脏病学-心身医学”课程的一部分（参见第 9 章）。

自 1990 年《心理治疗法案》颁布以来，心理治疗师在奥地利被视为一种独立的职业，不需要特定的基础职业（如心理医生、医生）。该法案对培训做出来具体规定。因此，除了接受额外培训的医生和心理医生外，非医学、非心理学的心理治疗师也能提供这种形式的治疗。

在奥地利，门诊心理治疗服务的费用部分由法定医疗保险机构报销（报销比例不同）。为此，心理治疗师必须向医疗保险机构提交申请（单页表格）。在最初的 3 次心理治疗中，必须提交医生证明，表明已经进行了医学检查。对于无法承担心理治疗费用的患者，有少数与医疗保险机构签订合同的心理治疗师可提供免费的心理治疗服务。

瑞士的门诊情况无法与德国相比，因为瑞士没有心身医学专家。

医生通过获得由瑞士心身医学和心理社会医学学会（Swiss Academy of Psychosomatic and Psychosocial Medicine，SAPPM）颁发、瑞士医学会（Swiss Medical Association，FMH）认可的心身医学和心理社会医学证书（360 h）来具备基础心身护理的资质。获得证书的先决条件是获得专科医师职称，专业不限。

证书主要证明持有人在心身医学和心理社会医学方面接受了深入的培训。其优势涉及投标、绩效审计时的保护及既得权益的维护。SAPPM 持证者有一个单独的收费项目。即使没有特殊资质，也可以在一定程度上获得一般咨询服务的报酬。

在瑞士，门诊心理治疗由精神病学与心理治疗专家（具备心理治疗资质的医生）或执业心理治疗师提供。自 2013 年以来，《心理学职业法》对心理医生的职称保护和心理治疗进修做出了规定。与医学心理治疗不同，心理治疗不在基本医疗保险的支付范围内，除非由医生委托并在医疗实践中实施。在这种情况下，委托由精神病学与心理治疗专家或其他领域持有委托心理治疗证书的专家进行。

对于参加基本医疗保险的患者，所有医疗保险机构都要求在心理治疗的第 40 个小时之后向医疗保险机构的医务部门提交报告，以确认是否继续承担费用。在补充保险的情况下，大多数医疗保险机构只认可列在 Santésuisse（一家瑞士医疗保险公司）名单上的执业心理治疗师，而且在某些情况下，只有在医生开具医嘱或提交报销申请后才会支付心理治疗费用。

8.7　特殊心理治疗的学科、方法和技术

8.7.1　心理治疗的一般条件和环境

心理治疗是一种治疗心理疾病或心身疾病的有效方法。根据 Strotzka（1975）的观点，可将心理治疗理解为：

- 一种有意识、有计划的互动过程
- 旨在影响患者的行为障碍和痛苦状态
- 基于医患共识确定是否需要治疗
- 采用心理学手段（沟通）
- 有明确的目标（如症状减轻）
- 在正常和病理行为理论的基础上，运用教学技巧

如今，心理治疗的方法和学科种类繁多。然而，已被证实有效的心理治疗方法均基于共同的基本要素。心理治疗师（医生或心理医生）与患者之间的关系是核心。每种心理治疗方法都有其特定的侧重点。

心理治疗过程的设计和疗程受多种因素的影响，从患者和治疗师的角度看，多个方面可能都很重要，例如：

- **治疗契约**

有效且重要：明确患者的期望和治疗目标；让患者了解参与治疗的要求（如

自由表达想法、在家练习放松技巧等)。

– **治疗过程**

有效且重要：患者积极的言语参与，治疗师的积极参与（注意：在一些研究中，过多的活动可能导致负面效果）；治疗师接受良好的治疗培训，准备和处理治疗结束事宜。

– **治疗技术**

有效且重要：接纳患者的生活问题，与患者的情感保持一致，与患者的核心关系问题保持一致，通过心理动力学方法以及行为疗法中的认知干预和行为矫正进行对抗、解释和处理。悖论干预（即看似矛盾的治疗建议，如建议睡眠障碍患者保持清醒）有助于打破根深蒂固的恶性循环；对于病情较重的患者或具体问题（如医疗问题)，可以提供建议，但这也会导致患者感到不被理解，因为许多患者无法通过理性建议来解决他们的问题。

– **治疗关系**

有效且重要：治疗师应努力建立有益的、充满同理心的和肯定性（“经验证”）的医患关系，从而接纳并认可患者。

– **患者特征**

以下因素对心理治疗的成功有积极影响：良好的自我效能感（即感觉能够掌控自己的生活、病程等)、开放性、患者良好的合作态度和患者对治疗方法的适应性。

从冠心患者的角度看，心理治疗的有利因素包括：

- 学习有用的技能
- 从他人 / 个人经历中提高洞察力
- 获取关于心脏病的信息
- 提供有关如何实践的实用建议
- 新行为的测试
- 了解应对疾病的可能性
- 处理有关生与死的问题

小组治疗的有利元素包括：

- 不再独自面对疾病的体验
- 与小组成员建立良好的联系，并获得社会支持
- 将同小组患者作为解决问题的榜样
- 与小组治疗师的关系质量

批准一个心理治疗学科用于普通患者治疗的前提是对其方法的有效性进行充分验证。在德国，疗效已得到可靠验证并获得医疗保险基金认可的心理治疗学科包括以分析和深度心理学为基础的（心理动力学）心理治疗和（认知）行

为疗法。此外，在 2018 年底，德国联邦联合委员会也认可了成人系统疗法作为心理治疗学科的益处和必要性，并委托对《心理治疗指南》进行相应的修订。因此，这种方法也被纳入了德国医疗保险基金的福利目录。对于包括各类心脏病患者在内的许多患者，（认知）行为疗法的疗效得到了最广泛的验证，但由于比较性心理治疗研究很少，因此目前尚未能证明哪种方法的总体优越性最大。

对心理治疗效果的评估包括多个方面：

- 由患者和心理治疗师进行评估：在个别案例中，这两种评估可能相互矛盾
- 变化的意义：除了统计学意义外，变化的临床意义也很重要
- 变化的可持续性
- 成本方面：不仅要评估症状改善的程度，还要评估改善的成本

此外，还必须确定心理治疗能够带来哪些变化：是通过消除症状来改善身心健康，还是通过改善职业表现、社会适应能力、人际关系、人格发展和影响健康或疾病的行为（包括减少行为依赖性危险因素），以及减少生理危险因素，直至改善器质性疾病的病程（参见第 8.7.3.2 部分）。然而，由于多种原因（参见第 8.7.3 部分），对于尝试主要或甚至完全以改善躯体疾病预后来定义心理治疗的价值，无论是否实现，都必须以批判的态度来看待。

在标准医疗系统中，所有心理治疗方法的持续时间（即服务范围）都是有限的。出于对成本和更好地利用治疗资源的考虑，各国都在推行短期疗法。然而，导致这一趋势的不仅是经济因素，还有人们认识到治疗带来的变化通常可在短时间内出现。因此，绝大多数患者在接受 8 ～ 10 次治疗后可出现首次明显改善，在第 30 ～ 50 次治疗后可达到满意的效果。这相当于在 6 个月到 1 年的时间内每周接受 1 h 的治疗。严重的精神障碍（如重度人格障碍）通常需要更长的治疗时间，甚至长达数年。治疗也可以被设计为间歇性治疗，间歇期间可以单独实施改变的治疗步骤。

大多数治疗方法既可以作为个体治疗，也可以在小组治疗中进行。目前，个体治疗是主流，但小组治疗也经常提供，尤其是针对心脏病患者。一方面，小组治疗具有经济上的优势，1 名治疗师可以同时为 6 ～ 8 名（有时甚至更多）患者提供治疗。此外，小组治疗中患者的支持氛围也是一个重要的积极因素，可以提高患者的社会支持感。尤其是自尊较弱的患者，他们通常会将心脏病和可能的其他心理疾病诊断视为一种严重的耻辱，如果他们在小组中遇到类似的患者，把他们视为有益的伙伴，并感受到被他们接纳，那么患者的自尊就会得到加强。另一方面，适应不良的互动模式也经常在小组中出现，并可以通过治疗来解决。当然，如果对这些互动模式的关注不够，这些模式就有可能在不被重视的情况下阻碍小组治疗的进程或危及治疗的成功。例如，研究显示，在以男性为主的心脏病患者小组中，女性患者通常会被忽视，因为她们通常会承担

起照顾他人的角色，而把自己的需求放在一边。这使得她们在工作和家庭中往往已经存在的超负荷工作得以延续，而不是发展出更多的自我照顾能力。然而，心理治疗的整体研究表明，在绝大多数疾病中，小组治疗并不劣于个体治疗。

根据相应的有效性实证数据，下文将详细介绍在德国基于指南的心理治疗框架内由医疗保险基金支付费用的治疗方法，包括：

- 精神分析心理治疗
- 基于深度心理学（心理动力学）的心理治疗
- 认知行为疗法
- 系统疗法

8.7.2 心理治疗的基本学科及其未来发展

8.7.2.1 心理动力学治疗的方式和方法

精神分析心理治疗

精神分析作为一门治疗学科，是由西格蒙德·弗洛伊德（1856—1939 年）提出的。如今，精神分析在心理心脏病学照护中仅占据次要地位，因为在大多数心理心脏病学治疗中，耗费大量时间的精神分析（通常为 160 h，有时甚至更长）并不优于较短程的心理动力学治疗或认知行为疗法。因此，它既不具有经济效益，也不被患者接受。尽管如此，精神分析心理治疗在某些特殊情况下仍然适用，如在病程中出现心理失调并伴有潜在的人格障碍。之所以在此介绍精神分析，是因为其他心理动力学治疗是在精神分析的基础上发展起来的，特别是当今非常流行的深度心理学治疗方法。

自弗洛伊德的著作问世以来的近 100 年间，疾病和治疗方面的精神分析理论越来越广泛和多样化，因此关于共同点的问题并不容易回答。对无意识的研究构成了精神分析和心理动力学治疗的框架，即所谓的“共同点”，至今仍是它们的独特“卖点”（Boll-Klatt and Kohrs 2018a）。在经典精神分析神经症理论中，心理结构之间的冲突概念至关重要。在精神分析概念的结构性人格模型中，这些子结构被称为实例。这些实例被分别命名为“自我”“超我”和“本我”。

“超我”反映了人类在社会文化规范和理想背景下的规范领域。为了建立这一实例，认同过程非常重要。更笼统的描述是人的良知或理想。

“本我”是指基本的性欲需求，它与“自我”和“超我”一样，也会经历发展阶段，但显然最不受环境因素的影响。

“自我”在“本我”和“超我”（规范和规则）之间发挥调节作用。“自我”必须在情感需求与人类在道德上能够允许自己做的事之间，以及外部世界（环境）的要求和现实之间建立综合平衡。因此，“自我”扮演着高级功能实例或中心的角色，其任务是确保内在需求与内部和外部规范之间的平衡。如今，弗洛伊德的驱动力（性欲和攻击性驱动力）已被人类基本需求或先天动机系统的概念所取代，Lichtenberg（1991）将其区分为：生理需求、依恋需求、自我肯定与探索需求、厌恶反应需求、感官愉悦与性唤起需求。

心理实例的相互作用是精神分析的基本假设。它决定了人类的重要功能，这些功能属于正常范畴，但也存在于各种类型和不同严重程度的精神障碍中。

治疗的核心是处理无意识的心理冲突，精神分析师通过解释来解决这一问题。心理冲突可能存在于不同的实例之间（如自我-超我冲突、驱动-驱动防御冲突），也可能存在于相互冲突的内在需求之间（如个体化-依赖冲突、依恋需求与自我肯定和探索需求之间的冲突）。由于这些冲突是无意识的，因此无法立即得到理性的解决，而是在意识表面之下影响着体验和行为。治疗这类冲突需要特殊的精神分析技术。

精神分析治疗的特点包括：

- 特定的环境（治疗框架）
- 自由联想是获取信息的重要前提
- 对梦境进行研究和解释
- 将解决无意识冲突作为治疗工作的目标
- 移情、反移情和对抗的使用

这种方法的经典形式是每周进行 2 ～ 4 次治疗；患者躺在沙发上，治疗师坐在患者视线范围外的后方或侧面。

这种治疗环境可以追溯到弗洛伊德最初的催眠实践。然而，早期的医学经验表明，通过这种方式，患者会更加放松，并将注意力更多地转向自身，但这种方法也在很大程度上导致了治疗所必要的退行（regression），即情绪回到个体早期的经验，这些经验会被重新唤起；这导致了旧冲突的重新激活，从而可以进行治疗。干预的形式包括：澄清、对抗无意识的行为和经验、解释、以移情关系为核心媒介的对抗。

心理动力学治疗

这一系列的治疗形式都源自标准的精神分析方法。首先要提到的是基于深度心理学的心理治疗，其次是 Dührssen 的动态心理治疗、Heigl 和 Heigl-Evers 的互动心理治疗，以及各种心理动力学短期治疗（Reimer and Rüger 2012）。对于这些方法与精神分析的共同点，首先是心理疾病和心身疾病发展和维持的理论。治疗或改善的目标是通过洞察力和积极的关系体验来实现的。移情和反移情在这里也发挥核心作用。但与分析性心理治疗不同的是，基于深度心理学的心理治疗的目标不是改变整个人格，而是解决或减轻症状和（或）有限度地改变行为。其次，基于深度心理学的心理治疗的特点是有时间限制，通常以目标为导向，以内容为重点。核心任务是建立症状与当前诱发情况及当前关系之间的潜在联系。在认知、教育、暗示和疾病特定因素的帮助下，治疗师的行为更加主动和具有指导性。治疗采用面对面的方式。治疗频率为每周 1 ～ 2 次；在德国的医疗保险体系中，治疗时长通常限制在 60 次，最多不超过 100 次。也经常使用 12 h 的急性治疗和（或）最长 24 h 的短期治疗（Boll-Klatt and Kohrs 2018b）。对人格障碍患者（尤其是边缘型人格障碍患者）进行理论辩论和治疗经验总结的过程中，这些患者的病因无法用未解决的特定内心冲突来解释，而是缺乏处理自身和他人问题的技巧和能力，因此，以疾病为导向的改良心理动力学治疗得到了发展。这些治疗方法包括精神分析互动法（Streeck and Leichsenring 2009）、Rudolf 的结构性治疗（2012）、Fonagy 的心智化治疗（Allen et al. 2016）和 Kernberg 的移情焦点治疗（Yeomans et al. 2017）。

在 Rudolf 的结构性治疗中，他并没有专注于理解结构性缺陷的生物学条件，而是通过改善与自己、他人和（或）问题的相处方式来稳定疾病，如通过促进情感和自尊的调节、共情和反思能力等。对患者而言，治疗的目的包括：①接受疾病作为自己的一部分；②将疾病作为一种困难对其承担责任；③通过改变态度来应对疾病。Rudolf 建议治疗师采取一种发展支持的态度，将自己视为发展中的支持者；治疗师扮演代理家长或导师的角色，特别是在治疗初期，让患者展示其功能不良的方面，并在很大程度上避免进行解释。矫正性关系体验（Alexander and French 1946）至关重要，应积极防止在治疗中重复和巩固功能失调的关系体验的危险。

移情焦点治疗基于 Kernberg 关于边缘型人格障碍的复杂心理动力学理论，在此仅作简要介绍。治疗这一类相对严重的患者的核心是解决分裂问题，即把自我和他人二分开来的倾向。典型的做法是将人分为“好”和“坏”，如将人分为施害者和受害者。这种病理情况是基于早期受干扰的人际关系经验的内化，在治疗关系的移情中被重新激活，成为治疗工作的起点。基本的治疗技术与经典的心理动力学干预策略相对应，即通过对移情和反移情的动态分析，进行澄清、质对和解释。先对关系中的当前事件进行解释；对生活史背景的解释仅在治疗的后期阶段才会发挥作用。

心智化概念或心智化治疗

下文将详细介绍心智化概念或心智化治疗（mentalization-based therapy，MBT），因为这种治疗方式的基本特征非常适用于心脏病患者。与结构性治疗相同，MBT 的重点不是解释无意识的关系，而是恢复或提高认知 / 情感能力，从而使患者能够感知自己和他人的内心状态、想法、感受和愿望等，而不将其等同于现实。治疗师的任务是加强患者的反思能力，如果这种能力已经衰退（在危急状态下肯定会出现），则应重建患者的反思能力。MBT 最初是专门为治疗边缘型人格障碍患者而设计的，它为心理动力学干预心理疾病患者提供了一个合适的理论框架。MBT 是在 Fonagy 及其研究团队于 20 世纪 90 年代提出心智化概念的背景下发展起来的（Allen et al. 2016）。这种模式以发展心理学为基础，重点关注一种特定的认知情感能力——心智化，其形成的差异化是基于早期母婴关系的动态变化（Kohrs 2018a）。Fonagy 主要借鉴了婴儿观察性研究及依恋理论和研究的结果，证明在不安全依恋的背景下，母婴之间缺乏有效的情感前语言交流会导致心智化能力障碍，进而在严重人格障碍的形成过程中发挥重要作用（Boll-Klatt and Kohrs 2018a）。

Fonagy 等描述了儿童发展的阶段或层级模型，该模型区分了通往成熟心智化能力的各个阶段（Allen et al. 2016，p. 108；Kohrs 2018a）。认知情感能力分为 4 种模式：

- 目的论模式
- 等价模式
- 假装模式
- 反思能力模式

在婴儿出生后的最初几个月，可以观察到他们对身体和社交自主性的基本意识。例如，他们会将自己的手臂运动与自己推动的球联系起来。社交自主性是指婴儿能够感知到自己的微笑与母亲因其微笑而露出的笑容之间的联系等表现。从约 6 月龄开始，婴儿便能表现出目的论态度：他们会将他人的行为理解为以目标为导向的，其期望在实际外部条件框架内具有目的性，如采取最短路径到达目标。

根据 Fonagy 的观点，从 2 岁开始即可观察到心智化能力。儿童发展出“对有目的性作者的心智化理解”（Allen et al. 2016，p. 113），并开始初步理解他人的行为是内在状态、欲望、需求等的表达。然而，内心世界和外部世界之间的界限仍然是模糊的、可相互渗透的。特别是，儿童认为他们的情感（尤其是强烈的情感）与外部现实直接相关，也就是说，他们与外部现实相似。Fonagy 将这种早期发展的功能模式称为“心理等价”模式（Fonagy and Target 2001，p. 963）。在这一发展阶段，儿童开始区分和命名内心状态，但还不具备独立调节强烈情感的能力。这仍然需要监护人的陪伴。通过在“标记性镜像”（Allen et al. 2016，p.117）背景下反复内化上述母亲调节反应的经验，以及随后缓解自身的情感，儿童逐渐获得了这种能力。通过这一过程以及与年长儿童和父母进行特定游戏的经验，儿童会从约 3 岁开始发展出第二种早期的心智化模式，即

“假装模式”（Fonagy and Target 2001，p. 964）。

这一步代表着关键的成熟阶段；它“将心灵从现实中解放出来”（Allen et al. 2016，p.114）。儿童开始把内部状态、想法、感觉和幻想与现实分开来感知和探索。在这一过程中，他们使用最初被认为与外部世界完全分离的心理世界的表征，例如，这对游戏来说至关重要！但在物质现实中是无关紧要的。“我想我现在是个警察了！”小男孩喊道，完全沉浸在这个他可以测试强大存在感的假想现实中。他知道自己并不是一个“真正的”警察，但他暂时将自己与假想的现实心理世界完全分开。不言而喻，这里同样需要一个持续的客观环境来维护这个保护性空间。因此，表征发展的决定性意义在于摆脱了内在现实与外在现实的等同，这种等同仍主导着等价模式下的经验。表征可以受到创造力和想象力的影响，而不再完全受制于内在心理状态。患者无法持续改善健康不良行为也可能是由于一切仍停留在假装模式中，与个体外部现实的必要联系尚未充分建立。

假装模式和等价模式都还没有在心理现实和外部现实之间建立起完整的功能性连接。等价模式使内部体验的一切显得过于现实和具有威胁性；在假装模式中，心理现实在某种程度上是不真实的，几乎可以任意调整。然而，这些模式代表了重要的早期形式，在安全依恋和伴随的客体关系的保护下，必须经过多年的整合才能形成完整的心智化能力。基于成熟表征的反思能力在 6 ～ 7 岁时形成，其主要特点是能够从不同的角度看待内外界之间的联系，这促进了对人际情境的解释越来越灵活。

“心理状态代表现实（与假装模式不同），但不等同于现实（与等价模式不同）”（Allen et al. 2016，p. 131）。当个体能够从外部观察自己并从内部观察他人时，即达到了最成熟阶段的反思能力或心智化模式，即有能力在心理结构、情感意图和人际关系的背景下理解自己的行为和内在状态，同时理解他人的动机状态和心理状态。

正如 Fonagy 等反复指出的那样，成熟心智化的早期形式并不会随着进一步的发展而消失。我们每个人都保留了这些早期形式，并可能在任何时候退行到这些模式，如在严重压力下和危机中。如果人们认为严重的躯体疾病会引发依赖感和受他人摆布的感觉，那么在许多患者中观察到的退行性现象就可以理解了，其伴随的成熟心智化能力的丧失也是可以理解的。例如，回归到等价模式可能表现为将令人不愉快但必要的治疗措施解释为治疗团队的恶意或无情的表现。

治疗干预的目标始终是加强或恢复反思能力。在这种情况下，患者能够从外部视角看待自己以及从内部视角看待医疗服务提供者，这一方面可以让他们在自我服务中退缩，即部分地屈从并忍受依赖；另一方面，这可以让他们保持对治疗干预的必然性及其在康复过程中的积极意义的确定性。MBT 的核心工作内容是在治疗关系和交流中不可避免地重新陷入早期、非反思模式的时刻，这些时刻可以通过反思能力的丧失来识别。治疗师应愿意并能够在必要时充当榜样，不回避表达当前的困难情绪状况，并在可能的情况下指出治疗团队或他们自己对患者心智化崩溃的贡献。不同观点和意见的现实性和重要性必须得到验证，即指出和理解。对患者主观经验的验证是共同从其他角度反思这种体验的必要基础，也是使用澄清和探索心理状态等治疗技术的必要基础。MBT 的治疗立场具有 4 个特点：①平衡（患者叙述和治疗师干预之间的平衡）；②探究（谨慎、好奇、热情地表达心理状态）；③强化（针对心智化）；④中断（针对不准确或非心智化的互动）（Taubner and Sevecke 2015）。

8.7.2.2 行为疗法的方式和方法

认知行为疗法

与基于弗洛伊德心理动力学基础理论的方法不同，学习理论（learning theory）认为心理症状不一定是无意识冲突的结果，也可能是在不同生命阶段中习得的不当行为或认知扭曲的结果，而这些可以通过新的、由治疗诱导的学习过程来纠正。

认知行为疗法起源于各种不同的思想流派和治疗方法，其共同特点是以学习理论和经验心理学为导向。因此，行为疗法不能被描述为一种单一的、明确的治疗方法。在德国，由于心理治疗指南的影响，认知行为疗法几乎总是被同时提及，但这些方法是在不同时期出现的，在其他国家（如美国），它们更多地被视为独立的方法。因此，将其称为一种基本的心理治疗导向更为合适，而不是一种治疗学派。基于此，Margraf（1996）对行为疗法给出了以下定义：

> 行为疗法是一种基于经验心理学的基本心理治疗导向。它包括针对特定疾病和非特定疾病的治疗程序，旨在基于尽可能充分验证的疾病知识和心理变化知识，系统地改善需要治疗的问题。这些措施在行为和体验的各个层面追求具体的、可操作的目标，而这些目标是基于对疾病的诊断和对问题的个体分析，并针对症状的易感性、诱发因素和（或）维持条件进行处理。行为疗法仍处于不断发展中，其有效性具有实证依据。

行为疗法强调行为既是可以学习的，也是可以遗忘的。同时，行为疗法超越了学习理论的狭隘界限，将行为与体验（包括认知、动机、情绪、社会环境）的功能统一性作为治疗工作的核心，从而调节行为。一方面，情境体验和主观行动目标决定了个体行为，另一方面，行为及其后果会改变主观体验。这种对体验和行为之间相互关系的简化解释，描述了一种对正常和异常心理发展都适用的学习过程。在行为疗法中，基于有针对性的行为分析，并结合关于疾病维持因素的假设，从而规划特定的治疗措施，以积极改善患者的状况。

行为疗法的特点是试验方法：将普遍有效的行为矫正原则应用于个体患者的过程是在“试验中”进行的。这涉及一个共识，即行为治疗干预措施先测试由治疗师和患者共同制定的假设（如“如果我恢复定期的社交活动，而不是独自在家里，我的情绪会改善”）。在试验中（即在患者的日常生活中），对假设的有效性进行测试，如果成功则予以确认，如果部分成功或不成功则重新制定或补充。通常情况下，治疗从患者描述的当前存在的问题开始。在治疗的早期阶段，应尽早确定具体的、可验证的、与行为相关的治疗目标。这样患者可以随时验证治疗是否成功。在制定治疗计划时，应根据相应问题领域的现有知识（如治疗手册）针对个案进行调整。在可能的情况下，不仅要解决当前的问题，还应提高患者解决问题的综合能力，从而尽量减少复发的风险。这可以通过与患者共同反思治疗过程来实现，使他们能够自己改变其他问题领域。

基本的治疗方法以透明性和自助为特征。行为疗法的基础是在进行干预之前对问题达成共识，并明确患者的目标和价值观。治疗策略应向患者公开告知，患者应成为解决自己问题的专家。当达成约定的治疗目标时，治疗契约即告结束。确定完成治疗任务所需的时间是个人治疗计划的一部分（Köllner and Einsle 2017）。在行为疗法中，治疗远不像精神分析或深度心理学那样在治疗关系中进行，而是更多地在患者的外部生活环境中进行。

行为疗法的诊断方法

现代行为疗法的诊断基础是以 Kanfer 行为方程式（2012）（表 8.3）为导向的个体行为和问题分析。此外，还包括传记式访谈（学习史的收集），并在必要时进行结构化访谈和测试诊断（后者对监测进展特别有帮助）。

区分自动信息处理和受控信息处理非常重要。自动信息处理有助于日常活动，如驾驶或日常对话。然而，当功能失调的认知和行为模式在学习中变得非常自动化，以至于导致问题情境（如焦虑反应、回避行为、饮酒）反复出现时，就会产生问题。例如，在心脏病发作后的心脏相关焦虑患症者中，每一次心脏不适都会被自动评估为危险的迹象，并引发相应的回避行为。行为疗法的任务（Kanfer et al. 2012）是通过回归到有意识的信息处理模式，帮助患者识别和修正这些自动化模式。

直接行为观察是一种特别适合获取患者行为信息的方式，同时也有助于了解其照护者的行为，同时进入诊断-治疗循环。这可以通过不同的方式进行：

- 治疗师可以与患者一起解决问题情境或进行行为测试（如惊恐障碍的过度换气练习）

表 8.3 根据 Kanfer 行为方程式的行为分析：以心肌梗死后患者广场恐怖症和惊恐障碍的发展为例

类别	行为分析问题	心理心脏病学示例
情境	问题行为发生时，个体处于何种情境（包括外部和内部）？	患者在夏季歌剧表演期间感到心悸和出汗
机体	哪些重要的生理和心理因素与问题行为有关，如对自己的基本假设、慢性躯体疾病？	躯体：3 个月前发生心肌梗死，无并发症
		认知：这是下一次心肌梗死！
		情感：恐惧
		社交：害怕在剧院里因为中途站起来而在同时观演的同事面前出丑
反应	如何将问题行为描述为情境与机体在想法、感觉、躯体症状和行为层面相互作用的反应？	最初试图坚持到中场休息（还有一个多小时）→躯体症状和焦虑增加
		匆忙离开歌剧，呼叫救护车
后果	问题行为的短期和长期后果是什么，症状是如何维持的，当前痛苦的原因是什么？	短期：缓解。即使离开炎热的剧院大厅也能改善症状，在救护车里这些症状完全消失
		长期：对密闭或炎热空间的回避行为增加，就医更频繁，生活质量下降

- 在治疗环境中，可以通过角色扮演来模拟问题情境。这在治疗小组中特别有益，但也可以在个体治疗中进行。视频记录有助于详细分析，并允许患者进行自我观察
- 如果无法进行现场观察，可以要求患者在想象练习中想象出问题情境，并持续报告所产生的感受和想法
- 在自我观察中，要求患者在特定时间内在某些情境中观察自己，并将其记录下来。为了结构化的目的，会指定某些观察单元，如在情境中出现的感觉和想法。

在行为疗法中，诊断和治疗通常是相互融合的。一方面，诊断是以实际治疗为导向；另一方面，治疗练习会反复提供诊断相关的信息。

起点：基于学习理论的治疗概念

行为疗法的最初观点认为，人们从环境中学习不利的行为。这基于经典条件反射和操作性条件反射的概念，但其他学习理论（如 Hoyer et al. 2017）也在此得到应用。例如，广场恐怖症和特定恐惧症的对抗疗法是根据经典和操作性条件反射的原则发展而来的（参见第 5.8 部分）。基于刺激的方法（stimulus-based approach）也是以这种方法为基础，这种方法的基础是改变行为分析链中

的触发情境。例如，治疗肥胖症或失眠的刺激控制法。操作性治疗方法在治疗慢性疼痛方面也非常成功，因为亲属 / 伴侣和患者自己通常会通过正性强化或负性强化来维持疼痛。

“认知转向”或“第三波行为疗法”等术语表明，行为疗法已经过时或效果较差。然而，事实并非如此。对于许多疾病（如慢性疼痛），操作性方法和行为疗法有最佳的有效性证据，且有效的治疗方法仍在此基础上不断发展。例如，人格障碍的辩证行为疗法或抑郁症的行为激活疗法。

基于认知和自我调节的概念

自 20 世纪 70 年代中期以来，一个被称为“认知转向”的过程一直在进行。起初，人们仅考虑学习安排，而将内心理过程视为“黑箱”忽略不计，但现在，人们开始转向并考虑认知、感知过程、情绪和内在冲突。最重要的是，治疗技术应能使态度、期望和恐惧发生变化。在治疗开始时，医生会与患者一起进行问题分析。下一步是制订具体的、可在“经验上”被验证的目标（“您将如何注意到目标已经达成？那时会有什么不同的感觉？那时会有什么能再次奏效，而现在不起作用？”），并将其与患者的价值观和生活目标相关联，以防止可能的目标冲突（如对于一个非常利他主义的患者，将更多的自我关怀作为其治疗目标）。根据 F. Kanfer 的观点，这个过程也被称为目标和价值澄清。随着自我管理方法（Kanfer et al. 2012）的发展，改变过程本身成为科学研究和理论构建的焦点。其中，治疗的长期目标是患者（重新）学习自主性和自我调节，这些通常是精神障碍患者所丧失的。澄清和培养改变的动机是 7 个阶段治疗过程的重要组成部分：

1. 初始阶段：创造有利的起始条件（建立关系）
2. 培养改变动机并初步选择改变的领域
3. 行为分析和功能状态模型
4. 商定治疗目标
5. 计划、选择和实施特殊方法
6. 评估治疗进展
7. 最终阶段：优化成功并完成治疗
8. 随访

“经典”行为疗法干预（如暴露疗法）的实施是在第 5 阶段，因此是一个更长、更复杂的治疗过程中。各个阶段的持续时间因人而异，如澄清目标可能会占据治疗过程的主要部分。

然而，在区分认知疗法和行为疗法时，应谨记，尝试新的行为模式也会导致认知再评价，正如认知评价的改变会带来新的替代行动方案一样。然而，有些障碍模式（如广场恐怖症和特定恐惧症）主要采取行为导向的方法为宜，而在惊恐障碍和社交恐惧症中，认知疗法更为成功，其中的现实生活情境练习并非在对抗的范式下使用，而是作为行为试验来测试功能失调的信念。

认知疗法的一个核心要素是识别经常自动产生的功能失调的想法。例如，Ellis 提出的 ABC 方案在这方面非常有用，它也可以用于小组治疗或作为自我观察记录表的基础（表 8.4）。

表 8.4　利用 Ellis 的 ABC 模型识别自动想法

A ＝激活事件	B ＝信念	C ＝结果（反应）
外部 / 内部刺激	自动想法（具体情况具体分析）	情绪反应、行为
感觉左侧胸部刺痛	“这是第二次心脏病发作，我要死了”	恐惧、通过与医生接触而获得安慰、缺乏运动

在下一步中，以这种方式识别出的功能失调的想法会被缓解或重构。在这个过程中，会使用各种技术来检查功能失调的认知是否适当、合逻辑和有用。重要的是，不能简单地从专业角度告知患者为什么没有心脏病发作，而是要与他们的思维系统进行互动，从内部（即“系统内在”）一起寻找矛盾。一种可能的方法是“苏格拉底式对话”，通过对话和共同观察来质疑功能失调的想法（“在您看来，哪些方面会促进心脏病发作？让我们一起收集这些方面……在您看来，哪些方面会阻止心脏病发作？我们来一起收集这些方面……如果是这样的话，那么肯定是……”），并指出矛盾之处。医生可运用多种认知技巧进行提问（详见 Einsle and Hummel 2015）。进行单纯认知疗法时，应通过行为试验来补充，这主要是为了建立与现实的联系，并获得新的体验。

第三波行为疗法

在过去的 20 年中，在行为疗法的经典行为和认知基础上，建立了新的技术和方法，这些技术和方法通常被称为“第三波”行为疗法。这些技术主要是通过观察某些患者群体而发展起来的，因为经典的认知行为疗法在这些患者群体中并没有取得足够的长期成功。例如，用于治疗人格障碍的辩证行为疗法（dialectical behavior therapy，DBT）、用于治疗慢性抑郁症的认知行为分析系统心理治疗（cognitive behavioural analysis system of psychotherapy，CBASP）或图式疗法。由于其中两种方法与心理心脏病学相关，因此下文将对其进行详细介绍。

接纳与承诺疗法（acceptance and commitment therapy，ACT）

ACT 是由 Stephen Hayes 提出的一种不依赖于诊断的方法，特别关注对心理过程的接纳以及对自身价值观的导向。其基本观点是，人们通常是在与症状的斗争中遭受更多痛苦，而不是由于症状本身，通过放弃这种斗争（接纳），可以释放出能量并将其转向积极的生活目标（承诺）。以下是 ACT 提出的心理僵化发展和心理障碍形成的 6 个过程：

1. 体验回避（指人们试图避免不愉快的情绪、想法、躯体感觉及相关经历）
2. 缺乏正念（特别是与此时此地的行动相关的正念）
3. 认知融合（即以自己的想法为事实的轴心，而不是仅将其作为想法）和心理狭隘（针对某些感知）
4. 自我体验的僵化或不稳定（包括将自己的情绪依赖于外部经验、对自我的僵化假设、将自我与感觉融合，如“我很生气”而不是“我感到生气”）
5. 缺乏对自身价值观和目标的清晰认识
6. 缺乏基于价值观的承诺行动

为了改变这些过程，在 ACT 框架内开发了各种技术（Eifert 2011）。特别是在无法实现完全恢复且必须接受功能限制的慢性躯体疾病情况下，ACT 是一种非常有帮助的方法。同时，经验证明，对于一些“经典”行为疗法无效的患者，ACT 可改善他们的生活质量和功能水平。

正念减压疗法和正念认知疗法

当患者在对过去或未来的思虑中迷失时，将正念融入心理治疗会很有帮助。正念减压疗法和正念认知疗法都特别重视正念的学习，正念认知疗法是特别为减少抑郁症患者复发而开发的。两种疗法的共同点是，正念主要是通过所谓的正式练习（包括呼吸冥想、身体扫描和瑜伽）在小组中学习，并通过非正式练习（包括正念行走、正念喝咖啡）转移到日常生活中。学习这种看似简单的正念行为需要参与者付出大量的练习和坚持不懈的努力，因此必须在小组会议中讨论实施过程中遇到的困难，以保持患者的积极性。传统的认知行为疗法会识别并质疑这种功能失调的想法，而正念和基于接纳的方法会训练患者先提高对想法、感受和躯体感觉的意识，不把想法视为客观事实；最终让它们消失，并回到此时此地，以防止抑郁反应或复发的发生。

基于正念的方法在心理治疗中的可能性和局限性的概述请参见相关文献（如 Michalak et al. 2017）。

行为疗法通常是有效的，即使是简短治疗（≤ 25 次），但在慢性疾病和合并症的情况下需要更长的治疗时间。行为疗法的一个特点是可以进行集中式治疗（每次治疗 4 ～ 5 h），以进行暴露练习或现场行为试验。在德国，法定医疗保险最多支付 80 次治疗。目前已有针对许多疾病的经过经验证实的治疗手册。对于许多疾病，小组治疗的疗效很好，但在德国，主要是在门诊进行个体治疗，从护理的角度看，这也是不利的，因为等待治疗的时间仍然很长。

8.7.2.3 系统疗法

自 2008 年以来，系统疗法被德国心理治疗科学咨询委员会认定为一种以科学和经验为基础的治疗方法，并在 2019 年初被德国联邦联合委员会认可，因此，在标准心理治疗框架内，有 4 种疗法获得批准。

系统疗法被定义为一种关注精神障碍社会背景的方法。除了一名或多名患者（“主要患者”）外，还包括患者重要社会系统的其他成员。治疗重点是家庭成员或社会系统成员与其更广泛的社会环境之间的互动。系统疗法将个体和群体的相互内在心理（认知–情感）、生物–躯体过程和人际关系视为系统的重要方面。各个系统的元素及其相互关系是心理疾病诊断和治疗的基础（Wissenschaftlicher Beirat Psychotherapie 2009）。

在临床上，系统疗法是从家庭治疗发展而来的。其理论基础是基于控制论和建构主义。系统疗法中的问题解决方法（原则上也可应用于个体治疗）是在 20 世纪 50 年代由 Paul Watzlawick 等在美国加利福尼亚 Palo Alto 心理研究所开发的（Watzlawick et al. 1988）。Mara Selvini-Palazzoli 及其米兰小组在进食障碍（特别是神经性厌食症）的治疗中开创了系统家庭治疗。该小组的重要方法创新是利用单向镜工作，治疗师和患者及其家属坐在一个房间内，由合作治疗师在空间上隔离观察。后者通过单向镜或视频传输跟踪治疗过程。负责治疗和观察的治疗师会在治疗过程中讨论治疗方案。必要时，治疗师和合作治疗师可在短暂中断期间进行协商。在治疗结束时，整个治疗师团队会商定一个收尾的干预措施（如家庭作业或症状解释），并立即与患者分享。这种干预的目的是破坏家庭成员（和重要的其他人）的互动模式系统，进而改变他们所抱怨的症状（von Schlippe and Schweitzer 2016）。

挪威社会精神病学家 Tom Andersen 开创的“反思团队（reflecting team）”是这一技术的进一步发展。其中，在治疗结束时，治疗师和患者与合作治疗师团队交换位置。治疗师和患者要观察共同治疗师团队如何从他们的角度以帮助和支持的方式对目前为止发生的事情进行反思。由于患者会听到合作治疗师的交流，这就对他们的沟通提出了特殊的要求，即禁止贬低患者或片面地偏袒一方。更多的努力（多位治疗师）会带来更多的观点，减少治疗中的错误和片面性，并得到高效的回报。通常只需要 1 ～ 2 次反思团队治疗作为监督，如使停滞的治疗过程重新启动。反思团队已成功应用于全科医学的监督工作中，并且非常适合在心理心脏病学中作为简短干预的一部分，如在出现依从性问题的情况下或用于监督。

受催眠治疗启发，Insoo Kim Berg 和 Steve de Shazer 开发了以解决方案为重点的简短治疗。他们的目标是尽可能有效地与患者共同制订解决方案。问题退居其次，家庭作为一个系统也是如此。以解决方案为重点的短期治疗的重要工具是问题评分（根据压力程度选择 1 ～ 10 分），然后由此得出问题："如果您的问题不再是 X 而是 Y，会有什么不同？" 通常会选择 0.5 ～ 1 个评分点来引导患者注意小而现实的改变和奇迹问题（"如果奇迹在一夜之间发生，您的问题消失了，那么醒来时您会如何注意到它？"）。在基础心身护理中，区分 3 种类型的患者（de Shazer 2018）也很有帮助，从而能确定哪些患者有希望投入治疗时间和精力，而哪些患者则可能没有希望：

- "顾客"型患者：存在问题且想改变它
- "抱怨者"型患者：存在问题但不想改变它
- "访客"型患者：没有问题，不想改变任何事情，通常因外部动机而就诊

De Shazer 建议只与"顾客"型患者合作，并先对其他两类患者表示赞赏，以保持后续合作的开放性。以解决方案为重点的简短治疗非常适用于心理心脏病学领域，因为它非常高效，已经在心脏病患者协作护理的相关研究中得到了证明，并且对于那些无法接受更长时间或更深入的心理治疗的患者也很有吸引力。

因此，不同的系统疗法源自不同的工作组和理论基础。由于系统疗法明显侧重于解决方案，因此它对确定的疾病理论相对陌生，因为对疾病甚至心理疾病的诊断（包括传统精神病理学概念）或多或少会因为不充分而被明确拒绝。

系统疗法的典型干预措施（也适合作为心理心脏病学中的谈话管理和干预技术）包括：

- 针对第三方（包括在场者）的假定观点提出循环问题
- 提出评分问题，以澄清治疗中的差异和进展
- 重新定义事实，以激发意义或解释的变化
- 使用隐喻、比喻和故事作为规避潜在"阻力"的技巧
- 将家庭关系或监督过程中的团队关系表示为空间中人物的静止图像（星座、雕塑）
- 用家谱图表示社会关系或家庭系统中对慢性疾病的意义和处理方式
- 使用单向镜、反思团队

系统疗法和咨询可用于家庭治疗、个体治疗或团队监督。

系统式家庭治疗的方法是从系统疗法发展而来的。它不仅关注躯体疾病（特别是慢性疾病）对患者的影响，还关注其家庭环境，以激活资源，共同成功应对疾病。它结合了生物-心理-社会和家庭系统的观点，并利用这些观点同时与患者、家庭、医疗机构的工作人员、支持小组和社区层面的社会服务机构合作（Altmeyer and Hendrischke 2012）。系统式家庭治疗的观点对心理心脏病学非常有用，如更好地理解疾病及其后果在家庭系统中的意义，或支持家庭共同

应对严重的、改变生活的疾病（如在移植医学中）。

8.7.2.4 其他治疗方法

在德国，除了这些由医疗保险基金支付的治疗方法外，还有很多其他疗法或多或少具有良好的疗效证据。近年来，主要基于认知行为理论的远程治疗（如“电子心理健康”“移动健康”）已经逐渐得到验证。这些服务越来越多地依赖于部分或完全自动化的互联网程序（如计算机辅助认知行为疗法），或使用带有相应应用程序和远程监控功能的移动设备，而不是患者与治疗师面对面的交流。这些治疗对某些疾病有积极的效果，甚至可能达到面对面治疗的效果。它们的优势尤其在于便于使用，即使是行动不便或当地心理治疗师服务不足的患者也可以使用。“（综合）协作护理”将在下文讨论；关于主要基于计算机或智能手机的治疗方法在共病精神疾病的心脏病患者中的应用，目前的数据仍然不足。

8.7.3 心理治疗在心脏病患者中的改良、适应证和有效性

8.7.3.1 历史发展

20 世纪 50—60 年代对冠心病患者进行心理治疗的初步研究表明，对冠心病患者进行心理治疗至少在原则上是可行的，而且短期内在主观上是有帮助的。反复出现的典型主题是由疾病引起的焦虑（需要教育和支持性干预）和由先前存在的 A 型行为特征、疾病相关的自尊受损或本身处于巨大痛苦中的伴侣的过度保护而导致的抑郁情绪和压力。

例如，Hahn（1971）建议采取以下应对措施。

- 测试患者和伴侣，或运用家庭治疗元素
- 针对具体阶段给予心理治疗，在急性期进行一些非揭露性的个体治疗，以应对心肌梗死造成创伤，并在康复期进行小组治疗，以恢复活动和工作；在慢性期，可以对有持续适应问题的患者进行简短的小组治疗
- 对患者进行差异化的训练和（或）心理治疗。后者可能与自我暗示训练相结合，从讨论危险行为开始，逐渐发展成一种越来越注重分析的小组治疗形式（Hahn 1971，p. 170）

8.7.3.2 心脏病患者接受心理治疗的适应证

根据疾病的不同阶段、患者的生活状况或治疗师对疾病的理解，心理治疗在心脏病患者中可实现不同的目标。这些目标大致可分为 3 类（表 8.5），它们的本质并不是排他的，而且通常没有明确区分。例如，当心理共病（抑郁症、

焦虑症）主要不是作为一种独立疾病来治疗，而是作为心血管疾病二级预防的危险因素来治疗时。然而，重要的是要记住，心理治疗主要用于治疗心理疾病或心身疾病，旨在改善患者的健康状况、社会心理技能和生活质量。因此，只有在所治疗的社会心理特征（如压力、人格特质）本身不被视为疾病，且治疗的适应证完全基于对疾病躯体病程的假定影响（即 ICD F54：其他疾病类别中的心理和行为因素）时，才应要求提供躯体预后效果的证明。

表 8.5 冠心患者接受心理治疗干预的可能适应证

基本假设	干预目标	起点	有意义的结果标准
压力导致的心脏病	通过减少感知到的压力来改善预后	改善易受压力影响的人格或行为特征，通过促进疾病应对来减少与疾病相关的压力	人格 / 行为特征、感知到的压力、躯体病程（如再梗死率）
适应不良的疾病应对方式导致更多的抱怨，并影响生活质量	改善症状和生活质量	促进疾病应对和症状相关的自我管理	症状、医疗利用、生活质量
心理共病作为独立的治疗指征	治疗精神障碍	精神障碍	精神障碍缓解；对于与预后相关的疾病，可能会进一步改善预后

8.7.3.3 有心理共病的心脏病患者接受心理治疗的相关研究成果

与关于心理干预影响冠心病的心理社会危险因素或适应问题的大量文献相比，关于治疗心脏病患者病理性心理共病的研究较少。这些研究主要局限于共病抑郁症，有时也涉及焦虑症状。虽然认知行为疗法和简短的人际与心理动力学治疗在心脏健康的抑郁症患者中都有显著且相对较强的疗效证据，但在冠心病患者中，认知行为疗法和简短的人际个体心理治疗均未达到预期效果。对合并抑郁症的心脏病患者使用抗抑郁药的研究也是如此（参见第 5.7 部分）。尽管如此，目前针对心脏病患者的心理治疗研究大多采用认知行为疗法。根据近期的荟萃分析，心脏病患者的抑郁或焦虑症状可通过认知行为疗法得到有效治疗。然而，Reavell 等（2018）的荟萃分析显示，在以冠心病为主的患者中，抑郁量表得分在干预组和对照组之间的标准化均差为−0.35，焦虑量表得分为−0.34，远低于心脏健康的焦虑症或抑郁症患者的心理治疗研究结果，仅相当于小效应。合并心力衰竭的抑郁症患者的情况也是如此（Jeyanantham et al. 2017），在治疗结束时，认知行为疗法具有同样显著但相对较小的益处。

由于大多数研究表明，心脏病患者的心理治疗效果低于其他患者群体，因此人们讨论了哪些因素可能与此相关。

- 第三方指派治疗与自行转诊治疗相比，患者的治疗动机较小
- 年龄较大和社会地位较低的患者进行自我反省和改变的意愿和能力较低
- 由于合并的心脏病及其治疗而导致多重暴露。例如，心脏病可能是焦虑暴露疗法的限制因素
- 病因、症状和发病年龄不同，如合并心脏病的抑郁症患者与心脏健康的典型抑郁症年轻患者相比
- 在不同的心脏病患者中，不同类型抑郁症的病程和治疗需求不同（如先前存在或复发的抑郁症与抑郁性适应障碍）
- 治疗时间过短。例如，MHART 研究（Frasure-Smith et al. 1997）、ENRICHD 研究（Berkman et al. 2003）和 CREATE 研究（Lespérance et al. 2007）中的大多数患者接受的咨询或心理治疗次数不超过 12 次
- 治疗师资质不足；例如，在 MHART 研究中，治疗由心脏病护理人员在监督下提供，而在 ENRICHD 研究中，治疗常由经验不足的心理学毕业生提供
- 非常积极的对照条件。在一些抗抑郁药试验［SADHART-CHF 研究（O'Connor et al. 2010）、MOOD-HF 研究（Angermann et al. 2016）］和 CREAT 多臂试验（Lespérance et al. 2007）中，比较了西酞普兰和简短个体人际关系治疗对急性冠脉综合征后抑郁症患者的疗效，对照组患者除了常规治疗外还接受了密切随访（类似于基础心身护理）。在每项研究中，对照组患者的症状都得到了明显改善，因此留给其他特定治疗发挥效果的空间不大

鉴于既往治疗的效果不佳和上述心脏病患者的特殊问题领域，从临床医生的角度看，治疗方法必须比既往研究的方法更适应患者的特殊性，才能在心脏病患者中发挥其效果。归根结底，问题不在于治疗方法论的纯粹性，而在于其是否适合患者的个体问题。

心脏病患者心理共病接受心理动力学治疗的相关研究很少。即使是接受过心理动力学训练的研究者也明确强调，在治疗心脏病患者时应处理当前的现实，而关注过去通常被认为是无益的、不适合患者的，甚至是有害的。这与关于积极因素的现有研究一致，其中认知和共情干预、良好的治疗关系和小组凝聚力被认为是治疗成功的最重要预测因素。在临床背景下，将心理动力学、以患者为中心、心理教育和认知行为元素相结合的方法通常最适合心脏病患者的问题。了解心脏病患者的典型心理社会问题和心理动力学过程或认知过程，特别是他们经常出现的自恋脆弱性及其对治疗过程的影响（参见第 8.7.4.2 部分），以及躯体疾病和心身相互作用的特殊性，即使不是必须的，也是有帮助的。第 8.7.4

部分概述了多年来从治疗心脏病患者的实际工作中获得的框架。

德国多中心研究 SPIRR-CAD（Stepwise Psychotherapy Intervention to Reduce Risk in Coronary Artery Disease）是针对心脏病患者接受心理动力学治疗的最大规模研究，该研究调查了渐进式心理治疗在抑郁症合并冠心病患者中的效果。至少有轻度抑郁症状的患者最初接受了 3 次个体心理治疗［详见 Fritzsche et al. 2011 和治疗手册（Herrmann-Lingen et al. 2016）］。只有在抑郁症状持续存在的情况下，患者才会被邀请参加额外的 25 次小组心理治疗（每次 90 min），治疗由经验丰富且经过专门培训的心理治疗师主持。在这种专门为该患者群体设计的手册化治疗中，心理动力学基础用于特别关注负性情感体验的倾向和通常同时存在的社交抑制，即 D 型人格的两个组成部分。治疗程序还可通过纳入经验证的自我调节认知行为技术（Hook、LifeSkills；参见第 8.8 部分）以及关于冠心病的基础知识和心身关系的心理教育课程（Albus et al. 2011）来进行补充。然而，在 570 名患者中，该治疗对抑郁症状的益处很小且无统计学差异（Herrmann-Lingen et al. 2016）。亚组分析表明，这种治疗的益处（在改善抑郁症状方面）值得期待，特别是在具有 D 型人格或回避型依恋的患者中（Herrmann-Lingen et al. 2016；Söllner et al. 2018）。相比之下，作为治疗抑郁症合并心脏病患者的一般模式，SPIRR-CAD 研究似乎并未证明其价值。这并不反对心理动力学方法的作用，心理动力学方法通常有助于理解患者（参见第 8.7.4.2 部分），但它确实支持差异化的适应证，在这种情况下，对于那些由于其人格特点无法充分受益于以症状为中心的认知行为疗法或协作护理（见下文）的患者，或在合理的等待时间内无法获得这种选择的患者，提供更密集的心理动力学治疗特别有前景。

8.7.3.4 基于偏好的、渐进式和协作式治疗方法

近年来，对心脏病患者的适应性心理社会治疗或心理治疗概念的研究受到了更广泛的关注。除了狭义的心理治疗，还研究了门槛较低的干预措施，包括共同决策、心理社会咨询以及根据需要推荐抗抑郁药或特定心理治疗。特别是采用了“协作护理”的概念，根据这一概念，经过专门培训的照护管理师（如护士、社会工作者）在医学专家或心理治疗师的每周监督下，与患者和主管医生保持定期联系（会面或仅通过电话联系）。他们的任务是与患者协商治疗目标和具体步骤，明确并考虑患者的偏好和动机。在治疗过程中，照护管理师会定期监测治疗措施的效果，并在必要时根据适应性和渐进式程序提出调整治疗计划的建议。治疗责任仍由主管（全科）医生承担。然而，照护管理师可以提供自助帮助（如阅读疗法、使用互联网资源）和短期心理治疗干预，如简短的问题解决训练，或建议强化或更换药物治疗或开始定期心理治疗。这种协作治

疗方法最初是为单独治疗精神障碍而开发的，但随后也被用于心脏病患者和合并精神症状的患者。一项荟萃分析（Tully and Baumeister 2015）显示，在冠心病患者中，协作治疗方法对抑郁症的疗效与上文针对认知行为疗法的荟萃分析结果类似。同时，在焦虑症状方面也取得了初步的积极结果。一种扩展方法（“混合协作护理”）显示出更明显的效果，该方法除了减少抑郁症状并因此改善生活质量外，还旨在改善危险因素控制。在美国，这一概念在受控的研究条件下（Katon et al. 2010）和常规护理条件下（Rossom et al. 2017）均能在这两个方面带来显著改善，并已被证明具有成本效益。

因此，欧洲心脏病学会（European Society of Cardiology，ESC）的心血管疾病预防指南（Piepoli et al. 2016）建议，在治疗心脏病患者的焦虑症和抑郁症时，协作护理与心理治疗和药物治疗同等重要。来自德国的初步研究表明，（混合）协作护理模式能够成功实施。因此，未来可能会为有心理问题的心脏病患者提供量身定制的治疗选择，特别是那些心血管危险因素未得到充分控制的患者。这些治疗选择或许能够替代一些患者的特定心理治疗，并为其他患者提供更有针对性的转诊，从而解决门诊心理治疗等待时间过长的问题。然而，目前尚缺乏针对心脏病患者的大型疗效研究。德国国家慢性冠心病医疗保健指南（Bundesärztekammer et al. 2019）指出了现有的研究缺陷。

8.7.4 心脏病患者的心理治疗：理论基础和实践建议

8.7.4.1 （认知）行为疗法

Skala 等（2005）以实践为导向介绍了针对心脏病患者的认知行为疗法。他们强调，由于认知行为疗法是一种尊重、合作的方法，具有实用性、支持性和以过程为导向的特点，因此躯体疾病患者对认知行为疗法的接受度很高。其核心要素是对引发压力和自我伤害的认知进行处理和修改（参见 8.7.2.2）。这些认知包括基于扭曲认知的自动思维（“反正我对病程没有任何影响”）和条件假设（“如果心脏停搏，就是另一次心脏病发作的前兆”）。这些认知都是基于在早期生活经历中获得的核心信念（“我不值得活下去”），这些信念最初可以通过补偿行为（如过度的绩效导向）长期被压制，但在困难的生活情况下会强烈地显现出来。在治疗过程中，先逐步识别这些功能失调的认知，并通过反复的现实检验来无效化，从而逐渐改变潜在的核心信念。此外，治疗还包括教授具体的问题解决策略，如激活行为指令。

一个常见的问题是患有器质性心脏病的患者是否可以进行过度换气练习或现场暴露疗法。研究表明，暴露疗法是治疗恐惧焦虑症最有效的方法。在治疗过程中，条件性刺激与非条件性恐惧刺激之间的联系被削弱，因为预期的后果不再发生。这涉及记忆消退的皮质下过程，而这与治疗开始时的过度唤起有关，而与镇静无关。因此，对于服用苯二氮䓬类药物的焦虑症患者，暴露疗法是无效的。此外，研究表明，当在焦虑暴露期间心率显著加快时，焦虑治疗特别有效，否则可能会出现隐蔽性回避行为等。以不应使冠心病患者心率进一步加快为理由而避免暴露疗法，无异于放弃使用一种有效的治疗元素。

遗憾的是，目前还没有研究确定冠心病患者在暴露疗法期间或合并心脏病的惊恐障碍患者在惊恐情境中实际发生的心率变化。然而，基于对健康个体的心理生理学研究结果，可以推测暴露疗法是可行的，因为总体而言，暴露期间心率的增加幅度较小（平均为 10 ～ 20 次 / 分）。使用脉搏手表同时记录心率可能是有用的，这也是运动疗法和训练中的常见做法。即使脉率稍有增加，也会引发患者强烈的焦虑，或随后为了避免这种引发焦虑的刺激，患者可能会避免测量脉率。因此，心内科医生有时会担心患者过于关注自己的症状，并建议不要频繁测量。然而，这实际上助长了许多患者的回避行为。在这种情况下，行为疗法的目标是面对引发焦虑的刺激（即测量心率或血压），最初是暴露疗法，随后在适当的情境中根据时间进行调整。暴露疗法辅以认知重构方法的目的是对这些数值的微小变化进行适当评估。因此，通过脉搏手表同时记录心率的暴露疗法可以起到心理教育的作用，支持去灾难化策略（现实控制），并有助于找到最佳的暴露策略。

对于冠心病患者，进行冲击治疗（即与最强烈的恐惧刺激进行全面对抗）需要谨慎。心内科医生通常会告知这些患者哪些最大心率值不能超越（如在体能训练范围内）。这些最大心率限制同样适用于情绪压力；因此，不应给予最大程度且可能无法控制的暴露情境。此外，对于患有恶性心律失常的患者，应采用特殊的预防措施。这些患者应由临床经验丰富的心理治疗师负责，且不应在门诊环境中进行治疗，而应在医院或专门为此类患者配备的康复诊所中进行治疗。这也适用于已发展为严重心力衰竭的患者（Köllner et al. 2011）。

8.7.4.2 心脏病患者心理治疗的重点

对心脏病患者进行心理治疗对门诊或住院环境中的心理治疗师提出了特殊要求。患者的动机大多是矛盾的，他们通常是被全科医生或病房医生“送来”的，这并不符合典型的适应证条件，因为他们不适合（门诊）心理治疗。这种情况就需要医生具备高度的创造性和灵活性，特别是在开始时，一方面要建立信任关系，另一方面要与患者共同认识问题。由此形成的可持续的工作联盟是心理治疗-心理心脏病学治疗成功的先决条件，否则从一开始就会因为患者的抵触情绪而失败。特别是在门诊，患者的模糊动机（主要以症状改善为导向的目标）与缺乏足够的、合适的治疗选择之间通常存在不健康的工作联盟。

下文旨在说明如何通过心理动力学方法（及其对患者精神障碍问题的概念化）来丰富治疗内容，特别是在个体治疗中。这并不是狭义上应用心理动力学治疗理论的问题，而是扩展治疗能力，从而尽快开发出个体模型，以便对患者的症状和主诉进行心理学分类，并让患者理解。在形成假设的过程中，必然需要治疗性识别患者的无意识部分，这些部分可以在治疗对话中加以明确。在当前疾病情况的背景下，结合生活中的历史印记和经历，建立对压力性的、令人不安的现象的理解，可以减轻痛苦的压力，至少因为控制感丧失的感觉得以缓解，内在的自我疏离能力得到促进，同时自我一致性得到了增强。

以下是在心理动力学的基础上，基于反思和明确的临床经验的概念和程序。在诊断-治疗过程中，心理治疗的计划和反思可分为 4 个重点，适用于住院和门诊治疗范围：

重点Ⅰ	调整治疗态度
重点Ⅱ	诊断
重点Ⅲ	与疾病相关的现实焦虑导致的心理症状
重点Ⅳ	自恋危机和自恋脆弱性增加导致的心理症状

重点Ⅰ：调整治疗态度和基本治疗要素

精神分析理论和心理动力学治疗方法的重点是治疗关系：当移情和反移情动态成为治疗的重点时，它不仅是基础，还是治疗的方法。然而，这需要治疗师有意愿和能力修改心理动力学治疗范式（Albus et al. 2011）。为此，可以有效利用 MBT 的态度和技术。

以下是对治疗态度的具体修改建议：

- 与标准门诊心理动力学心理治疗不同，该疗法更加强调接受患者体验的主观性。"明显镜像（marked mirroring）"的干预形式发挥了重要作用。应避免通过解释无意识的冲突和矛盾，对复杂的心理状态进行草率的描述。相反，治疗师应采取无知和好奇的态度；这显然不是向患者解释他们真实的感受、想法及其意义，而是认同他们的心理体验，即使这些体验最初是不可理解的。以现象为导向的直接观察方法取代了解释。即使在表达难以承受的态度和情感时，也应优先保持共情和耐心，即使是在急诊或康复治疗过程中，由于时间紧迫，可能会让人们想迅速抓住心理动力学的核心问题。然而，邀请和鼓励患者共同进行心理动力学探索比指出患者的内心冲突更有效，因为患者的意识水平尚不足。放弃"明知故问的解释"，转而采用"谨慎探索的态度"（Fonagy and Luyten 2011，p.

939.)，治疗师更倾向于提供临时性的表述，并通过多种方法将自己作为榜样，如在讨论的情况下提供自己可能的反应方式

- 心理治疗干预的黄金法则基于两个前提：机智和时机。重要的是要记住，心理治疗工作总是在羞耻和尴尬的“红色区域”进行，处理个人的弱点和缺陷。在这种情况下，机智意味着意识到这一点，并避免过度羞辱（如通过强调善意的方式进行干预），避免任何评价，即使是微妙的评价。心理心脏共病患者有被羞辱的风险，尤其是在讨论有问题的原则和自我伤害（危险）行为的情况下。当然，有时对抗性的干预是不可避免的。然而，这些干预应尽可能与解释联系起来，同时又不免除患者改变功能失调态度和行为的责任。治疗师应传达出一种愿意认可其发展背景的治疗态度，而不是谴责患者。通常情况下，为了在治疗方面真实地提供这种理解，了解生物-心理-社会既往史非常重要
- 上述基本治疗态度的要素与对患者的目标和可能性的灵活定位相辅相成。所谓的“微小步骤”或治疗师愿意“接纳”并欣赏这些小进展，构成了治疗工作的关键起点。然而，这也意味着必须始终批判性地反思自己的自恋平衡以及对自身行为结果的要求
- 与心内科医生的合作必不可少，成功合作需要双方对对方的专业领域有基本的了解，并以相互欣赏为前提。例如，从事康复工作的心理学家或心理治疗师尤其需要掌握扎实的心脏病学基础知识。如果心理治疗师不能评估 β 受体阻滞剂的疗效和副作用，或不了解 ICD 的工作原理及与电击相关的主观体验，那么患者如何能对他们产生信任？此外，医生需要学习心理心脏病学知识，并了解心理治疗的基本原理
- 基础治疗环境的另一个重要组成部分是适当考虑治疗动机的特殊性。通常需要补充心理教育干预，让患者了解心理与躯体的相互关系。这可能使患者有效地对抗恐惧和羞耻的自我污名化（“我不仅有心脏病，而且还疯了”）。患者应了解心理共病对并发症发生率和死亡率的负面影响；然而，必须注意不要因强化模糊的恐惧而增加心理负担。详细解释压力相关的躯体过程或抑郁诱发的病理机制等，对那些在处理自己和世界的问题时习惯于以事实和具体方式为导向，而很少接触情感和关系的患者特别有帮助。应关注家庭中通常非常隐匿的心理疾病负面经历的暗示，这些暗示需要仔细探索，并揭示无意识的认同。特别是对于躯体化的患者，建议明确将心理治疗性讨论或心理治疗作为第二种治疗，不是替代方案，而是额外的治疗方案

重点Ⅱ：诊断

与各种疾病相关的诊断评估参见第 5 章。可用于筛查心脏病患者的心理社会危险因素和心理症状的问卷参见第 7 章。使用心理测量筛查工具识别有心理困扰的患者（这在许多康复机构中很常见），以及对结果的处理，都必须区别对待。在 HADS 或 PHQ 等问卷中，焦虑和抑郁评分高并不一定表明需要进行心理治疗。反之，评分低也是如此。心理治疗的适应证问题只能通过与患者单独接触来回答。建议以心理动力学为导向的治疗师使用所谓的“操作化心理动力学诊断”（operationalized psychodynamic diagnostic，OPD；Working Group OPD 2006），以便能够区分现有精神障碍的不同病因病理模式：

- 反应性或压力性病理
- 冲突性病理
- 结构性病理
- 创伤性病理

表 8.6 举例概述了最常见抑郁症状的疾病概念。有关抑郁症的内容详见第 5.7 部分。分类应考虑到流动过渡的概念；例如，中度抑郁发作在不同患者中可能基于 4 种病因病理模式中的任意一种。表 8.6 中的粗略分配大致对应于发生率。

表 8.6　心理动力学病因病理模式和不同类型的抑郁症

病因病理模式	根据 ICD-10 分类的抑郁症类型
反应性病理	适应障碍（F43.2）
	抑郁发作[a]（F32.0；F32.1）
	混合性焦虑抑郁障碍（F41.2）
冲突性病理	心境恶劣（F34.1）
	复发性抑郁症（F33）
创伤性病理	急性应激反应（F43.0）
	创伤后应激障碍（F43.1）
	持久性抑郁人格改变（F62）
结构性病理	与显著人格特质（F73.1）或人格障碍（F60、F61）相关的抑郁症状

[a] 心脏病患者的适应障碍通常表现为抑郁发作。因此，应将其编码为抑郁发作，并在病因学上将其归类为反应性病理模式。然而，抑郁发作也可能基于其他病理机制（如与冲突性病因、创伤后遗症或结构性障碍相关）。

对这类患者的仔细诊断还可能包括神经心理学测试，以检测和量化心理机能损伤的程度，如在心肺复苏后或严重心力衰竭的相关情况下。成功的防御和能够减轻心理压力的应对过程需要基本完好的大脑整合能力；即使是注意力、记忆和专注力的轻微障碍也会严重阻碍复杂的内心处理过程。图 8.1 以焦虑为例，说明了在患者意识到和报告的心理困扰中的不同致病因素之间可能存在的相互作用，这些因素最初完全交织在一起。在对话中对焦虑的各种来源进行区分，所涉及的不仅是诊断信息；它已经产生了治疗效果，因为它增强了患者在情感上与自己保持距离的能力，并增强了主观控制感。

表 8.7 概述了 4 种致病因素及其对应的 ICD-10 诊断编码，并列举了典型案例。

应注意仔细区分压力相关的反应性病理模式和创伤性病理模式，这通常并不容易，因为创伤性事件相关疾病需要采用非常特殊的治疗方法（参见第 5.6 部分）。

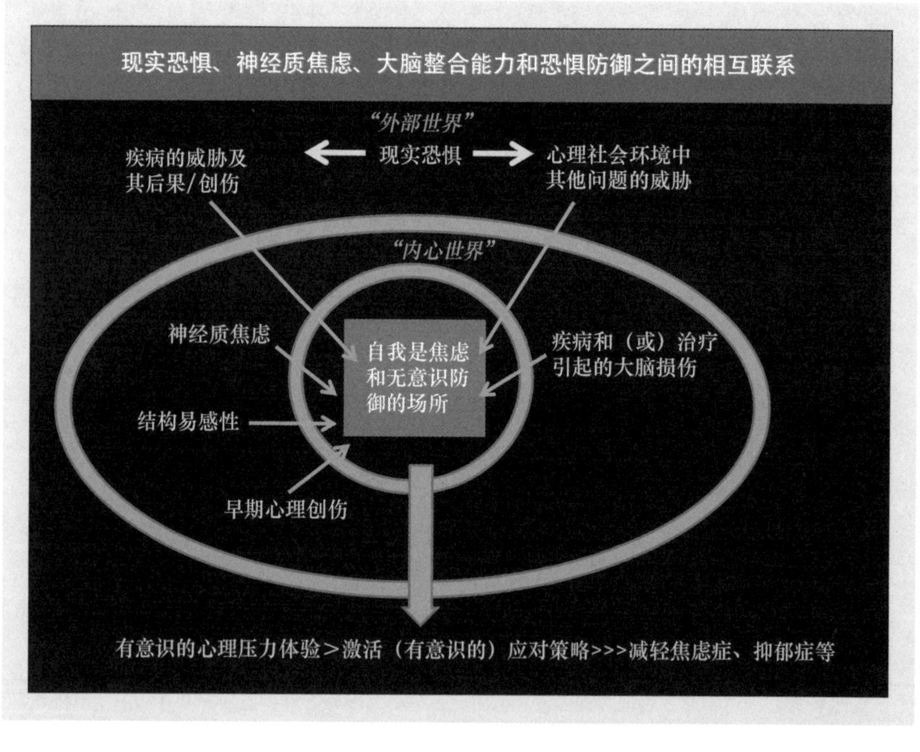

图 8.1 现实恐惧、神经质焦虑、大脑整合能力和恐惧防御之间的相互联系

表 8.7　不同的心理病理因素及其相关的 ICD-10 编码

重要的致病因素	典型案例	ICD-10 诊断
当前与疾病和（或）心理社会有关的压力	担心病情恶化，担心因身体恢复能力下降而失业	F43.2
		F32.0
		F32.1
急性心理创伤	ICD 电击；心肺复苏；目睹室友死亡	F43.0
既往与疾病相关的创伤以及由躯体暴力和（或）性暴力造成的创伤	通过在急性事件或介入治疗中的无能为力来重新认识创伤经历	F43.1
内心（神经质）冲突处理不当导致的心理脆弱性增加	对依赖性的无意识恐惧；因丧失不可战胜的想法而出现自尊危机和身份威胁	F32
		F33
		F40
		F45
心理结构的功能受损	情感感知、分化和表达方面出现障碍；自尊调节不稳定	F60
		Z73.1

重点Ⅲ：与疾病相关的现实焦虑导致的心理症状

如果在诊断过程中，患者的症状被评估为以反应性病理模式为主，那么首要任务是为患者提供足够的机会来表达他们的焦虑。如果能将弥漫性紧张、心理和生理的高度兴奋状态，以及非特异性易怒和不满情绪识别并命名为焦虑（通常是死亡焦虑）的“衍生物”，则会对治疗有所帮助。这些混乱的、不确定的内心状态不具备分化情感的特质，需要一个合适的“挂钩”把它们“挂住”。这种情境化（即情感的识别以及情感与想象的结合）是第一个重要的治疗步骤。由于许多患者在这方面缺乏实践，且通常不具备必要的心智化能力（即主要以等价模式进行思考和感受），他们会低估心脏事件的主观重要性或威胁。事实上，除了躯体层面，心脏病还存在主观的心理层面，因此心脏病发作代表了一种“传记断裂（biographical rupture）”（Jordan and Bardé 2011），许多患者并没有意识到这一点，但这通常可以解释深层次的焦虑感。在这种情况下，MBT 的明显镜像治疗干预是首选方法。患者的情感状态在治疗过程中会被共情地接纳，但同时治疗师自身的某些情感状态也被加入其中。采取并表达“两者兼而有之”的态度是有用的，即承认现实威胁的存在，但同时指出，治疗对话的目的是在客观存在威胁的情况下，发展出令人满意的生活的可能性。应对一定程度的焦虑并与之共存是患者必须面对的挑战。时间并不能抚平所有创伤，患者通常认为对其情感的认可要比“会好起来的”这种表面的安慰和尝试更有帮助。应对过程中的一个重要阶段是“忧虑工作”。这与人们更熟悉的悲伤工作概念类似，使得谈论恐惧更加合理，尤其是对于那些非常理性和以事实为导向的患者。通常这也是为了补偿焦虑，如当患者觉得需要反复谈论心脏病发作时的情境和（或）经历时。受损心肌组织的愈合通常快于心理威胁经历的愈合。

应检查患者的防御机制，以了解其适应性；因此，需要区分对现实的否认和对情感的否认。对现实的否认会导致依从性差，从而通过功能失调行为使自己处于危险之中。没有躯体化症状或行为异常的稳定的情感否认本身并非病态，但通常对治疗师的接受和容忍度提出了很高的要求。必须将适当的应对机制具体化，如使用放松和转移注意力的技巧及利用社会支持，并加强其减轻焦虑的功能。对于心理治疗无法充分控制的严重焦虑状态，建议进行药物治疗（参见第 5.6 至 5.8 部分）。

重点Ⅳ：自恋危机和自恋脆弱性增加导致的心理症状

下列指导原则描述了诊断-治疗方法的概念：“从心理动力学角度理解，然后以患者和环境为导向进行干预”（Boll-Klatt 2005）。参考精神分析治疗的基本理论概念是反思和理解患者资料的良好起点。考虑理论背景具有“第三方”的功能，其通常可以防止患者陷入塑造治疗关系的冲突性移情-反移情动态中。精神分析对自恋、自恋危机、人格特质和自恋型人格障碍的解释提供了有益的理论背景，尤其是对于治疗 40 ～ 70 岁的男性冠心病患者。

附：自恋性病理

尽管冠心病患者并不比其他疾病患者在心理上更具有同质性——在心身医学中，特异性假设通常被证明是不成立的，但 60 多年来的精神分析研究一再表明，这些患者存在自恋性病理的共同线索，即自尊调节缺失和自尊受到威胁，需要得到补偿（Bardé and Jordan 2003）。由失望、愤怒、攻击性和抑郁组成的复杂症状在文献中一直被描述为这些患者心理问题的核心，应在自恋性自我调节缺失的背景下加以理解。在心脏病发作后出现的抑郁症中，可以观察到一种基于疾病发作前过程的现象（Hahn and Leisner 1970；Hahn 1971；Ohlmeier 1989）。任何一种病态自恋都会带来抑郁症的巨大风险，即当自尊受到伤害时，而这在日常生活中几乎是不可避免的。从精神分析研究的发现中，还可以将其与病态压力发展的实证研究模型联系起来。需求控制模型（Karasek et al. 1981）和职业满足感危机模型（Siegrist 1996）都可以被解释为，屈辱的主观体验是一个重要的病理因素。相关文献中描述的危险因素包括过度付出的意愿、高估自己的能力且需要声望和认可、倾向于承担较高的职业要求（即使对任务的控制能力很差且决策空间小)。这些努力可以被理解为患者在无意识的情况下尽可能避免体验屈辱，并通过成就认可来稳定其不稳定的自尊。Langosch(1989)为此创造了一个贴切的术语——补偿性成就行为。这种高度关注通过成就和被认可来调节自尊的行为，往往以牺牲人际关系(建立和维持)为代价。因此，缺乏稳定的社会支持、工作中缺乏信任关系、伴侣关系紧张，均与这一概念相吻合。应明确，以下内容并不假设冠心病患者有任何程度的自恋型人格障碍；没有实证证据支持这一点。对以心理动力学为导向的心理治疗师来说，D 型人格(参见第 5.1 部分)可观察到的特征在多大程度上能与自恋联系起来，这无疑是一个有趣的问题。Moersch 等(1980)的研究结果及多年的临床经验表明，了解自恋型人格病理的基本特征及其心理动力学，以及识别和诊断自恋危机和人格特质的能力，可以显著提高心理治疗能力，以应对这类通常相当棘手的患者群体。如果对自恋进行中性定义(Pulver 1970)，则最初是指心理兴趣集中于自我。然而，自恋者形成关系的特殊形式(即在关系中的以自我为中心)在这里丢失了。维护积极自我形象的动机决定了自恋患者的人际关系(Stolorow 1975)。许多实证诊断性研究试图制定稳定且可推广的标准来区分自恋型人格特质(Ronningstam and Gunderson 1996)。在不同的观察者评估程序中，自大体验被证明是这一疾病概念的核心特征。它由一系列不切实际的信念组成，这些信念使患者认为自己是优越的、独特的，认为自己有独特的才能和能力，认为自己是无敌的、没有局限性的。这些信念主要表现在自大的幻想中。与自大有关的具体态度、需求和行为包括对关注和钦佩的需求、对优待的要求或期望，以及对他人的敌对、怀疑和嫉妒(Kernberg 1996)。这不是直接可观察行为的操作化。上述认知和情感特征通常只有在有针对性的访谈中，甚至是在多次治疗过程中，才会被经验丰富的医生发现。冠心病患者给人的第一印象通常是社交能力强、爱开玩笑和孩子气。因此，传统研究中很少讨论自恋性病理，这一事实必须在门诊和康复机构的治疗时间短的背景下来加以看待。此外，这些特质本身并不需要治疗，它们在很大程度上是自我协调的，通常是职业和社会成功的基础。

然而，上文的描述没有公正地反映自恋表现的异质性。Hartmann(2006)认为，自恋障碍存在一个连续的谱系，范围从所谓的不受干扰的极端自恋者到过度警觉且敏感的自恋者。隐匿的、脆弱的自恋型人格倾向于在与人接触时表现为害羞和在表面上关心对话者，但内心却沉浸在自恋幻想中，同时密切观察环境中可能存在的批评。他们高度敏感，极易感到被冒犯，并会产生强烈的羞辱感和贬低感。由于他们通常表现得相当拘谨和谦虚，更喜欢将注意力引向他人而非自己，因此他们在自尊体系中的自恋脆弱性经常被低估。在“规定的”压力管理课程(如康复治疗过程)中，可以看到典型的潜在冒犯情境。例如，如果发挥补偿性功能的过度表现行为被过早识别和命名，患者会感到自尊受到伤害。这些患者与那些公开表现出自恋特征的患者不同，后者会激烈反驳，必要时还会直接批评心理治疗小组的领导，而这些患者则会退缩，通常只在私下间接表达他们的贬低感，并被动地拒绝进一步参与。

为了巩固对这些现象的理解，值得研究一下自恋的心理动力学。Steiner（2006）专注于“看见”和“被看见”。研究者指出，自恋患者需要心理避难所来保护自己免受痛苦的焦虑和难以忍受的心理痛苦。如果放弃这些避难所，让自己暴露在“被看见”的体验中，那么羞耻、嫉妒、迫害性羞辱和尴尬就会潜伏起来。患者对羞辱的恐惧与其观察和羞辱他人的倾向直接相关。愤慨被用来抵御羞耻感和无价值感。羞耻感的范围从耻辱、羞辱和羞耻到较轻微的感觉（如害羞、抑制感和尴尬）。自恋者对现实中具有威胁性的方面视而不见；表面上承认现实，暗地里却否认现实（Kohrs 2018b）。例如，患者在接受监督训练期间会遵守规定的体力耐力极限，但在非治疗时间内会进行至少 2 倍体力消耗的散步，然后自豪地向心理治疗师报告这一情况。

Hohage（2004）将自恋障碍患者的主要特征总结为以下 4 点：

- 缺乏内核，反而高估自我、贬低他人
- 对提升自尊现象的选择性感知
- 无视时间和短暂性
- 自恋型关系模式，以保护自己免受羞辱

自恋型关系模式并不意味着无法建立关系，而是自我形象或维护自我形象始终占主导地位。人际关系的目的是确认这种自我形象，其他人或多或少是可以互换的。这也与心理治疗对话中的某些行为有关，即当患者“偷走”治疗师的知识时。对准确的治疗性解释和诠释的典型评论是“我也是这么想的”或“我就知道你会这么说”。这种幻想中的独立性范围可从摆脱负面人际关系体验到完全自立。

在治疗方面，针对 3 种自恋情况采用不同的治疗方法非常重要：

- 自恋型人格障碍的治疗
- 自恋危机的治疗
- 显著自恋型人格特质的治疗

每一种严重疾病都需要重新审视生活的各个领域，并意味着在重新评估自我形象、能力和生活前景与内容方面的挑战：“每种疾病都代表一种自恋羞辱；它打破了看似自然的无敌感和全能感”（Schüβler 1998，p. 383）。如下文所述，自恋危机的概念已被证明可用于心理心脏病学治疗。

自恋危机与特定的人格特质无关，但在自恋患者中更为常见。根据 Hohage 的观点，自恋危机会导致一种特殊形式的抑郁症，其特点是无意义感、空虚感和无助感。这种情况会发展为伴有已知症状的全面抑郁发作。即使是知识渊博的操作化心理动力学诊断（OPD）治疗师，判断症状是源于心理冲突现实化的冲突性病理还是结构性病理也并非易事。冲突性和结构性并不是对立的，而是相辅相成的。因此，患者可能已经满足自尊冲突的 OPD 标准，但同时也可能存在心理结构的功能障碍，表现为自尊调节缺陷，特别是对内在和外在事物的依恋方面。然而，自恋危机的特征最初通常完全没有被察觉，因为其他症状（如躯体化、弥漫性紧张、自主神经症状和焦虑症状）掩盖了典型的抑郁和敌对情绪。在冠心病患者中，躯体化症状常会导致新的心脏病学诊断，需要采取侵入性措施的情况并不少见，或至少是用药方案的改变。

理解自恋危机的理论背景特别适合在（心脏）疾病发展过程中的心理及心理社会危险因素与疾病的心理后果之间建立联系，“自我梗死（ego infarction）”（Hackett et al. 1968）一词恰当地描述了这些后果。这可以通俗地概括为羞辱使人患病，而疾病意味着羞辱。

作为医生应该明确，不仅疾病本身会强烈地动摇自尊体系，而且为了二级预防，医生会不断让患者面对其先前不适当的生活方式，使他们经历不安全感和羞辱。这种动摇对破坏依从性的影响不容低估。当然，这并不意味着要避免这些必要的对抗，而是要反思并在必要时解决改变生活方式咨询可能产生的动摇自尊的影响。

以患者和环境为导向的干预

以环境为导向是指干预措施应与疾病的病程阶段、诊疗环境和预期的治疗剂量相协调。试验中的治疗干预通常在心脏事件发生后的 6 个月内开始。疾病的急性表现与心理心脏病学干预之间的时间越短，身体完整性或生命威胁的真实体验对治疗的影响就越大。重点是疾病应对、重新融入社会和支持，以及对社会关系的积极影响。Bardé 和 Jordan（2003）创造了“创伤性情境主题”这一术语，用以指患者对疾病意义的主观归因。他们认为，心脏事件（如心脏病发作）是符合创伤事件特征的事件。然而，创伤并不会凌驾于心理动力学之上，也就是说，创伤或创伤相关症状的形成是否发生，很少取决于实际急性危险的程度，而更多取决于人格的印记、心理结构的功能、创伤事件的背景因素及可能的既往创伤经历。

由既往经历决定的无意识冲突可能以内在欲望的对立形式存在，如在对亲近的愿望和保持距离的愿望之间、在对关怀的需求和自立的需求之间、在对支配或服从的需求之间，以及在自我价值和身份认同方面（Arbeitskreis OPD 2006），这些冲突对疾病的处理有决定性的影响，心理结构的特征和缺陷也是如此。如前所述，死亡焦虑不仅来自于对躯体存在的威胁，还源于对心理存在的威胁，而这种焦虑越明显，人格中的自恋特征就越突出。对躯体完整性的损害被视为对人格完整性的严重损害，如果患者过去的自我认知中充满了“无敌”或“无可摧毁”的信念，那么躯体损伤不仅是生理上的问题，更会被看作是对个人完整性的严重破坏，且处理这种损害时的情感反应也会更加剧烈。在心理治疗对话中，经常可以发现以下对疾病意义的归因，这些归因最初大多是前意识或无意识的，很容易与 OPD 定义的心理冲突联系起来；它们对自尊或自恋系统的调节有直接影响：

- 破坏对完整性和无敌的幻想
- 失去控制（“无法控制身体”）
- 质疑或破坏未来计划
- 暴露自己的弱点，特别是在与更新无意识认同相关的方面，尤其是心脏事件发生与近亲发生时年龄相同的情况下
- 失去自立（也包括塑造自己的生活方式），害怕依赖他人
- 实现对亲密、被动和关怀的渴望，同时又害怕情感上的亲密
- 失去地位和声望，经济损失作为存在价值的贬值（Bardé and Jordan 2003）

对一个或多个创伤性情境主题进行有意识地感知和解释，并将其识别为自恋危机的触发因素，是为患者提供心理症状解释模型的重要前提。通过仔细暴露自恋人格特质的功能失调方面，患者有机会放松“自我”的一致性，并认识到自恋危机的易感性增加。总体目标是增强自恋调节能力，以减少在自大全能和自大虚无之间的波动。从中长期来看，目标是发展一种“介于两者之间”的状态，并为患者开辟心理上的可能性，从而哀悼现实和预期的损失。这种将疾病愈合纳入生命史的过程将伴随着自我概念的改变。如果患者在这种意义上扩展了主观的躯体–心理概念，他们就更有可能获得门诊治疗。

自恋性病理的相关理论知识为心理治疗师提供了一个可靠的“外部支持”，从而避免陷入与这些患者的问题关系中或由此产生的复杂移情和反移情动态变化（Boll-Klatt 2005；Herrmann-Lingen 2005）。这尤其包括处理自恋脆弱性，以情感高度分裂来防御焦虑，并倾向于以事实为导向，经常退回到躯体症状的所谓客观性。患者的理想化和贬低倾向使得心理治疗师和治疗躯体疾病的医生都需要进行自恋调节，这种调节不易受到干扰。对贬低的容忍度高、在心理动力学背景下反复理解这些患者的深层恐惧和羞耻（通常也包括嫉妒），以及患者敏感感知和反思自己自恋满足欲望的能力，已经被证明了其价值。

第 8.7.2.1 部分介绍了 MBT 相关内容。以下关于干预技术的具体建议也是基于 Hohage 对自恋危机和自恋型人格的治疗所提出的（2004）。

识别危机和治疗需求。对治疗方法高度透明被证明是有效的。这涉及到使用远离“自我”的干预措施，如通过报告研究结果，最初为患者创造一个框架，

使他们能够保持主观上的控制感。因此，许多患者与治疗师的关系最初是由他们对躯体的强烈关注所塑造的。治疗师的重点不是患者个人，而是他们对心脏参数和心脏病学干预的客观描述。这些应该在控制努力和潜在恐惧的背景下加以理解，既不能草率地将其病理化为躯体病变，也不能解释为缺乏心理治疗需求的征象。特别是在心理治疗的开始阶段，客观、冷静地对待心理现象，提供信息以丰富患者的知识，可以营造出一种协商的氛围，这远比试图创造一个过于情绪化的氛围更有利。

危机管理。采用上述策略的目的是承认患者的困境，而不是让他们采取破坏性的激进方法，通常的做法是淡化问题或不切实际地提及患者自身的自主性。有关心肌梗死后抑郁症相对稳定性的研究结果截然不同。在职业和私人领域的失败和挫折，如果可以证明，则应该被承认，而不是被掩饰或安慰。相反，建议明确地邀请患者对其问题进行冷静的复盘，并明确指出失败带来的痛苦。如果可能，应与患者一起识别"失望背后的欺骗"。在这种情况下，利用遗传学解释回顾患者的生活史也是非常有用的，这可以让患者了解自己，而不是评判自己。对问题行为或功能失调的态度进行心理动力学治疗通常会使患者的情感得到缓解，并增强患者对自身的兴趣。因此，即使在这种更具对抗性的工作中，也不会丧失欣赏和共情。然而，同情和帮助的态度需要特别克制。在任何情况下都应避免中"上"与"下"的梯度式关系，因为这总会让人感到尴尬。我们应意识到，即使是一些被治疗师认为是特别具有共情作用的干预措施，也可能对患者幻想中的独立性构成威胁。如果是这样，他们只能通过情感隔离来维持他们的退缩。共情（可以理解为同情）是必要的，但任何治疗干预都需要对上述现象有更广泛的共情，包括与心理动力学相关的方面。例如，应避免治疗师出于善意的安慰或关切，因为这与权力不平衡有关。此外，使用治疗模型功能是有意义的，这也是MBT所推荐的。通过自我反省的方法示例，治疗师可以帮助患者激活自己的心理内在世界，如通过使用选择性认同，类似于以下内容："如果我想象我的老板这样对我说，我想我会非常失望和愤怒"。另一种合适的治疗工具是按以下思路讲述短故事："周末，我在一本专业书中读到了一位患者的病例报告，他的情况是这样的"。

认可和赞赏患者的生活成就

治疗师不应过快地将患者对工作和成就的强调或过分强调解释为补偿性成就行为或对根深蒂固的自恋缺陷的补偿。相反，治疗师应能够明确地认可患者的生活成就。越是能从患者的生活史和内在心理结构的角度来理解其成就，这种做法就越有可能成功。"补偿性成就行为"是指在早期生活史中必须克服某种缺陷或压倒性的、病理性的冲突状况。只有在成年生活中，一种极有必要的保护性策略，有时甚至是心理性的生存策略（大多起源于童年）才会发展为心理和生理风险。一些治疗师发现，中立地接受被高估的自我伟大观念极其困难，尤其是在表现方面，并且不过早地对其提出质疑。生物学视角有助于让治疗师更多地感受到对患者生活成就的尊敬和赞赏，这不是对过度强调职业成功的认可，而是对其背后表现出的努力精神的尊重，即在不利的起始条件下，依然努力实现生活目标。工作和成就来命名心理治疗措施被证明是有用的，如强调精确分析的必要性，或明确将应对疾病标记为患者的工作。

资源导向。

对于心理治疗（不仅是冠心病患者），患者感知到的资源尤为重要，因为这些资源与患者对自我形象的更积极感知有关。为此，可以讨论和激活患者在先前危机（如其他疾病）中已成功使用的应对策略，并加强当前的应对技能。此外，在发生躯体疾病之前存在的潜力（如兴趣、社会交往）也会被识别出来，并评估其当前的适用性。不应低估患者自恋满足感的程度，这与患者所报告的早期生活危机的掌控相关。在大多数患者中，资源来自于伙伴关系和家庭。即使迄今为止他们的人际关系主要遵循自恋模式，但许多患者在生病的情况下感受到配偶和（或）子女的关爱和同情，也会使他们在情感上深受触动。通常只有这种情感冲击才能为改变关系和依恋创造先决条件，使其具有更大的空间和意义。

8.8 行为矫正、压力管理和放松技巧

在行为疗法的基础上，行为医学在近几十年得到了发展。这并不是狭义上的心理治疗；然而，从（认知）行为疗法中获得的知识和技术被用来教授和实践促进健康的行为，或改变患者或具有行为依赖性危险因素的个体的不良健康行为。因此，行为医学利用学习理论的知识来帮助人们建立促进健康的行为，从而为医学服务（Köllner and Broda 2005），所以非常适合应用于基础心身护理。行为医学概念在心脏康复和预防方面的医疗实践中最为常见，但在任何需要支持患者改变健康行为的方面都有其应用价值（Albus et al. 2018）。

8.8.1 行为矫正的原则和作用

Interheart 研究（Yusuf et al. 2004）表明，9 个可改变的危险因素导致了 90% 的急性心肌梗死风险。每个危险因素的权重各不相同，其中血脂水平升高、吸烟、心理社会压力和糖尿病的风险增加最为显著。如今，在研究层面上已有明确证据表明，生活方式和行为矫正在一级和二级预防中具有重要意义。

人们对风险行为影响心脏病发病率和死亡率的机制也有了更多的了解。在一篇综述中，Kolenda（2003）展示了心脏事件后的患者可以通过运动、戒烟和恢复血脂正常水平，达到与介入心脏病学和心脏外科手术相同甚至更好的效果。最著名且最具影响力的冠心病患者多模式行为矫正方法是在旧金山生活方式心脏试验（San Francisco Lifestyle Heart Trial）中测试的，简称 Ornish 方法（Ornish 1999）。这项全面改变生活方式的计划为期 1 年，总时长为 288 h，共 72 次预约。除了行为疗法外，还包括联合耐力训练、放松训练和营养咨询。通过这种方式实现的持续行为改变不仅能预防心脏病学干预和心脏外科手术，还能逆转冠心病（Ornish et al. 1998），这一结果引起了广泛关注，并引发了热烈且有时非常有争议的讨论。Rugulies 和 Siegrist（1999）在德国开展了改良的 Ornish 方法，结果显示干预组的健康相关行为在 1 年后发生了全面改变。然而，这些复杂且长期的干预无法与改变生活方式和行为矫正方法相提并论，后者可以在时间有限（3 ～ 4 周）的住院康复阶段实施（参见第 8.4 部分）。吸烟的例子很好地说明了住院干预的局限性：在住院期间，80% ～ 90% 的吸烟者能成功戒烟。然而，6 个月或 1 年后，戒烟率会下降。根据不同研究和所用的方法（CO_2 测量 *vs.* 自我报告），永久戒烟者的比例为 55% ～ 75%。尽管如此，这一比例仍然明显高于典型的门诊戒烟服务。

因此，德国为门诊患者制定了康复后护理计划，并在某些情况下成功进行了测试，目的是稳定在家庭环境中取得的康复成果。由护士协调的护理服务也能改善健康行为和生活质量，特别是在心力衰竭患者中。在美国，用于抑郁症治疗的“协作护理”模式（参见第 8.7 部分）已成功扩展到包括危险因素控制的行为部分（“混合协作护理”）。

然而，一级和二级预防措施的有效性也受限于患者在医院治疗或康复后回到的环境不一定有利于健康。在这方面，重要的是不仅要关注行为预防，还要关注结构性预防（如禁烟、工作场所的健康饮食），并在有关这些话题的公共讨论中贡献医学和心理治疗方面的专业知识。

原则上，欧洲心血管预防指南（Piepoli et al. 2016）建议由多专业团队（即除医生外，还包括运动治疗师、营养师、心理学家等）采用认知行为策略来支持患者改变行为。对于冠心病高风险的患者，推荐使用多模式计划。根据 Piepoli 等（2016）的研究，持续时间较长的计划在维持行为改变和预后方面具有更好的长期效果。对于某些目标群体（如低社会经济地位），特定的定制概念可能是有用的。

沟通、动机与策略

WHO 使用“依从性（adherence）”一词来指人们在服药、遵循饮食建议等方面的行为与医生先前的建议相一致的程度。与“服从性（compliance）”不同，依从性要求患者认同医生的指示。这尤其意味着，如果要影响行为改变的动机和长期维持，就必须在医生和患者之间建立伙伴关系。医生与患者之间应进行相互尊重的沟通；沟通内容在许多方面与心理治疗的内容一致。特别是在处理与行为直接相关的危险因素（吸烟、不良饮食习惯、缺乏运动）时，应避免任何对抗性、道德化或污名化的争论，因为这会使患者感到羞耻，并立即在关系中形成上下级。以事实为基础、冷静地指出患者的个人风险，并强调开始改变的必要性，这与基于伙伴关系的基本共情态度并不矛盾。承认患者的内在动机、感受和认知，并传达对患者主观现实的这些部分的理解，这并不等于赞同或肯定功能失调的风险行为。然而，明确、巧妙地要求患者改变其风险生活方式，必须始终基于尊重患者意愿的前提。逼迫、胁迫和劝说绝对不适合作为实现依从性的讨论策略。

特别是那些需要持续改变行为并因此需要患者支持的干预措施，应由医生和患者本着共同决策的原则进行协商并达成一致。德国国家冠心病指南建议共同做出治疗决策，以促进依从性，并将以下内容作为核心要素：

- 指出尚未做出治疗决策，并提出共同决策的建议
- 提供关于不同治疗方案及其利弊的可理解信息
- 积极询问患者的理解情况
- 记录患者的期望、目标和决策偏好
- 达成具体治疗计划的共识（Bundesärztekammer et al. 2019）

许多社会学和认知心理学理论及研究表明，自我效能（self-efficacy）（Bandura 1997）是任何长期行为改变的核心。这种相信自己有能力执行已改变的、自我选择的行为的信念，被认为是干预措施与实际改变结果之间的调节因素。提升和维持自我效能始终需要对先前的失败进行仔细分析，因为这些失败会影响自我效能，进而促进新的负面体验。

行为科学的研究结果和对有效生活方式改变的分析表明，有效的干预措施和改变计划具有以下 8 个特点（Burell and Lindahl 2007）：

1. 现实性

新的行为必须易于执行并融入日常生活。

2. 逐步改变

必须设定极有可能实现的现实目标。目标设定与系统的自我观察相结合，是实现积极结果的决定性“工具”。

3. 重复

每种新行为都应足够频繁地重复进行。

4. 展现长远视角

5. 反馈

应创造机会定期讨论成功和挫折，并反思其原因。

6. 预防复发

应预测未来对维持新生活方式的威胁和风险，并制订成功应对这些威胁和风险的策略。

7. 自我效能

在个性化的一对一咨询和小组项目中系统地实施上述策略，有助于提高自我效能，从而增加成功的机会。

8. 社会支持

新的行为通常很晚才会显现奖励效应。个体需要很长时间才能通过促进健康的生活习惯而感觉良好。因此，在改变过程的初期，医生及亲友的支持是不可或缺的。

在支持改变生活方式和行为的过程中，医患关系和沟通尤为重要。当前的心脏病学指南（Piepoli et al. 2016；Bundesärztekammer et al. 2019）对这方面提供了具体建议（参见第 5.2 部分）。

关于医患沟通策略（不仅适用于行为医学）的实用介绍详见参考文献（Jünger 2018；Koerfer and Albus 2018）。

8.8.2　生活方式改变——以戒烟为例

下文将以戒烟为例，介绍支持患者改变生活方式的基本原则和技术，如改变阶段模型或动机访谈。之所以选择这种方式进行介绍，是因为在具体应用中介绍这些策略比抽象介绍更能说明问题。此外，吸烟是可以通过行为改变来影响的最强单一危险因素。因此，戒烟可以显著降低死亡率（AWMF 2021）。

原则上，这里介绍的策略适用于支持任何类型的行为改变，包括运动和耐力训练的动机、饮食改变、遵医嘱用药等。

一个有用的框架理论是 Prochaska 和 Di Clemente 提出的改变阶段模型，又称跨理论模型（Prochaska et al. 1992）。在该模型中，改变准备共分为 5 个阶段：①前意向阶段；②意向阶段；③准备阶段；④行动阶段；⑤维持阶段。这里以戒烟为例来介绍该阶段模型，但它同样适用于所有其他行为改变过程（如减重、耐力训练）。

根据阶段模型，咨询的目标始终是帮助患者进入下一个阶段，而不一定是立即戒烟。尽管立即戒烟（又称戒断法）是许多吸烟者首选的方法，并被宣传为戒除尼古丁的唯一方法，但许多人并未能实现戒烟。应激励这些患者放弃“非此即彼”的思维方式，并本着“亦此亦彼”的精神循序渐进地戒烟。仔细诊断患者的改变准备阶段是有帮助的。处于前意向阶段的患者不太可能仅通过一次简短访谈就实现长期稳定的戒烟。不同阶段需要特定的干预策略（表8.8）。

表 8.8 根据改变进程的不同阶段采取的干预措施

改变阶段	说明	可能的干预措施
前意向阶段	粗心大意阶段，没有意识到问题的存在	制造矛盾，如提出有理有据的戒烟或减重建议
意向阶段	改变阶段，认识到自身问题和自身缺陷，首次衡量改变的成本效益	动机访谈、心理教育
准备阶段	感知替代方案，计划改变	动机访谈、心理教育、基于 CBT 的行为改变干预
行动阶段	使用替代行为	基于 CBT 的行为改变干预
维持阶段	扩大、更新、稳定变化	基于 CBT 的行为改变干预
复发	应对复发	预测复发的可能性及应对策略应成为 CBT 干预的一部分，主动与治疗师保持联系

引自 Kraft and Köllner（2012）。

关于预防复发（即回到模型的早期阶段）的讨论，是改变过程的一部分。在每个阶段，都要帮助患者改变其内在和外在状况，而不是强迫和坚持改变。

除了改变阶段模型，动机访谈（Miller and Rollnick 2004）也是支持人们改变行为的非常有用的概念。在成瘾咨询领域，研究表明治疗师的行为对治疗的成功有很大影响。虽然共情与高成功率相关，但治疗师的指令性和评判性行为会导致更多的治疗失败和治疗中断。如何能不带有专制和评判性地帮助患者改变不良行为是 Miller 和 Rollnick 思考的出发点。基于谈话疗法，他们开发了动机访谈。他们指出，与以客户为中心的谈话疗法不同，动机访谈旨在解决有利于改变的矛盾心态。以客户为中心的谈话疗法的纯自我探索性质适用于其他目的。然而，动机访谈明确旨在“解放”个体，帮助他们解决矛盾心态，迈向积极的行为改变（Miller and Rollnick 2004）。

矛盾心态是动机访谈中的关键概念。对大多数人来说，改变过程伴随着矛盾心态，因为他们：

- 不想放弃当前情况的积极方面
- 不愿接受改变的负面影响，或对目标状态没有概念
- 认识到需要改变，但不相信自己能做到

如果医生在谈话中立即站在支持改变的一方，就会使患者不得不为现状辩护。常见的说法是“是的，但是……”，如“我知道需要多运动，但我不知道如

何将其融入我的日常生活”。在这种情况下，患者承认行为改变是有意义的，但还没有紧迫到愿意改变作息时间的程度。如果此时治疗师提出改变的紧迫性理由（“想想健康风险……！”），患者很可能会提出更多阻碍改变的理由。然而，由于在争论中积极呈现的认知模式通常会变得根深蒂固，这种对话可能导致问题行为固化，改变的意愿也会降低。

因此，动机访谈的目的是通过提出适当的问题并对答案进行反思，使患者认识到并表达当前行为与其基本目标和价值观之间的差异。换句话说，就是要诱导患者进行“改变谈话”，以增强其改变的动机。治疗师承认患者的矛盾心态是改变过程中的必要组成部分，并且不对其进行负面评价。激发改变动机的问题包括：

- 想象一下，如果有一天您真的戒烟了，那么您这样做的个人理由是什么？
- 如果您不做任何改变并继续吸烟，您的个人风险可能是什么？
- 如果您戒烟了，您可能会有哪些短期和长期的改善？

当患者不相信自己能够采取必要的改变措施时，动机也会受阻。在这种情况下，治疗师不应一开始就采取“自信”的立场，而是通过提出适当的问题（“到目前为止，您是如何应对生活中的改变的？”“您有没有成功应对困难情况的例子？”或“您认为需要什么才能做到这一点？”）来引导患者进行“信心谈话”，即让他们自己论证自己可以应对改变。因此，其目标是激发资源。表 8.9 和表 8.10 中展示的“5A”和“5R”咨询策略（Fiore and Baker 2011）也是基于动机访谈策略。

稳定的吸烟者不应被迫尝试戒烟。相反，根据“5R”策略（表 8.10）进行动机访谈，可能会在下次咨询时有所帮助。通过这些动机访谈策略，患者可进入矛盾吸烟者阶段。

在日常临床实践中，阶梯模型也成功地应用于团体戒烟项目。它通常与改良的标准化戒烟项目相结合，如自助项目“6 周戒烟”（Arbeitskreis Raucherentwöhnung 1997）或 Batra 和 Buchbrenner（2004）的治疗指南。所有这些项目都遵循上述原则。德国当前的 S3 烟草滥用指南强调，虽然团体项目在帮助患者实现尼古丁戒断方面比不干预或自助项目更有效，但团体治疗对吸烟者来说并不比密集的个人咨询更有效。近年来，尼古丁替代疗法发挥了越来越重要的作用。尼古丁贴片和尼古丁口香糖尤其值得一提。与安慰剂组相比，其效果显著但临床意义不大。尼古丁躯体依赖的吸烟者特别受益于尼古丁替代治疗。使用 Fagerström 测试量表可以轻松检测是否存在躯体依赖。心肌梗死后和近期发生脑血管事件的患者需慎用尼古丁替代治疗。快速释放相对高浓度的尼古丁可能引发严重的心律失常和急性冠脉综合征。如果基于指南的尼古丁替代治疗未能成功，现行指南（AWMF 2021）推荐使用抗抑郁药安非他酮或部分尼

表 8.9 针对吸烟史和培养戒烟动机的“5A”简短干预措施

询问吸烟情况（Ask about tobacco use）：
– 询问每位患者是否吸烟。如果是，请记录吸烟时间和强度（包 / 年）
建议戒烟（Advise to quit）：
– 用简洁明了的语言说服每位吸烟者戒烟。建议应始终个体化，即与患者的具体担忧相关联（“吸烟会加重您的心脏病，因此您也值得去戒烟……”或“如果您想解决药效问题，戒烟是有意义的”）
评估尝试戒烟的意愿（Assess willingness to make a quit attempt）：
– 检查吸烟者是否准备尝试戒烟
– 如果回答为“是”：协助（下一点）
– 如果回答为“不是”：根据吸烟者的个人意见和情况客观地提供信息。使用“5R 策略”（见下文）！
协助戒烟（Assist in quit attempt）：
– 提供帮助
– 设定无烟日
– 建议移除所有烟草制品和烟灰缸！
– 如有必要，可开具药物或让医生开具药物（如尼古丁替代治疗）
– 如有必要，可延长治疗计划，以包括戒烟支持
– 简要讨论面临的挑战和可能出现的戒断症状！
安排随访（Arrange follow-up）：
– 在每次出院访谈或随访时解决这一问题
– 在出院小结和疾病诊断证明中讨论该主题，供初级保健医生参考
– 提供其他支持服务的相关信息（如吸烟热线、当地戒烟计划等）

古丁受体激动剂伐尼克兰进行药物治疗。一般应结合咨询或行为疗法干预。应酌情考虑尼古丁替代治疗联合安非他酮。药物治疗尤其适用于有严重戒断症状（“渴求”）并因此出现抑郁症状的患者。

8.8.3 压力管理

如今，心脏康复诊所通常会提供压力管理和放松训练的团体项目。然而，这些项目在预防和心理心脏病学门诊中也同样重要。在内容方面，其种类繁多；在大多数情况下，压力管理包括对已确立且经科学验证的方法进行改良，特别是根据环境固有的时间限制进行调整。

表 8.10 尼古丁戒断动机访谈的“5R”简短干预措施

相关（Relevance）：询问患者在未来某个时候戒烟的原因。是什么促使他们戒烟？
风险（Risk）：询问患者，如果他们继续吸烟，会带来哪些个人风险
奖励（Reward）：询问患者期望从戒烟中获得哪些益处。同时与患者确定短期益处，因为这些具有更强的行为控制效果。例如：
- 快速改善健康状况，手术和疼痛的风险更低
- 味觉更好，嗅觉更灵敏
- 明显节省开支
- 房子、衣服等的气味更好
- 为孩子树立好榜样
- 皮肤变得更好
障碍（Roadblock）：有哪些障碍？如何消除？
- 戒断症状
- 害怕失败
- 体重增加
- 缺乏支持，同一家庭中的亲属吸烟
重复（Repetition）：应偶尔重复这些激励性谈话
应提醒复吸的吸烟者，大多数吸烟者在最终成功戒烟之前都会经历多次戒烟尝试

压力管理训练的基本概念

虽然矫正危险因素（如吸烟、缺乏运动或不健康饮食习惯）最初仅影响患者本人，但对自身压力管理的关注不可避免地导致与各种环境条件的对抗，这些环境条件通常超出了患者个人的影响范围。许多患者认为，造成他们主观压力体验的原因是无法改变的外部强加的要求。因此，他们的自我效能相应较低，对自己能够改变任何事情的怀疑也相应较高。另一个困难是，高绩效导向和超过平均水平的承诺受到了极其积极的评价，且对自尊调节至关重要。特别是对于受这些特征内在影响的患者，他们通常也是出于外部动机（即遵从医生的建议）来参加压力管理训练，因此相互尊重的、以伙伴关系为导向的医患关系非常重要。在任何情况下，应避免在如何解决与压力相关的生活问题方面给患者留下自以为是的印象。相反，应从治疗方面传达一种态度，即邀请患者有兴趣地与自己互动。由于患者通常完全没有受过自我反思和内省的训练，因此建议在开始时就专注于心理教育（即以患者为导向的信息交流）。这些患者通常注重具体和以事实为导向，因此更多地从生物学视角介绍躯体压力反应及其后果，并使患者易于理解神经和神经内分泌过程是有用的。这种方法越是与患者的常识相结合（如从人们熟知的肾上腺素分泌入手），效果越好。

只有少数康复诊所开展封闭式压力管理小组；更常见的是根据模块化系统开展的半开放小组。Kaluza（2004）对压力管理培训材料进行了非常详细的总结，其手册的框架概念是所谓的“压力红绿灯”，根据这一概念，在当前的压力事件中，始终可以区分出 3 个方面或层次：

1. 被称为压力源的外部压力条件和情境

2. 个体对这些压力的躯体和心理反应，即压力反应

3. 个体对潜在压力情境的动机、态度和评价，它们通常决定了压力反应是否发生以及在这些情境中发生的强度

这些动机、态度和评价代表了外部压力情境和压力反应之间的联系，被称为个人压力放大器。根据压力红绿灯模型，作者介绍了 4 个训练模块，分别以不同的方式针对这 3 个层次进行训练：

训练模块 1——放松与放下：放松训练

渐进性肌肉放松的基本原理非常简单。它包括个别肌肉群的紧张与放松的交替。首先，将注意力集中在相应的身体区域。然后，绷紧个别肌肉，保持紧张，然后释放，呼气时再次放松。感知集中在相关肌肉群的放松感上。必要时，应多次重复初始紧张和随后放松的交替，直到相应身体区域产生良好的放松感（见下文）。

训练模块 2——识别和改变个人压力放大器：认知训练

本模块的重点是提高对加剧压力的个人认知的认识，并识别认知重构的机会。这能帮助患者形成可替代的、减轻压力的认知，并将减轻压力的认知与感受和行为联系起来。

训练模块 3——感知、接受和改变压力情境：问题解决训练

本模块的重点最初是对压力情境和压力反应的自我观察。通过具体的示例，在小组内进行头脑风暴，收集更好的应对方法。遵循每个人都必须找到自己的方法的原则，患者可以选择、决定并计划具体的步骤。

训练模块 4——放松与享受：享受训练

患者的生活越是被绩效理想所左右，他们就越不了解有针对性的享受策略。为自己做一些好事通常会让他们感到内疚甚至羞耻。Kaluza（2004）提出了享受的 8 条戒律，这些戒律为小组讨论提供了良好的基础，适合于识别和克服抑

制因素并尝试新的行为方式。

鉴于慢性或情境性负面情绪在心血管疾病（特别是冠心病）的发生和进展中所发挥的重要作用，人们开发了有针对性的干预技术，以改善对负面情绪（如愤怒）的管理。其中一种认知行为技术是“Hook”（Powell 1996）。该技术旨在通过认知重构将增强的情绪反应转变为更好的抗压能力。要做到这一点，首先应鼓励患者在小组中报告他们最近经历的愤怒、易怒、急躁或紧张的经历。然后，小组成员寻找改变外部环境（这通常是不可能的）或调整内在态度的方法。在此基础上，可向患者传授许多负面情绪的典型触发机制。这些机制的特点是对实际上相当微不足道但出乎意料的压力源做出仓促反应。由此可建立一种认知制动机制，以防止适应不良的自动反应：应有意识地感知触发情境，并将其象征为一个鱼钩，其中一个内在警示信号应阻止患者“咬钩”。铭记这一形象，患者就可以有针对性地练习开发其他方式，以应对他们典型的“鱼钩”情境，如减少对负面批评的个人感受，将其更多地视为对方的自我揭示，从而不让自己承受为自己辩解的压力。

另一种偶尔用于心脏病患者的模型由 Williams 和 Williams（1997）开发。其目标也是有意识地感知愤怒情境。随后是一个四步评估过程，以评估愤怒的原因是否重要、愤怒是否与原因相匹配、情境是否可以被改变，以及在权衡自己和对方的利益后是否值得尝试改变。Williams 和 Williams 将这 4 个步骤总结为“I AM Worth it”，其中“I”代表“重要（important）”，“A”代表“适当（adequate）”，“M”代表“可改变（modifiable）”，“值得（Worth it）”代表利益权衡。如果 4 项中至少有 1 项的答案为“否”，则应尝试放松和降低愤怒，如使用认知技术。只有当所有项目的回答均为“是”时，通常才值得坚持自己的观点，这可以通过适当的角色扮演练习进行训练。

8.8.4　放松技巧

放松技巧是单纯言语心理治疗或心理治疗的有益补充，尤其是在压力管理方面。放松技巧可使具有明显放松障碍的患者（常见于高血压和冠心病患者）改善自我调节能力（初级放松反应），还可以帮助他们在充满压力的日常生活中尽早逃离焦虑和自主神经过度亢奋的恶性循环（次级放松反应）。然而，必须先学习这些程序，这对许多心脏病患者来说是困难的。

自我暗示训练在德语国家被广泛应用，既用于临床环境，也可作为成人教育课程的一部分。这种方法可以躺下或以舒适的坐姿进行。患者闭上眼睛进行练习，将注意力集中在能引起特定感觉的身体部位。例如，可以在手臂或腿部感受到或诱导一种沉重或温暖的感觉。同样，心跳、呼吸和腹部器官也可以通过暗示得到平静。自我暗示训练对治疗心理疾病或心身疾病非常有效。然而，长时间的身体专注通常难以忍受，特别是对伴有焦虑症的心脏病患者来说。缺乏活动及治疗中所期望的“退行性反应”往往会使患者更加敏锐地感知到心脏不适和恐惧，而这些恐惧在日常生活中通常是通过不断的活动来回避。这通常使患者无法忍受，因为他们最初所感受到的焦虑紧张并没有得到放松，反而有所增加。因此，治疗中断或沉默拒绝治疗的情况经常发生。

一般来说，更积极的放松技巧更适合心脏病患者。各种呼吸放松技巧都侧重于有意识的呼吸。例如，研究表明，每分钟约 6 次的缓慢呼吸可直接导致心率变异性（heart rate variability，HRV）显著增加（参见第 7.4 部分），因此通常推荐这种呼吸方法。患者在一定时间内吸气约 4 s，呼气约 6 s。这种呼吸技巧还可与 HRV 生物反馈相结合，通过市售的设备将 HRV 变化反馈给患者，使他们通过微调呼吸频率来使 HRV 最大化。此外，还有许多其他的呼吸放松方法（如瑜伽中的呼吸放松），经常练习可对 HRV 等产生有益且持久的影响。中国气功通过流畅、平静的动作或采用特定姿势将注意力集中在身体的不同部位，从而促进放松。

心脏病患者最常练习的是 Jacobson（1993）发明的渐进性肌肉放松法（progressive muscle relaxation，PMR），其对心脏病患者的积极心理效应和心理–自主神经效应已得到证实。在这种方法中，身体的各个肌肉部分交替紧张数秒。应有意识地体验紧张感。然后释放紧张，目标是每次达到 0.5 ～ 1 min 的主动放松，并有针对性地感知这种放松。通过依次放松各个肌肉群，患者应逐渐达到全身放松的状态，不仅是肌肉放松，还包括情绪放松和自主神经性放松，或达到平衡的中等紧张水平。与原本非常复杂的长时间练习相比，10 ～ 20 min 的简短 PMR 可以很容易地融入压力管理计划和患者的日常生活中。典型的简短 PMR 包括以下步骤：

患者采取卧姿或舒适的坐姿。眼睛可以闭上，也可以睁开。

步骤 1	单手绷紧（握紧）和放松
步骤 2	另一只手的绷紧（握紧）和放松
步骤 3	绷紧双上臂（肱二头肌），同时放松双下臂，然后放松
步骤 4	绷紧双上臂（肱三头肌），同时绷紧双下臂，对支撑物或扶手施压，然后放松
步骤 5	耸肩至耳边，再缓慢地垂下
步骤 6	绷紧面部肌肉，龇牙咧嘴，然后放松
步骤 7	绷紧背部肌肉，收紧两侧肩胛骨，然后放松
步骤 8	绷紧腹部肌肉，拉紧腹壁，然后放松
步骤 9	绷紧臀部和大腿肌肉，随后放松
步骤 10	绷紧小腿肌肉，将脚尖向上拉，然后放松

最后，为了维持或加深放松状态，可以再次依次感受所有的身体反应。PMR 练习也可以与其他技术结合，如基于正念的方法。

患者可在家中使用光盘或互联网视频形式的各种书面和视听指导。然而，这些通常不足以取代个人指导，而只能作为个人教学的补充。

对于将放松技巧纳入不同心理心脏病学治疗方法的积极效果，文献中已达成惊人的共识。van Dixhoorn 和 White（2005）的系统综述显示，不同放松方法在冠心病患者中普遍具有积极效果。Cochrane 综述（Dickinson et al. 2008）和荟萃分析（Nagele et al. 2014）显示，放松对血压有中等但显著的效果，尽管数据质量中等。在一些方法中，超觉冥想和生物反馈的降压效果相对最好（Brook et al. 2013）。在心力衰竭患者中，放松技巧在改善症状和生活质量方面也取得了积极效果（Kwekkeboom and Bratzke 2016）。一项综述表明，在心血管疾病患者中，特定的放松技巧和压力管理技术［如正念减压疗法（Abbott et al. 2014）、瑜伽和太极（Zou et al. 2018）或冥想（Levine et al. 2017）］可以带来主观上的益处，部分还能带来客观上的益处。由于目前很少对不同放松方法进行直接比较，因此最佳方法的选择应基于患者偏好和当地服务的可用性。在实践中也经常使用改良的技术或多种方法的组合。

参考文献

Abbott RA, Whear R, Rodgers LR, Bethel A, Thompson Coon J, Kuyken W, Stein K, Dickens C (2014) Effectiveness of mindfulness-based stress reduction and mindfulness based cognitive therapy in vascular disease: a systematic review and meta-analysis of randomised controlled trials. J Psychosom Res 76:341–351

Albus C, Beutel ME, Deter HC, Fritzsche K, Hellmich M, Jordan J, Juenger J, Krauth C, Ladwig KH, Michal M, Mueck-Weymann M, Petrowski K, Pieske B, Ronel J, Soellner W, Waller C, Weber C, Herrmann-Lingen C (2011) A stepwise psychotherapy intervention for reducing risk in coronary artery disease (SPIRR-CAD) – rationale and design of a multicenter, randomized trial in depressed patients with CAD. J Psychosom Res 71:215–222

Albus C, Kruse J, Wöller W (2018) “Hätte ich die Beschwerden nicht, wäre alles gut”. Patienten mit somatoformen Störungen. In: Wöller W, Kruse J (eds) Tiefenpsychologisch fundierte Psychotherapie – Basisbuch und Praxisleitfaden, 5th edn. Schattauer, Stuttgart, pp 397–408

Alexander F, French TM (1946) Psychoanalytic therapy. Ronald, New York

Allen JG, Fonagy P, Bateman AW (2016) Mentalisieren in der psychotherapeutischen Praxis. Klett-Cotta, Stuttgart

Altmeyer S, Hendrischke A (2012) Einführung in die systemische Familienmedizin. Carl Auer, Weinheim

Anderson L, Thompson DR, Oldridge N, Zwisler AD, Rees K, Martin N, Taylor RS (2016) Exercise-based cardiac rehabilitation for coronary heart disease. Cochrane Database Syst Rev 1 (CD001800)

Angermann CE, Gelbrich G, Störk S, Gunold H, Edelmann F, Wachter R, Schunkert H, Graf T, Kindermann I, Haass M, Blankenberg S, Pankuweit S, Prettin C, Gottwik M, Böhm M, Faller H,

Deckert J (2016) Ertl G Effect of escitalopram on all-cause mortality and hospitalization in patients with heart failure and depression: the MOOD-HF randomized clinical trial. JAMA 315: 2683–2693

Arbeitskreis OPD (ed) (2006) Operationalisierte Psychodynamische Diagnostik OPD-2. Das Manual für Diagnostik und Therapieplanung. Huber, Bern

Arbeitskreis Raucherentwöhnung (1997) Nichtraucher in 6 Wochen. Ein Selbsthilfeprogramm für alle, die das Rauchen aufgeben wollen. Preuss, Tübingen

AWMF (ed) (2021) S3-Leitlinie "Rauchen und Tabakabhängigkeit: Screening, Diagnostik und Behandlung https://www.awmf.org/uploads/tx_szleitlinien/076-006l_S3_Rauchen-_Tabakabhaengigkeit-Screening-Diagnostik-Behandlung_2021-03.pdf. AWMF-Register Nr. 076-006

Bandura A (1997) Self-efficacy. The exercise of control. W. H Freeman and Company, New York

Bardé B, Jordan J (2003) Psychodynamische Beiträge zu Ätiologie, Verlauf und Psychotherapie der koronaren Herzkrankheit. In: Jordan J, Bardé B, Zeiher AM (eds) Statuskonferenz Psychokardiologie, vol 9. VAS, Frankfurt a. M.

Barry MJ, Edgman-Levitan S (2012) Shared decision making – the pinnacle of patient centered care. NEJM 366:780–781

Batra A, Buchbrenner G (2004) Tabakentwöhnung – Ein Leitfaden für Therapeuten. Kohlhammer, Stuttgart

Benninghoven D, Menke E, China C, Schroeder F, Bethge M (2022). Implementierung einer Verhaltensmedizinisch Orientierten Rehabilitation in der Kardiologie. Psychother Psychosom Med Psychol Mar 8. doi: https://doi.org/10.1055/a-1749-6379

Berkman LF, Blumenthal J, Burg M, Carney RM, Catellier D, Cowan MJ, Czajkowski SM, DeBusk R, Hosking J, Jaffe A, Kaufmann PG, Mitchell P, Norman J, Powell LH, Raczynski JM, Schneiderman N (2003) Effects of treating depression and low perceived social support on clinical events after myocardial infarction: the Enhancing Recovery in Coronary Heart Disease Patients (ENRICHD) Randomized Trial. JAMA 289:3106–3116

Boll-Klatt A (2005) Integrierte Kardiologie. In: Schmeling-Kludas (ed) Psychosomatisches Kompendium der Inneren Medizin. Hans Marseille, München, pp 203–212

Boll-Klatt A, Kohrs M (2018a) Praxis der psychodynamischen Psychotherapie, 2nd edn. Schattauer, Stuttgart

Boll-Klatt A, Kohrs M (2018b) Tiefenpsychologisch fundierte Psychotherapie. Kohlhammer, Stuttgart

Boudrez H, De Backer G, Comhaire B (1994) Return to work after myocardial infarction: results of a longitudinal population-based study. Eur Heart J 15:32–36

Broadbent E, Ellis CJ, Thomas J, Gamble G, Petrie KJ (2009) Further development of an illness perception intervention for myocardial infarction patients: a randomized controlled trial. J Psychosom Res 67:11–15

Brook RD, Appel LJ, Rubenfire M, Ogedegbe G, Bisognano JD, Elliott WJ, Fuchs FD, Hughes JW, Lackland DT, Staffileno BA, Townsend RR, Rajagopalan S (2013) Beyond medications and diet: alternative approaches to lowering blood pressure: a scientific statement from the American heart association. Hypertension (e-pub ahead of print)

Brown KW, Ryan RM (2003) The benefits of being present: mindfulness and its role in psychological well-being. J Pers Soc Psychol 84:822–848

Bundesärztekammer (2018) (Muster-)Kursbuch Psychosomatische Grundversorgung mit integriertem Fortbildungscurriculum "Patientenzentrierte Kommunikation". Fassung März 2018. https://www.bundesaerztekammer.de/fileadmin/user_upload/downloads/pdf-Ordner/Fortbildung/Muster-Kursbuch_PSGV.pdf

Bundesärztekammer (BÄK), Kassenärztliche Bundesvereinigung (KBV), Arbeitsgemeinschaft der Wissenschaftlichen Medizinischen Fachgesellschaften (AWMF) (2019) Nationale VersorgungsLeitlinie Chronische KHK – Langfassung, 5. Auflage. Version 1. doi:https://doi.

org/10.6101/azq/000419
Burell G, Lindahl B (2007) Management of specific behavioural risk factors – exercise, obesity and smoking. Unveröff, Manuskript
Chewning B (2006) The healthy adherer and the placebo effect. BMJ 333:18
de Shazer S (2018) Der Dreh: Überraschende Wendungen und Lösungen in der Kurzzeittherapie. Carl Auer, Weinheim
Dickinson HO, Campbell F, Beyer FR, Nicolson DJ, Cook JV, Ford GA, Mason JM (2008) Relaxation therapies for the management of primary hypertension in adults. Cochrane Database Syst Rev CD004935
Dreyer RP, Xu X, Zhang W, Du X, Strait KM, Bierlein M, Bucholz EM, Geda M, Fox J, D'Onofrio G, Lichtman JH, Bueno H, Spertus JA, Krumholz HM (2016) Return to work after acute myocardial infarction: comparison between young women and men. Circ Cardiovasc Qual Outcomes 9:45–52
DRV Bund (ed) (2014) Strukturqualität von Reha-Einrichtungen – Anforderungen der Deutschen Rentenversicherung. 2. überarbeitete und erweiterte Auflage. https://www.deutsche-rentenversicherung.de/SharedDocs/Downloads/DE/Experten/infos_reha_einrichtungen/quali_strukturqualitaet/Broschuere_Strukturanforderungen.pdf?__blob=publicationFile&v=3
DRV Bund (ed) (2016) Reha-Therapiestandards Koronare Herzkrankheit. https://www.deutsche-rentenversicherung.de/SharedDocs/Downloads/DE/Experten/infos_reha_einrichtungen/quali_rehatherapiestandards/KHK/rts_khk_download.pdf?__blob=publicationFile&v=1
DRV Bund (ed) (2017) Verhaltensmedizinisch orientierte Rehabilitation. Anforderungsprofil der Deutschen Rentenversicherung Bund für die verhaltensmedizinisch orientierte Rehabilitation (VOR). https://www.deutsche-rentenversicherung.de/SharedDocs/Downloads/DE/Experten/infos_reha_einrichtungen/verhaltensmed_ortho_reha_vmo_kopie.pdf?__blob=publicationFile&v=1
Eifert GH (2011) Akzeptanz- und Commitment-Therapie (ACT). Hogrefe, Göttingen
Einsle F, Hummel KV (2015) Kognitive Umstrukturierung – Techniken der Verhaltenstherapie. Beltz, Weinheim
Fiore MC, Baker TB (2011) Treating smokers in the health care setting. N Engl J Med 365:1222–1231
Fonagy P, Luyten P (2011) Die entwicklungspsychologischen Wurzeln der Borderline-Persönlichkeitsstörung in Kindheit und Adoleszenz: Ein Forschungsbericht unter dem Blickwinkel der Mentalisierungstheorie. Psyche – Z Psychoanal 65:900–952
Fonagy P, Target M (2001) Mit der Realität spielen. Zur Doppelgesichtigkeit psychischer Realität von Borderline-Patienten. Psyche – Z Psychoanal 55:961–995
Frasure-Smith N, Lespérance F, Prince RH, Verrier P, Garber RA, Juneau M, Wolfson C, Bourassa MG (1997) Randomised trial of home-based psychosocial nursing intervention for patients recovering from myocardial infarction. Lancet 350:473–479
Fritzsche K, Albus C, Jordan J, Beutel ME, Wiltink J, Herrmann-Lingen C (2011) Einzel- und Paarintervention für depressive Koronarpatienten. Psychotherapeut 56:325–336
Hackett TP, Cassem NH, Wishnie LA (1968) The coronary care unit – an appraisal of ist psychological hazards. N Engl J Med 279:1365–1370
Hahn P (1971) Der Herzinfarkt in psychosomatischer Sicht. Analyse und Darstellung der Grundlagen mit psychosozialen Untersuchungen an 50 männlichen Herzinfarktpatienten. Vandenhoeck & Ruprecht, Göttingen
Hahn P, Leisner R (1970) The influence of biographical anamnesis and group psychotherapy on postmyocardial patients. Psychother Psychosom 18:299–306
Hartmann HP (2006) Narzisstische Persönlichkeitsstörungen – ein Überblick. In: Kernberg OF, Hartmann HP (eds) Narzissmus. Grundlagen-Störungsbilder-Therapie. Schattauer, Stuttgart, pp 3–36
Heidenreich T, Michalak J (2004) Achtsamkeit und Akzeptanz in der Psychotherapie. Ein Handbuch.

dgvt, Tübingen
Heinrichs M, Stächele T, Domes G (2015) Stress und Stressbewältigung. Hogrefe, Göttingen
Herrmann-Lingen C (2005) Psychotherapie bei Patienten mit koronarer Herzkrankheit. Psychotherapeut 50:81–99
Herrmann-Lingen C, Beutel ME, Bosbach A, Deter HC, Fritzsche K, Hellmich M, Jordan J, Jünger J, Ladwig KH, Michal M, Petrowski K, Pieske B, Ronel J, Söllner W, Stöhr A, Weber C, de Zwaan M, Albus C, for the SPIRR-CAD Study Group (2016) A Stepwise Psychotherapy Intervention for Reducing Risk in Coronary Artery Disease (SPIRR-CAD): results of an observer-blinded, multicenter, randomized trial in depressed patients with coronary artery disease. Psychosom Med 78:704–771
Herzog T, Stein B (2001) Konsiliar-/Liaisonpsychosomatik. In: Deter HC (ed) Psychosomatik am Beginn des 21. Jahrhunderts. Hans Huber, Bern, pp 243–251
Herzog T, Stein B, Söllner W, Franz M (2003) Konsiliar- und Liaisonpsychosomatik und -psychiatrie. Schattauer, Stuttgart
Hohage R (2004) Zur psychoanalytischen Behandlung narzisstischer Störungen. Psychotherapie im Dialog 3:224–230
Hoyer J, Uhlmann S, Köllner V (2017) Lernpsychologische Grundlagen. In: Köhle K, Herzog W, Joraschky P, Kruse J, Langewitz W, Söllner W (eds) Uexküll Psychosomatische Medizin, 8th edn. Elsevier, München, pp 122–207
Huyse FJ, Herzog T, Lobo A, Malt UF, Opmeer BC, Stein B, Creed F, Crespo MD, Gardoso G, Guimaraes-Lopes R, Mayou R, van Moffaert M, Rigatelli M, Sakkas P, Tienari P (2000) European consultation-liaison psychiatric services: the ECLW collaborative study. Acta Psychiatr Scand 101:1–7
Jacobson E (1993) Entspannung als Therapie. Progressive Relaxation in Theorie und Praxis. Peiffer, München
Janssen PJ, Joraschky P, Tress W (2009) Leitfaden Psychosomatische Medizin und Psychotherapie. DÄV
Jeyanantham K, Kotecha D, Thanki D, Dekker R, Lane DA (2017) Effects of cognitive behavioural therapy for depression in heart failure patients: a systematic review and meta-analysis. Heart Fail Rev 22:731–741
Jordan J, Bardé B (2011) Psychodynamische Therapie bei Patienten und Patientinnen mit koronarer Herzkrankheit. PID 12:19–22
Jordan J, Titscher G, Kirsch H (2011) Behandlungsmanual zur Psychotherapie von akuten und posttraumatischen Belastungsstörungen nach ICD-Mehrfachschocks. Herzschr Elektrophys 22: 189–201
Joseph-Williams N, Lloyd A, Edwards A, Stobbart L, Tomson D, Macphail S, Dodd C, Brain K, Elwyn G, Thomson R (2017) Implementing shared decision making in the NHS: lessons from the MAGIC programme. BMJ 357:j1744
Jünger J (ed) (2018) Ärztliche Kommunikation, Praxisbuch zum Masterplan Medizinstudium, vol 2020. Schattauer, Stuttgart
Kaluza G (2004) Streßbewältigung – Trainingsmanual zur psychologischen Gesundheitsförderung. Springer, Heidelberg
Kanfer FH, Reinecker H, Schmelzer D (2012) Selbstmanagement-Therapie. Ein Lehrbuch für die klinische Praxis. Springer, Heidelberg, p 5
Karasek R, Baker D, Marxer F, Ahlbom A, Theorell T (1981) Job decision latitude, job demands, and cardiovascular disease: a prospective study of Swedish men. Am J Public Health 71:694–705
Katon WJ, Lin EHB, von Korff M, Ciechanowski P, Ludman EJ, Young B, Peterson D, Rutter CM, McGregor M, McCulloch D (2010) Collaborative care for patients with depression and chronic illnesses. N Engl J Med 363:2611–2620
Kernberg OF (1996) Die narzißtische Persönlichkeitsstörung und ihre differentialdiagnostische Abgrenzung zum antisozialen Verhalten. In: Kernberg OF (ed) Narzißtische

Persönlichkeitsstörungen. Schattauer, Stuttgart, pp 52–70
Kleiber C, Herrmann-Lingen C (2011) Mit Herz und Seele: Psychokardiologische Konsiliar- und Liaisonarbeit. Verhaltensther Verhaltensmed 32:39–43
Koerfer A, Albus C (eds) (2018) Kommunikative Kompetenz in der Medizin. Verlag für Gesprächsforschung, Mannheim
Köhle K, Siol T (2003) Zur Versorgung von Patienten mit psychischen und psychosomatischen Störungen. Uexküll T v, Psychosomatische Medizin. Urban & Fischer, München, pp 567–615
Kohrs M (2018a) P. Fonagy: Die Entwicklung der Reflexiven Kompetenz. In: Boll-Klatt A, Kohrs M (eds) Psychodynamische Psychotherapie. Grundlagen- Modelle – Konzepte, 2nd edn. Schattauer, Stuttgart, pp 222–238
Kohrs M (2018b) Die Narzisstische Persönlichkeitsstörung im Spannungsfeld unterschiedlicher Theorien und Behandlungsansätze. In: Boll-Klatt A, Kohrs M (eds) Psychodynamische Psychotherapie. Grundlagen- Modelle – Konzepte, 2nd edn. Schattauer, Stuttgart, pp 516–542
Kolenda KD (2003) Sekundärprävention der koronaren Herzkrankheit. Wie wirksam sind die modernen Behandlungsmethoden. Dtsch Med Wochenschr 128:1849–1853
Köllner V, Broda M (eds) (2005) Praktische Verhaltensmedizin. Thieme, Stuttgart
Köllner V, Einsle F (2017) Kognitiv-verhaltenstherapeutisch orientierte Therapieverfahren. In: Köhle K, Herzog W, Joraschky P, Kruse J, Langewitz W, Söllner W (eds) Uexküll Psychosomatische Medizin, 8th edn. Elsevier, München, pp 411–424
Köllner V, Einsle F, Rüddel H (2011) Angst, Herzkrankheit und Verhaltenstherapie. Psychotherapie im Dialog 12:23–28
Köllner V, Glatz J, Langner P, Rademacher W, Uhlig J, Langheim E (2017) Psychokardiologische Rehabilitation. Ärztliche Psychotherapie 12:219–226
Köllner V, Hildenbrand G, Gündel H (2018) Psychosomatische Rehabilitation – Unterschiede zur Krankenhausbehandlung und Differentialindikation. Ärztliche Psychotherapie 13:6–16
Kraft D, Köllner V (2012) Tabakabhängigkeit: Die unbeachtete Sucht – eine Aufgabe für PsychotherapeutInnen? Psychotherapie im Dialog 13:28–32
Kraft-Bauersachs C (2021) Leitfaden zur beruflichen Rehabilitation. In: Köllner V, Bassler M (eds) Praxishandbuch Psychosomatische Medizin in der Rehabilitation. Elsevier, München, pp 384–389
Kwekkeboom KL, Bratzke LC (2016) A systematic review of relaxation, meditation, and guided imagery strategies for symptom management in heart failure. J Cardiovasc Nurs 31:457–468
Langheim E, Kleinschmidt J, Köllner V (2021) Psychokardiologische Rehabilitation. In: Praxishandbuch Psychosomatische Medizin in der Rehabilitation. Elsevier, München, pp 340–346
Langosch W (1989) Die Psychosomatik der koronaren Herzkrankheit. VCH, Weinheim
Lespérance F, Frasure-Smith N, Koszycki D, Laliberté MA, van Zyl LT, Baker B, Swenson JR, Ghatavi K, Abramson BL, Dorian P, Guertin MC (2007) Effects of citalopram and interpersonal psychotherapy on depression in patients with coronary artery disease: the Canadian Cardiac Randomized Evaluation of Antidepressant and Psychotherapy Efficacy (CREATE) trial. JAMA 297:367–379
Levine GN, Lange RA, Bairey-Merz CN, Davidson RJ, Jamerson K, Mehta PK, Michos ED, Norris K, Ray IB, Saban KL, Shah T, Stein R, Smith SC Jr; American Heart Association Council on Clinical Cardiology; Council on Cardiovascular and Stroke Nursing; and Council on Hypertension (2017) Meditation and cardiovascular risk reduction: a scientific statement from the American Heart Association. J Am Heart Assoc 6:e002218
Lewin R (1999) Return to work after MI, the roles of depression, health beliefs and rehabilitation. Int J Cardiol 72:49–51
Lichtenberg JD (1991) Psychoanalyse und Säuglingsforschung. Springer, Heidelberg
Margraf J (1996) Lehrbuch der Verhaltenstherapie, Bd. 1: Grundlagen, Diasgnostik, Verfahren, Rahmenbedingungen. Springer, Heidelberg, p 3

Michalak J, Weidenfeller S, Heidenreich T (2017) Achtsamkeitspraxis und ihre Bedeutung in der Psychotherapie. Psychotherapie im Dialog 17:18–23

Miller WR, Rollnick S (2004) Motivierende Gesprächsführung, 2nd edn. Lambertus, Freiburg im Breisgau

Moersch E, Kerz-Rühling I, Drews S, Nern RD, Kennel K, Kelleter R, Rodriguez C, Fischer R, Goldschmidt O (1980) Zur Psychopathologie von Herzinfarkt-Patienten. Psyche 34:493–588

Nagele E, Jeitler K, Horvath K, Semlitsch T, Posch N, Herrmann KH, Grouven U, Hermanns T, Hemkens LG, Siebenhofer A (2014) Clinical effectiveness of stress-reduction techniques in patients with hypertension: systematic review and meta-analysis. J Hypertens 32:1936–1944

O'Connor CM, Jiang W, Kuchibhatla M, Silva SG, Cuffe MS, Callwood DD, Zakhary B, Stough WG, Arias RM, Rivelli SK, Krishnan R, SADHART-CHF Investigators (2010) Safety and efficacy of sertraline for depression in patients with heart failure: results of the SADHART-CHF (Sertraline Against Depression and Heart Disease in Chronic Heart Failure) trial. J Am Coll Cardiol 56:692–699

Ohlmeier D (1989) Gruppenpsychotherapie bei Herzinfarkt-Patienten. In: Fassbender CF, Mahler E (eds) Der Herzinfarkt als psychosomatische Erkrankung in der Rehabilitation. Mannheimer Morgen, Mannheim, pp 169–179

Olewinski M, Paschke AM, Mohebbi A, Herrmann-Lingen C, Kleiber C (2016) An integrative psychosomatic approach to the treatment of patients with cardiovascular diseases: concepts and experiences of a dedicated psychocardiology ward at the University of Göttingen Medical Center. In: Baune BT, Tully PJ (Eds.) Cardiovascular diseases and depression – treatment and prevention in psychocardiology. Springer, Cham, S 493–507

Ornish D (1999) Die revolutionäre Therapie: Heilen mit Liebe. Mosaik, München

Ornish D, Scherwitz LW, Billings JH, Brown SE, Gould KL, Merritt TA, Sparler S, Armstrong WT, Ports TA, Kirkeeide RL, Hogeboom C, Brand RJ (1998) Intensive lifestyle changes for reversal or coronary heart disease. JAMA 280:2001–2007

Peregrinova L, Hamann B (2017) Eye Movement Desensitization and Reprocessing im psychokardiologischen Setting – Traumaspezifische Verarbeitung des Schocks durch den implantierbaren Kardioverter-Defibrillator. Psychotherapeut 62:520–527

Perk J (2007) Returning to work after myocardial infarction. In: Perk J, Mathes P, Gohlke H, Monpère C, Hellemans I, McGee H, Sellier P, Saner H (eds) Cardiovascular prevention and rehabilitation. Springer, London, pp 317–323

Petrie KJ, Weinman J, Sharpe N, Buckley J (1996) Role of patients' view of their illness in predicting return to work and functioning after myocardial infarction: longitudinal study. BMJ 312:1191–1194

Petzold HG (1992) Integrative Therapie. Modelle, Theorien und Methoden für eine schulenübergreifende Psychotherapie Band 2: Klinische Theorie. Junfermann, Paderborn

Piepoli MF, Hoes AW, Agewall S, Albus C, Brotons C, Catapano AL, Cooney MT, Corrà U, Cosyns B, Deaton C, Graham I, Hall MS, Hobbs FDR, Løchen ML, Löllgen H, Marques-Vidal P, Perk J, Prescott E, Redon J, Richter DJ, Sattar N, Smulders Y, Tiberi M, van der Worp HB, van Dis I, Verschuren WMM, Binno S, ESC Scientific Document Group (2016) European Guidelines on cardiovascular disease prevention in clinical practice: the Sixth Joint Task Force of the European Society of Cardiology and Other Societies on Cardiovascular Disease Prevention in Clinical Practice (constituted by representatives of 10 societies and by invited experts) Developed with the special contribution of the European Association for Cardiovascular Prevention & Rehabilitation (EACPR). Eur Heart J 37:2315–2381. https://doi.org/10.1093/eurheartj/ehw106

Pontzen W (2002) Psychosomatischer Konsiliar/Liaisondienst – Blick zurück in die Zukunft. Psychol Med 13:35–38

Powell LH (1996) The Hook: a metaphor for gaining control of emotional reactivity. In: Allan R, Scheidt S (eds) Heart and mind: the practice of cardiac psychology. American Psychological Association, Washington, DC, pp 313–327

Priegnitz J, Langheim E, Rademacher W, Schmitz C, Köllner V (2020) Effektivität von psychokardiologischer Versorgung in der stationären Rehabilitation – ein Pilotprojekt. Psychother Psychosom Med Psychol 70:190–196

Prochaska JO, Di Clemente CC, Norcross JC (1992) In the search of how people change: applications to addictive behaviors. Am Psychol 47:1102–1114

Pulver S (1970) Narcisissm: the term and the concept. J Am Psychoanal Ass 18:319–341

Rademacher W, Glatz J, Langner P, Köllner V, Langheim E (2018) Psychokardiologische Rehabilitation – interdisziplinäre Behandlung als Pilotprojekt. Kardiologe 13:40–48

Reavell J, Hopkinson M, Clarkesmith D, Lane DA (2018) Effectiveness of cognitive behavioral therapy for depression and anxiety in patients with cardiovascular disease: a systematic review and meta-analysis. Psychosom Med 80:742–753

Reese C, Mittag O (2012) Praxisempfehlungen "Koronare Herzkrankheit". https://www.uniklinik-freiburg.de/fileadmin/mediapool/08_institute/qm-sozmed/Praxisempfehlungen/Praxisempfehlungen_Kardiologie.pdf

Reimer C, Rüger U (2012) Psychodynamische Psychotherapien, 4th edn. Springer, Heidelberg

Rogers CR (1972) Die nicht-direktive Beratung. Kindler, München

Ronningstam E, Gunderson J (1996) Deskriptive Untersuchungen zur narzißtischen Persönlichkeitsstörung. In: Kernberg OF (ed) Narzisstische Persönlichkeitsstörungen. Schattauer, Stuttgart, pp 88–107

Rose U, Jacobi F (2006) Gesundheitsstörungen bei Arbeitslosen. Ein Vergleich mit Erwerbstätigen im Bundesgesundheitssurvey 98. Arbeitsmed Sozialmed Umweltmed 41:556–564

Rossom RC, Solberg LI, Magnan S, Crain AL, Beck A, Coleman KJ, Katzelnick D, Williams MD, Neely C, Ohnsorg K, Whitebird R, Brandenfels E, Pollock B, Ferguson R, Williams S, Unützer J (2017) Impact of a national collaborative care initiative for patients with depression and diabetes or cardiovascular disease. Gen Hosp Psychiatry 44:77–85

Rudolf G (2012) Strukturbezogene Psychotherapie: Leitfaden zur Psychotherapie struktureller Störungen, 3rd edn. Schattauer, Stuttgart

Rugulies R, Siegrist J (1999) Kardiologische Rehabilitation durch umfassende Lebensstiländerung und psychosoziale Betreuung – Evaluation eines verhaltensmedizinischen Modellversuchs. In: Badura B, Siegrist J (eds) Evaluation im Gesundheitswesen. Juventa, Weinheim, pp 227–238

Schüßler G (1998) Krankheitsbewältigung und Psychotherapie bei körperlichen und chronischen Erkrankungen. Psychotherapeut 6:382–390

Schwaab B (2018) Kardiologische Rehabilitation. Rehabilitation 57(17–2):6

Shanfield SB (1990) Return to work after an acute myocardial infarction: a review. Heart Lung 19: 109–117

Siegrist J (1996) Soziale Krisen und Gesundheit. Hogrefe, Göttingen

Skala JA, Freedland KE, Carney RM (2005) Heart disease (Advances in psychotherapy – evidence-based practice). Hogrefe & Huber publishers, Cambridge

Smedegaard L, Numé AK, Charlot M, Kragholm K, Gislason G, Hansen PR (2017) Return to work and risk of subsequent detachment from employment after myocardial infarction: insights from Danish Nationwide registries. J Am Heart Assoc 6:e006486

Söllner W (2013) Konsiliar- und Liaisonpsychosomatik. In: Rudolf G, Henningsen P (eds) Psychotherapeutische Medizin und Psychosomatik. Thieme, Stuttgart

Söllner W, Müller MM, Albus C, Behnisch R, Beutel ME, de Zwaan M, Fritzsche K, Hellmich M, Jordan J, Jünger J, Kraiss A, Ladwig KH, Michal M, Petrowski K, Ronel J, Stein B, Weber C, Weber R, Herrmann-Lingen C (2018) Attachment styles predict the course of depression in coronary artery disease patients: a secondary analysis of the Stepwise Psychotherapy Intervention for Reducing Risk in Coronary Artery Disease (SPIRR-CAD) observer-blinded, multicenter, randomized trial. J Psychosom Res 108:39–46

Steiner J (2006) Narzisstische Einbrüche: Sehen und Gesehenwerden. Klett-Cotta, Stuttgart, pp 143–170

Stolorow RD (1975) Towards a functional definition of narcissism. Int J Psycho-Anal 56:179–185
Streeck U, Leichsenring F (2009) Handbuch psychoanalytisch-interaktionelle Therapie. Behandlung von Patienten mit strukturellen Störungen und mit schweren Persönlichkeitsstörungen. Vandenhoeck & Ruprecht, Göttingen
Strotzka H (1975) Psychotherapie. Grundlagen, Verfahren, Indikationen. Urban & Schwarzenberg, München
Taubner S, Sevecke K (2015) Kernmodell der Mentalisierungsbasierten Therapie. Psychotherapeut 60:169–184
Taylor RS, Brown A, Ebrahim S, Jolliffe J, Noorani H, Rees K, Skidmore B, Stone JA, Thompson DR, Oldridge N (2004) Exercise-based rehabilitation for patients with coronary heart disease: systematic review and meta-analysis of randomized controlled trials. Am J Med 116:682–692
Tully PJ, Baumeister H (2015) Collaborative care for comorbid depression and coronary heart disease: a systematic review and meta-analysis of randomised controlled trials. BMJ Open 5: e009128
van Dixhoorn J, White A (2005) Relaxation therapy for rehabilitation and prevention in ischaemic heart disease: a systematic review and meta-analysis. Eur J Cardiovasc Prev Rehabil 12:193–202
von Känel R (2016) Evidenzbasierte Psychokardiologie – oder was vom Typ-A-Verhalten übrigblieb. Praxis 105:1483–1491
von Känel R, Barth J, Princip M, Meister-Langraf RE, Schmid JP, Znoj H, Herbert C, Schnyder U (2018) Early psychological counseling for the prevention of posttraumatic stress induced by acute coronary syndrome: the MI-SPRINT Randomized Controlled Trial. Psychother Psychosom 87: 75–84
von Schlippe A, Schweitzer J (2016) Lehrbuch der systemischen Therapie und Beratung. Vandenhoeck & Ruprecht, Göttingen
Watzlawick P, Weakland JH, Fisch R (1988) Lösungen. Zur Theorie und Praxis menschlichen Wandels, 4th edn. Huber, Bern
Williams V, Williams RB (1997) Life Skills. Times Books, New York
Wissenschaftlicher Beirat Psychotherapie (2009) Gutachten zur wissenschaftlichen Anerkennung der Systemischen Therapie. Dtsch Arztebl 106:A208–A211
Yeomans FE, Clarkin JF, Kernberg OF (2017) Übertragungsfokussierte Psychotherapie für Borderline-Patienten. Das TFP-Praxismanual. Schattauer, Stuttgart
Yusuf S, Hawken S, Ounpuu S, Dans T, Avezum A, Lanas F, McQueen M, Budaj A, Pais P, Varigos J, Lisheng L (2004) Effect of potentially modifiable risk factors associated with myocardial infarction in 52 countries (the INTERHEART study): case-control study. Lancet 364:937–952
Zou L, Sasaki JE, Wei GX, Huang T, Yeung AS, Neto OB, Chen KW, Hui SS (2018) Effects of mind-body exercises (Tai Chi/Yoga) on heart rate variability parameters and perceived stress: a systematic review with meta-analysis of randomized controlled trials. J Clin Med 7:e404

心理心脏病学培训和继续教育课程 9

Georg Titscher，Christoph Herrmann-Lingen
王锡达 译 汪友平 审校

目 录

欧洲心脏病学会和德国心脏病学会等组织普遍呼吁医生进一步提高开展有益谈话和塑造医患关系的能力（Piepoli et al. 2016；Albus et al. 2019）。在德国，针对全科医生和所有躯体疾病学科医生的跨学科基础心身护理课程已经开设了很长时间，近年来，奥地利的“心脏病学-心身医学”课程和德国的“基础心身护理”课程提供了专门的课程。除了传授心理心脏病学知识外，这些课程还提供专门针对心脏病患者的实践练习，如谈话管理、反思和建立有益的医患关系。以下将介绍这两门课程。

9.1 奥地利心脏病学-心身医学课程

9.1.1 发展

奥地利心脏病学-心身医学课程的设立与维也纳 Hanusch 医院（社会保险系统的重点医院）在心脏科建立综合心身医学病房有关。该科室主要提供急性心脏病诊疗，包括冠心病监护病房和介入治疗室。

早在 1983 年，该科室就成立了一个心身医学咨询中心，由一位接受过心理治疗培训的资深心脏病学专家主导，为心脏病患者提供门诊服务。该咨询中心于 1996 年扩建为一个独立的部门，即门诊和住院患者的心身医学诊疗被并入心脏科。

在该部门的基础上，奥地利心脏病学会于 1997 年成立了一个心脏病学-心身医学工作组（这在欧洲心脏病学会中首次出现）。

在奥地利心脏病学会年会和继续教育活动中，该工作组为更广泛的医生群体提供了心血管疾病危险因素与疾病之间生物-心理-社会联系的研究进展。心理心脏病学研究的循证结果显著提高了心脏科医生对心理社会问题的敏感性和认可度。这也促使医疗专业人员需要接受专门的心脏病学和心身医学基础培训。因此，奥地利心脏病学会委员会于 2004 年委托心脏病学-心身医学工作组开设了“心脏病学-心身医学”课程。此后，该课程每 2 年举办 1 次。第一期课程为期 8 个周末，事实证明这种时间安排不切实际。许多潜在的学员（尤其是心脏科医生）由于要参加其他通常是强制性的继续教育，无法每个学期抽出 4 个周末的时间。因此，接下来的课程将在两个学期的 5 个周末进行。各个模块的学习时间略有延长，内容也进行了精简，但不会删减必要的学习内容。

9.1.2 目标

课程的主要目标是提升心脏病学领域医务人员的心身医学-心理心脏病学诊疗能力。该课程不仅针对医生进行培训，同时也是跨学科培训，包括心脏科医生、内科医生、全科医生、心理治疗师、物理治疗师、医生助理和护理人员。这旨在抵制个别专业群体之间划分界限的趋势，促进相互理解，并提供相互学习和经验交流的机会。

参加者应获得额外的资格认证，这将使他们更易于照护心脏病患者，并获得更大的职业满足感，且有助于预防职业倦怠综合征的发生。

未来，应尽可能向所有心脏病患者提供全面的生物-心理-社会护理。为此，计划每个心脏科和心血管康复中心至少有 1 名医生完成该课程。该课程还可作为进一步培训康复中心心理心脏病学病房工作人员的基础。此外，该课程的目的还在于使毕业生尽可能广泛地执业于私人诊所。这也涉及除医生以外的专业群体。目标是在奥地利建立一个高层次的心理心脏病学网络。

该课程为社会心理学课题与现有心脏病学概念和研究项目的紧密结合提供了先决条件。因此，可以在心脏病学中采用心身医学方法，这是对介入心脏病学的一种补充和有意义的抗衡。

该课程为建立和保证基础心身护理的统一和具有约束力的质量标准提供了机会。

9.1.3　课程介绍

9.1.3.1　课程时长

高级培训课程为期 1 年（2 个学期）。课程分为 5 个周末的集中授课（相当于 80 个教学单元，每个单元 45 min）。

9.1.3.2　课程内容

A）一般理论部分：1 个周末，共 16 个教学单元。

B）特殊理论部分：4 个周末，共 62 个教学单元。

C）实践部分：

- 小组监督（10 个单元）
- 个人培训的陪同观察（10 个单元）；包括参与 Hanusch 医院心脏心理学部门的心身医学病房和门诊
- 心身医学病史采集和谈话管理的培训
- 40 h 引导性自我觉察 / 巴林特小组工作指导（单独完成）

D）结业论文：撰写个人专业实践中的心身医学案例。

9.1.3.3　课程讲者

来自奥地利、德国和瑞士的经验丰富的心理心脏病学专家。

9.1.3.4　课程认证

成功完成课程的学员将获得奥地利心脏病学会颁发的毕业证书。奥地利医学协会为完成所有课程的学员授予 65 个继续教育学分。

9.1.3.5　培训内容

一般理论部分

- 心身医学思维和行为基础
- 心身医学理论和治疗方法
- 病史采集和进行访谈
- 医患关系和依从性
- 心理生理学和压力
- 慢性疾病的特殊性和慢性疾病患者的护理
- 老年患者
- 死亡和临终关怀

- 职业倦怠综合征
- 医学伦理
- 心理药物治疗

特殊理论部分

- 心理心脏病学诊断（包括 ICD-10）
- 冠心病
  生物–心理–社会危险因素
  诊断和干预
  急性心肌梗死的心身医学
  心理动力学
  冠心病中的抑郁情绪
  伴侣关系和性行为
  应对疾病
  性别因素
  一级和二级预防
  生物–心理–社会方面的治疗、心理社会干预
  长期治疗，同时提供心身护理
- 应激性心肌病（又称 Takotsubo 综合征、心碎综合征）
- 心力衰竭
  急性和慢性心力衰竭的心身医学方面
  心脏移植（等待时间、供体问题、呼吸机支持患者的情况、人工心脏、器质性心理综合征），重症医学中的心身医学
- 心律失常和心脏电疗法
  缓慢型心律失常、起搏器
  快速型心律失常
  植入除颤器后的焦虑症、抑郁症和依赖性问题
  射频消融、心房颤动
- 住院和门诊康复
- 高血压
  心身医学的发病理论
  依从性问题
  治疗建议
  心身医学干预措施
- 先天性和获得性心脏缺陷的心身医学问题

- 焦虑症、惊恐和躯体形式的心脏不适
  诊断
  心理治疗
  药物治疗

特别强调培训的实用性和心身医学访谈的教学。在每个周末的课程中，都讲进行 1 次由讲师或学员主持的患者访谈。此外，在每个单元还会以巴林特小组的方式处理学员的 1 个病例。让学员在角色扮演中演练棘手的医患情况，并通过视频演示进行讨论。

9.1.3.6　课程的有效性

学员的占比如下：

医生	56%
心理治疗师	23%
护士	20%
物理治疗师	1%
女性学员	68%

课程结束半年后，通过调查问卷对学员主观感受到的变化进行评估。学员的满意度很高。与预期相符的是，这些变化主要涉及医患关系和对心身关系的理解，同时也涉及个人层面。

医患关系的变化：
- 提高对医患关系重要性的认识
- 改善与患者的联系
- 改进谈话的方式
- 察觉与患者对话中的“细微差别”
- 将就诊过程从单向信息传递转变为双向对话

对心身医学认识的变化：
- 提高对心身相关性的敏感性，特别是在高血压和冠心病方面
- 提高处理心理社会问题的能力
- 改变对症状和疾病整体性的认识
- 更频繁地询问性生活史
- 有针对性地转诊患者接受心理治疗
- 开具抗抑郁药处方

个人层面的变化：

- 更好地认识到自身的局限性
- 对责任、任务设置和个人目标等问题有更强的反思能力
- 能察觉到职业倦怠症状并采取对策（减少自愿承诺、委派任务、重新安排空闲时间）
- 医患接触时的情绪压力减少
- 工作满意度增加

所有毕业学员均表示，该培训与实践高度相关，他们能够将学习内容融入到实践中。个别学员还成功地改变了机构框架，使心理心脏病学患者的护理成为可能（医院为心身疾病患者提供一定的咨询时间或重新调整医院的组织架构）。

9.2 德国基础心身护理高级培训课程

9.2.1 发展与目标

在奥地利的“心脏病学-心身医学”课程和德国的“基础双心护理”示范课程的经验基础上，德国自 2009 年起定期开设“基础心身护理”高级培训课程。这一理念由德国心脏病学会心理社会心脏病学工作组核心小组与哥廷根心理治疗学院共同提出，并得到了德国心身医学学院和德国心身医学与医学心理治疗学会的支持。自 2010 年起，这些课程通过德国心脏病学会继续教育学院举办，并得到德国心脏基金会的部分支持。这些课程最初每年在哥廷根集中举办 1 次，需求量一直很大，评价也很好，因此自 2012 年起，课程在德国的慕尼黑市、弗莱堡市、莱比锡市和柏林市增设了更多地点。一方面，这些课程面向心脏病学领域的心脏病学专家和内科医生，在完成课程后，他们将获得为心脏病患者提供基础心身护理的资格。根据以往的经验，这一资格也被大多数医师协会认可为收取相应服务费用的先决条件。因此，可以扩大基础心理心脏病学治疗的服务范围。此外，活跃在临床一线的心脏病学专家应能识别基本的心理心脏病学问题，提供低门槛的言语交谈，并在必要时提出进一步的心身医学治疗或心理治疗建议。另一方面，该课程还旨在让积极开展心理治疗的医生和心理治疗师更深入地了解心脏病患者或心脏不适患者的特殊心理和心身问题。一个基本目标是促进心脏病学专家和心理治疗师之间的对话，建立相互理解与合作，并通过纳入和整合两个专业团体的专业知识和能力，实现对个体患者和心身相互作用的更广泛理解。

9.2.2　课程简介

课程一般包括 5 个周末学习单元，共计 80 个教学学时。这些课程的基本结构基于基础心身护理指南，包括 20 h 的理论课程、30 h 的言语交谈和 30 h 的病例讨论或巴林特小组工作指导，并可获得相关医学协会约 90 个继续教育学分。

课程内容与奥地利的课程基本一致，但根据德国基础心身护理的要求，理论部分的占比较小，因此某些主题的教学内容有所精简。此外，在现场和模拟患者（受过训练的非专业演员，他们在确定的患者角色中接受过培训）进行的密集病例讨论、患者访谈视频演示、纸质病例、角色扮演练习和学员个人的病例反思占据了课程的大部分时间。

与奥地利相同，该课程主要由具有特定研究和（或）临床资质的心理心脏病学专家讲授，两门课程的教学人员在某些情况下会有重叠。

在完成所有课程模块和病例报告（该报告将由德国心理治疗管理机构提交给评审员）后，学员将获得证书，证明其参加了课程并具备对心脏病患者进行基础心身护理的资格。

对课程的定期评估显示，与一般的心脏病学培训相比，学员的满意度显著提高，并对所授内容的实用性有更高的评价（Herrmann-Lingen 2011）。质量反馈也与奥地利课程学员的反馈相似（参见第 9.1.3.6 部分）。

对于后续希望在医学心理治疗中（在其专业范围内）获得官方认证的学员，该课程与一些心理治疗培训机构签订了协议，将课程中教授的内容纳入正式的心理治疗培训。因此，获得官方委员会批准后，学员就有资格对心脏病患者进行心理治疗。

参考文献

Albus C, Waller C, Fritzsche K, Gunold H, Haass M, Hamann B, Kindermann I, Köllner V, Leithäuser B, Marx N, Meesmann M, Michal M, Ronel J, Scherer M, Schrader V, Schwaab B, Weber CS, Herrmann-Lingen C (2019) Significance of psychosocial factors in cardiology: update 2018: position paper of the German Cardiac Society. Clin Res Cardiol 108:1175–1196

Herrmann-Lingen C (2011) Interdisziplinäre Kursfortbildung Psychokardiologische Grundversorgung. Psychother Psychosom Med Psychol 61:489–490

Piepoli MF, Hoes AW, Agewall S, Albus C, Brotons C, Catapano AL, Cooney MT, Corrà U, Cosyns B, Deaton C, Graham I, Hall MS, Hobbs FD, Løchen ML, Löllgen H, Marques-Vidal P, Perk J, Prescott E, Redon J, Richter DJ, Sattar N, Smulders Y, Tiberi M, van der Worp HB, van Dis I, Verschuren WM (2016) European guidelines on cardiovascular disease prevention in clinical practice: the sixth joint task force of the European society of cardiology and other societies on cardiovascular disease prevention in clinical po'connorractice (constituted by representatives of 10 societies and by invited experts) developed with the special contribution of the European Association for Cardiovascular Prevention & Rehabilitation (EACPR). Eur Heart J 37:2315–2381

索引

X

Y

Z